中医师承学堂
一所没有围墙的大学

刘力红　孙永章　主编

中医火神派名家之『华山论剑』

FUYANGLUNTAN

扶阳论坛 ③

（第二版）

全国百佳图书出版单位
中国中医药出版社
·北京·

图书在版编目（CIP）数据

扶阳论坛 . 3 / 刘力红，孙永章主编 . —2 版 . —北京：
中国中医药出版社，2023.12
（中医师承学堂）
ISBN 978-7-5132-8437-0

Ⅰ . ①扶… Ⅱ . ①刘… ②孙… Ⅲ . ①中国医药学—
文集 Ⅳ . ① R2-53

中国国家版本馆 CIP 数据核字（2023）第 184774 号

中国中医药出版社出版

北京经济技术开发区科创十三街 31 号院二区 8 号楼
邮政编码　100176
传真　010-64405721
山东华立印务有限公司印刷
各地新华书店经销

开本 787×1092　1/16　印张 12.75　字数 207 千字
2023 年 12 月第 2 版　2023 年 12 月第 1 次印刷
书号　ISBN 978 – 7 – 5132 – 8437 – 0

定价　52.00 元
网址　www.cptcm.com

服 务 热 线　010-64405510
购 书 热 线　010-89535836
维 权 打 假　010-64405753

微信服务号　zgzyycbs
微商城网址　https://kdt.im/LIdUGr
官 方 微 博　http://e.weibo.com/cptcm
天猫旗舰店网址　https://zgzyycbs.tmall.com

如有印装质量问题请与本社出版部联系（010-64405510）

《扶阳论坛3（第二版）》编委会

主　编　刘力红　孙永章

副主编　张雨轩　刘　平　柴立民

编　委（按姓氏笔画排序）

田大夫　刘延华　李　里　杨　光

苏勉诚　吴荣祖　高圣洁　倪海厦

第三届扶阳论坛组委会

名 誉 主 席	马万祺	曾宪梓	霍震寰	程万琦
	陈 春	张雨轩	李俊德	曹正逵
	王乃平	庞 军		
组 委 会 成 员	吴荣祖	倪海厦	刘力红	李 里
	卢崇汉	李 可	朱 勇	梁 伟
	湛龙华	孙 鸿	张存悌	李赛美
	朱章志	三七生	孔乐凯	杜少辉
	杨其文	彭 鹏	李成林	赵 琳
	黄 靖	卓同年	王长松	
办 公 室 主 任	孙永章			
办公室副主任	刘 平			

扶阳之火，照耀中医师承之路

——我们为什么推出《扶阳论坛》系列图书

　　随着《扶阳讲记》《扶阳论坛》《扶阳论坛2》系列图书的出版，我们和全国广大中医同仁们一起见证了"扶阳学派"从一枝独秀到百花齐放的全过程。扶阳学派作为中医各家学说中具有独到理论、临床实效的学说，已经受到越来越多中医同仁的关注、喜爱。

　　扶阳学派，也为中医教育和传承开辟了一条新路。传统的师承教育，往往是"手把手""一对一"，一位名老中医，通常只能培育十多位骨干弟子，而没有精力亲自培养上百、上千名嫡传弟子。而扶阳学派则打破传统师承受教范围过窄的流弊，通过"系列图书-年度论坛"的开放方式，让千名、万名医界读者直接受益。特别是近年来每年一度的学术论坛，由扶阳大家亲临论坛，讲解临床体悟，解答听众疑问。卢崇汉、李可、吴荣祖、刘力红、冯世纶、张存悌等中医临床名家汇聚一堂，言传身教，堪称中医师承的年度盛会。

　　《扶阳论坛》系列图书"完全现场实录"的鲜明特色，让无暇参会的广大中医同仁、中医爱好者也能够感受完整真实的"实录现场"。

　　当然，正因为《扶阳论坛》系列图书"完全现场实录"的鲜明特色，书中不可避免地存在表述不够严谨之处。同时，既然名为"论坛"，也必然存在每位主讲人的观点会引起仁者见仁、智者见智的争鸣。我社本着开放、包容的态度来出版这些图书，也是为了贯彻"百家争鸣，百花齐放"方针，促进学术的争鸣与发展，倡导"畅所欲言，愈辩愈明"的学术传教新风尚。衷心希望读者提出宝贵意见。

中国中医药出版社

2010 年 12 月

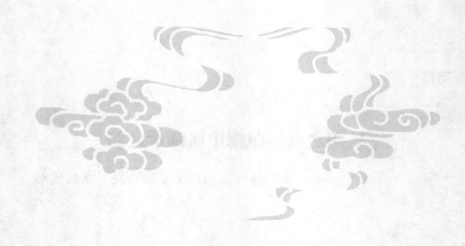

扶阳论坛宗旨

上承经旨　中启百家　下契当代　力倡扶阳

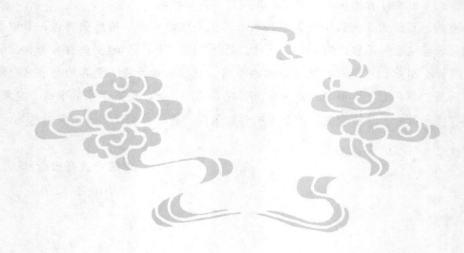

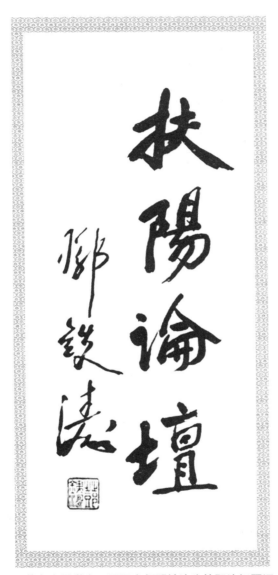

▲著名中医学家、国医大师邓铁涛为扶阳论坛题词

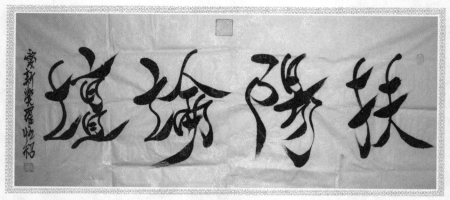

▲吉林省政协常委，清乾隆帝七世嫡孙爱新觉罗·恒绍为扶阳论坛题词

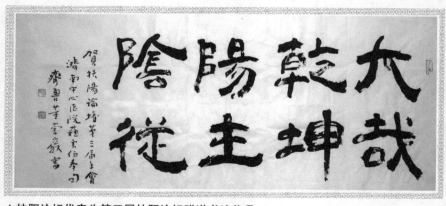

▲扶阳论坛代表为第三届扶阳论坛赠送书法作品

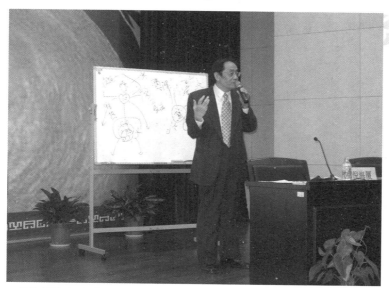

▲倪海厦老师在讲课

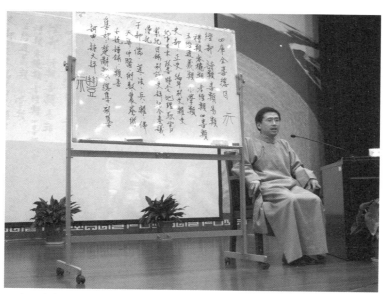

▲李里老师在讲课

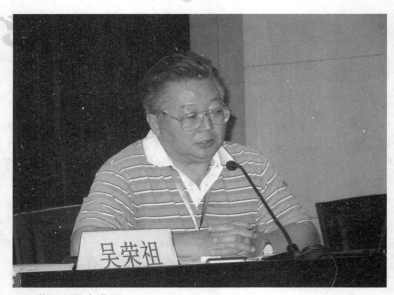

▲吴荣祖老师在讲课

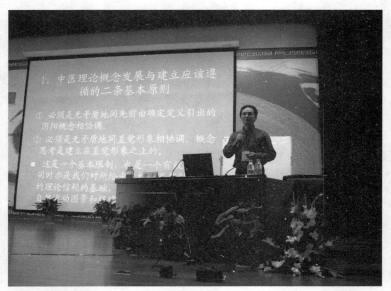

▲唐农老师在讲课

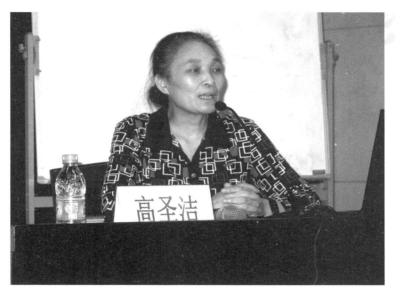

▲高圣洁老师在讲课

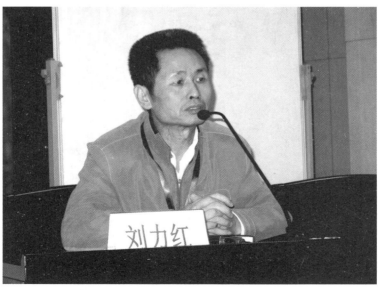

▲刘力红老师在讲课

目 录
CONTENTS

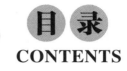

开幕式节选

梁冬（主持人）： 今年已经是第三届扶阳论坛了。前两届扶阳论坛在业内都引起了强烈的反响。一个中医的学术会议，能有这么多人参加，这本身就说明了一切。通过扶阳论坛，我们可以感受到扶阳学派的发展。就我的理解而言，扶阳在生命的层面是扶肾中的真阳；在心境的层面，扶阳扶的是良心和正义。

今天在座的有很多重量级的嘉宾和领导，他们是中华中医药学会副会长兼秘书长李俊德教授，中华中医药学会原副会长、上海市中医药学会名誉会长施杞教授，中华中医药学会常务理事、上海中医药大学附属龙华医院郑锦院长，中华中医药学会理事、广西中医学院（编者注：2012年更名为广西中医药大学）副院长、广西中医学院经典中医研究所唐农所长，上海中医药大学附属龙华医院王拥军副院长，上海中医药大学附属曙光医院高锦副院长，上海中医药大学出版社华卫国社长，上海中医药报张嘉康副总编辑。

下面首先请中华中医药学会常务理事、上海中医药大学附属龙华医院郑锦院长致欢迎辞，谢谢。

郑锦： 金秋十月丹桂飘香，在这秋高气爽的季节里，我们迎来了第三届扶阳论坛。承蒙中华中医药学会的信任和委托，此次论坛在上海中医药大学附属龙华医院召开，为我们提供了一个非常难得的学习机会。在此我代表龙华医院1400多名职工，向今天到会的各位领导、各位专家、各位代表表示最热烈的欢迎！

在我国中医药学数千年的发展历程中，有一个突出的文化现象，那就是在不同的阶段，出现了精彩纷呈的学术流派和学派。学派和流派间的争鸣和渗透，不断丰富和完善着中医药理论，促进了中医药学术的繁荣。扶阳学派就是其中之一，它立足于《周易》和《内经》对自然和人体的基本认识，效法于《伤寒论》的理法方药，形成了属于自己的个性化诊疗体系。在治疗属于阴证的疾病领域里，扶阳学派有着自己的独特见解和明显疗效。

学派传人辈出，誉满川蜀，学派传人通过论坛的方式，使扶阳理论为更多的有志于中医药事业的青年医师们所熟知。今天参会的专家水平之高，参会的人数之多，无疑就是最好的例证。

最后衷心地祝本届扶阳论坛取得圆满成功，祝大家在上海期间生活愉快，谢谢大家！

主持人：下面有请中华中医药学会理事、广西中医学院副院长唐农教授讲话。

唐农：作为扶阳论坛的协办单位，我首先代表我们广西中医学院经典中医临床研究所，对第三届扶阳论坛的召开表示热烈的祝贺。

上海是东方明珠，是历史名城，更是文化名城。我们在这里举行第三届扶阳论坛，有着别样的感觉，别样的意义。本届扶阳论坛的内容很丰富，有倪海厦先生的"经方的运用与阴阳辨证法的关系及重症的临床经验介绍"，有"长衫先生"李里的"中医与国学"，有刘力红博士的"扶阳学术流派研究"，等等。特别值得推出的是，这届扶阳论坛除了药物的扶阳疗法以外呢，还有高圣洁老师的"脊柱健康与阳气"，相信会给大家带来意外的收获和惊喜。最后衷心祝愿我们这次论坛取得圆满成功，谢谢！

主持人：下面有请中华中医药学会原副会长、上海市中医药学会名誉会长施杞教授讲话！

施杞：扶阳学派是当今中国中医学术讨论中最热点的命题和论点。因而本届论坛的召开，应当说是我们全国中医药学术界的一件大事，请允许我以上海市中医药学会名誉会长的名义，代表上海市中医药界的朋友们，向大会的召开表示热烈的祝贺！对来自全国的扶阳学派的专家学者们，表示热烈的欢迎！

本届论坛的主要议题仍然是扶阳。与会学者将围绕着扶阳而展开争鸣，共同探究扶阳的内涵和真谛。扶阳者重阳也，阳主阴从，阳气是维系人身生命之根本。扶阳的学术思想是中医药理论宝库中的重要组成部分。从20世纪开始，扶阳学派日渐形成，影响之广泛，波及大江南北。我们龙华医院已故儿科名医徐仲才院长和他的父亲徐小圃先生都是善用附子的大师。他们遵从扶阳的学术思想，起死回生，救治了众多患者，为世人所敬重。作为晚辈，今天能邀请到全国各位同道，在我们医院召开第三届扶阳论坛，我想这也是对我们上海扶阳学派一个很好的怀念和纪念。

我认为我们研究扶阳学派，探究其理论的构架和内涵，总结其临床实践经验，这是推进中医药事业继承、创新、现代化的重要事件，有着十分重要的现实意义和历史意义。我衷心地祝愿本届论坛取得圆满成功！谢谢大家！

主持人：下面有请中华中医药学会副会长兼秘书长李俊德教授讲话。

李俊德：今天第三届扶阳论坛隆重举行，在此我代表中华中医药学会向前来参加本次论坛和培训班的各位专家表示热烈的欢迎，向有志于中医药研究与临床工作的中医药同仁致以崇高的敬意和亲切的问候，向关心支持中医药学会工作的各界人士表示衷心的感谢。还要特别感谢为这次会议付出辛勤劳动的龙华医院的同志们，特别感谢郑院长！

中医药学是中华传统文化的重要组成部分，历史悠久，名医辈出。历代医家在中医理论的指导下，通过理论研究、通过临床经验的积累与总结，从不同的角度、不同的方面进行研究和探索，在理论上进行发挥，在临床上总结经验，形成了各自的学术思想，涌现了不同的学术流派。

扶阳学说在东汉时期伟大的医学家张仲景时代就体现得非常明显。大家可以看看《伤寒论》的113方，这里面有很多方子都用附子和干姜。特别是在清代，四川名医郑钦安对仲景学派扶阳学说进行了继承，创立了一个大家公认的扶阳学说，以注重阳气、善用温药而著称，具有十分鲜明的特色。近年来，代有传人，像卢崇汉、吴佩衡、祝味菊等，都对扶阳学术的发展产生了重要的影响。

近年来，随着人们生活方式的转变，损伤阳气的人越来越多。大家都知道，夜生活丰富了，该休息不休息，该早起不早起，肯定损伤阳气。在这种情况下扶阳学派异军突起，出现了像李可、吴荣祖、刘力红等一大批优秀的扶阳学派的代表人物。

我们既要总结影响学术流派的政治、历史、文化、社会等因素，更要在系统研究与证明的基础上，对独特的临床经验进行总结推广和理论升华。让我们以这次论坛为契机，深入探讨扶阳理论指导下的临床实践，弘扬扶阳的学术思想，为丰富中医药学术的内涵，为推动中医药学术的传承创新与发展发挥积极作用。

最后祝各位身体健康，生活愉快，谢谢大家！

经方的运用与阴阳辨证法的
关系及重症的临床经验介绍

倪海厦（苏勉诚协助录音校对）

孙永章（主持人）：首先请允许我简单介绍一下倪海厦老师。倪老师是一位海内外富有影响力的中医。他直接受教于世代家传的中医周左宇、上海中医名家徐继民两位老中医。倪老师1989年之前一直是在台湾学医、行医、教学。1989年以后旅居美国佛罗里达州，其中2001～2003年曾任职于佛罗里达州卫生署中医委员会最高委员。大家都很熟悉《千金要方》，熟悉《大医精诚》。倪老师在他几十年的中医生涯里，确确实实是按照孙思邈"大医精诚"的标准来要求自己的。从与倪老师的交往和谈话里面，我感受到了倪老师内心对中医传承的一种责任感——一种认为中医这样宝贵的东西，不能够在我们这一代手上断送，一定要把它传承下去的责任感。这是非常令我感动的。这也正是我们不远万里去邀请倪老师来做第三届扶阳论坛的首席开讲的意义所在。因为当今中医不但需要术，更需要有责任、有良知的人来传承和发扬。相信在下面几个小时里，大家会领略到倪老师广博的学识，一定会有很大的收获。

倪海厦：谢谢论坛能够给我这个机会，让我在上海跟全国中医界的同仁一起探讨我近年来的一些临床案例、临床经验。整个演讲我分为两个部分：第一部分是理论的部分，即经方的运用与阴阳辨证法的关系；第二部分是我临床一些真实的案例。

第一部分：经方的运用与阴阳辨证法的关系

几千年来，中国一直有寒温之争，其中"温"也就是温病。有人认为伤寒是北方的事，认为南方湿热，所以南方无伤寒。但实际上这种伤寒并不是环境造成的，在亚热带，很多人都会患伤寒。这种伤寒并不一定是真的受寒或者身处寒冷的地区，而是它本身就是一个寒证的病。《伤寒论》

《金匮要略》里面的处方，也就是传统意义上的经方。如何很巧妙地运用好经方，如何能将剂量拿捏得非常合适，什么时机用、什么点上用、用量是多少，这都是学问。用得非常恰当的时候，很重的病，用经方治疗往往会获得意想不到的疗效。比如说1剂药我们用9碗水或者12碗水煮成3碗，有时候3碗都不用喝完，第一碗喝完病人就轻松很多，就有这么好的效果，这就是经方。为什么叫经方呢？意思就是我们所用的方子都是经典之方。所有的生理、解剖、病理都是按《黄帝内经》的标准来讲，以《伤寒论》《金匮要略》里面的处方为标准，根据《神农本草经》来做单味药的加减。举个例子，比如说一个女患者月经逆流，每次月经来的时候经血不从下体排，而是从鼻子里流鼻血出来。可是这个患者来就诊的时候，就说她恶风，有汗。按理是桂枝汤证，可是她有逆经，那我们会开桂枝汤给她，再加一味药，比如说郁金，在《神农本草经》里面，这一味药能够治疗女人逆经的症状。我开处方不会开很多药，经方讲的就是药简力专，药物尽量简化，越简化力量就越专一，这是我们经方的一种使用手法。下面我会通过案例给大家介绍。

一、阴阳辨证法

（一）何谓阴阳辨证法

何谓阴阳辨证法？中医讲八纲辨证，大家耳熟能详的就是阴阳表里虚实寒热。可是真正在临床使用的时候，可能都停留在表里虚实寒热而忽略了阴阳。因为阴阳讲起来好像非常玄，非常不容易琢磨。那我今天就是想让大家听完我这次演讲以后，能够理解阴阳，能够感觉阴阳是看得到、摸得到的，能够对阴阳辨证法有更进一层的了解。如果你确定这辈子要使用经方，那你就非要了解阴阳配合的手法。所谓阴阳辨证，就是如果我们说阳是热，阴就是冷。阳是精神，就像刚刚孙主任讲得非常铿锵有力，那是神，非常有神，非常有力，那是阳气很旺；你看到一个女人很漂亮，看她的头发，看她的皮肤，看她的身材真是醒目，所以你眼睛看得到的都是阴。眼睛看不到，但是它存在，这就是阳。就像孙主任讲得铿锵有力，如果他不讲话你就不知道，那是阳。我在国外给老外看病，他们来自世界不同的国家，来自各种不同的民族，如果你跟他讲中医，讲阴阳五行，真是鸡同鸭讲，没有办法讲清楚。所以我就用很简单的肢体动作去告诉他。你看我的手臂，你看得到的手臂就是阴，那手臂肌肉里的力量多少就是阳，阳是绝对存在的。有阴没有阳，就是病态。中医认为，阳气通行畅游无阻，就是没有病的状态。那么你如何能知道阳气通行无阻？这是有方法的。下面我再陆续给大家做介绍。现在只是先给大家一个很简单的概念。大家千万不要把阳是热的、阴是冷的跟寒热混在一起。看起来很像，但是不一样。你发高烧，那是热，但不是阳，这是两回事。阴阳辨证在看癌症、重症病患的时候，是体现最明显的。

那么如何将阴阳辨证法精准地应用到人体上？

就像疾病的演变一样，扶阳是一个过程，中医讲阴平阳秘，阳主阴从。正常人的阳累积、隐藏在身体里面，你是看不出来的，阴平阳秘是人之常态。当有疾病的时候，患者刚开始出现的就是阴虚。一般医生看到的都是阴虚，不管是肝癌，还是肺癌，都是阴虚。实际按《黄帝内经》上讲，阴虚是疾病的一个过程，阴虚如果没有治好，才会变成阳虚。阳就是力量，你的阳气虚，气血循环的力量不够，就会出现阳虚。扶阳派在阳虚这个阶段做得非常好，比如说，我们应该早上精神很好，如果精神不好，就是阳虚。在这个时候我们就开始活动，把阳补回来。当阳补回来的时候，病到这儿就结束了。阳虚的时候你就要把阳救回来，阳虚的时候病人会自救，什么叫自救呢？比如我肚子饿了，就会有一种对食物的欲望，甚至于说挑食，比如我想吃西餐，想吃牛肉面，想吃上海生煎包，想喝杯豆浆啊，这就是阳虚了，阳虚了自己就可以去找东西来吃，把这个阳虚补回来。阳虚代表肌肉的力量，代表内脏的力量，代表心脏、肝脏、肺脏等各种脏腑的力量，如果这些虚掉了，累积的结果就会出现所谓的"阴实"。"阴"是脏，"实"就是长东西，《金匮要略·五脏风寒积聚病脉证并治》中说，腑里面有东西是聚，脏里面有东西累积不动就是积，这是很危险的。阴实就是脏里面长东西，在《黄帝内经》里面就提到，当你出现阴实的症状就是死。那我们当医生的，难道就干坐在那儿？就对病人说"对不起，先生您得肝癌已经要死了，多吃一点您喜欢吃的吧"？

按照中医治病的法则，我们病历上写"阴实"，就是因为我们要开药性属阳的药，要开扶阳的药，如炮附子、生附子、生硫黄等阳性的药来救阴。开大黄、芒硝等攻坚的药，来把实去掉，所以当我们治疗阴实的时候，比如说病人患肝癌或胰腺癌，经过治疗，病人出现阳虚的现象，我们就知道病人好了。阳虚的人会感觉很疲劳，一天24小时，晚上睡不够白天还在睡，这是因为阳虚了；然后开始肚子饿，要吃东西。病人不痛了，能够睡觉了，能够吃东西了，诸位想想看：他的病情是不是在好转？

那我们如何知道病人出现阴实，就是阳不入阴了呢？我们举个乳腺癌的案例来说明。如果病人得了乳腺癌，不一定要去触诊，你一望，眼睛看过去，看得到的是阴，里面的阳气你看不到。她两个乳房形状非常均匀，说明阴平阳秘；如果两个乳房形状不等，你看到这儿凸出来一块，这就叫作阳不入阴。如果你用手去触摸，凸出来这一块的地方是热的，旁边是凉的，这就是阳不入阴。你就可以怀疑是乳腺癌了，不一定非要去做侵入性切片。

再比如说病人有疼痛，比如肺癌的胸骨痛，这种痛是24小时的痛，是持续性的痛，不会是间歇性的痛。可是我们一般讲的疼痛，比如扭伤或者是肌肉拉伤、抬东西腰部闪伤，也有痛，可是这种痛往往都不是持续的，刚开始会持续，可是你调整某一个姿势之后，痛就不会持续。

还有寒热感，比方说肺癌的病人说胸腔这里痛，你问病人这个痛是持续的还是断续的，他一定会告诉你是24小时都痛。然后你问上面热不热，他会说热，非常热，上面这一块非常的热，下面这一块非常冷。为什么？也是因为阳不入阴。

那我们怎么解释阳不入阴的寒热集结呢？现在中医发展很大的一个盲点，就是什么叫"正常"的定义不如西医下得好。西医说什么叫正常，比如说你的胆固醇是多少，血糖是多少，血压是多少，一大堆验血报告，不管对与错，西医有一个标准。而中医一直没有建立这么一个标准。那么我想帮大家下一个定义，以我在临床多年的体会，在我眼睛看到的、手摸到的状况之下，给大家下一个定义。这也是我这次来的第二个目的。我们所谓的"常人"，也就是正常人，《黄帝内经》认为心是"火"，是君主之官，是"君火"，本身它不受病。我在美国跟老外说，心是火，不受病。他就说你这个医生神经病，怪怪的，怎么讲"火"呢。实际上我讲心是"火"对不对呢？对。我就跟老外说，你坐在那儿不要动，全身都不动，可是你没有办法阻止你心脏的跳动。心不断地跳动，一天24小时每分每秒都在跳动，它所产生的就是热，你的一生中心都在跳动，到你死的那一刻心都在跳，这就是热。所以给它下一个定义的话，心脏的搏动就称为"火"。因为火不断地燃烧，热气往上升，就好像热气球上了天空，遇到冷空气才会停在那里。读过《黄帝内经》的人都知道，肺主肃降，当心火上升遇到肺，通过肺一呼一吸的力量把心脏的热硬压下去，压到小肠里面去，也就是

《黄帝内经》中说的心脏会移热到小肠。正常情况下，你每天不断地呼吸，心脏不断地跳动，通过呼吸把空气里面的寒气吸到身体里面去，肺气把心火往下降，小肠里面的温度也很高，所以中医把小肠也定义成火。正常人心脏跟小肠这两个"火"是有相同的温度的，同时又有相同的速度，让小肠不断地蠕动。小肠要是没有能源怎么能不断地蠕动？这种能源就是心脏的火。当小肠有热的时候就产生蠕动，开始消化食物。

所以我们要知道用中医阴阳诊断的手法去诊断一个癌症的病人，治疗以后我们怎么知道这个病人的癌症好了没有？比如一个健康的人去检查，没有西医的数据，我们怎么知道他有没有病变？用中医阴阳诊断的方法一下子就查出来了，可以是瞬间，大概几秒钟、几分钟就查出来了。可能这个时候西医还在抽血，血都还没抽完，我已经检查完了。等过两三天西医那边拿到化验结果的时候，我这边药已经煮好了，也吃完了。病人经过两天治疗以后，你再去抽他的血，结果已经不一样了。中医就可以做到这么快的速度，但是我们必须要了解什么叫"正常"，当你了解了什么叫"正常"以后，你就可以把阴阳的辨证法全部简化了。

当心脏移热到小肠，小肠是火，非常热。男人小肠下面是前列腺，女人小肠前面是膀胱，还有子宫、卵巢。小肠上面围绕的一圈是大肠，小肠后面是两个肾脏，肾脏、大肠、小肠、膀胱、女子胞、前列腺都围绕着小肠，西医认为肾脏产生尿液以后，尿液经过输尿管到膀胱然后排出体外，西医认为这个代谢过程到这儿就结束了。实际上哪有那么简单啊？中医认为，当肺金肃降下来的水进入肾脏以后，肾脏靠近小肠，小肠的火在下面烧，水埋在火上面，水一定会形成水蒸气蒸发了，这是第一个循环。我们身体不会浪费任何一滴水。当小肠的温度够的时候，肾脏的温度也升起来。肾阳充足，肾脏里面的水就气化出来，顺着督脉，进入脑部滋润我们的脑。诸位了解了这个，就会治尿毒症、脑癌了。就像我们做酒，有第一次蒸馏出来的酒，还有第二次蒸馏出来的酒。小肠温度够的时候，肾脏里面第一次气化剩下的是浊水，浊水进入膀胱，《黄帝内经》说："膀胱者，州都之官，津液藏焉，气化则能出矣。"膀胱的功能是气化水液。膀胱中尿液应该是累积在膀胱的下端，尿液气化以后，膀胱就变大，蒸气是往上升的，上升的时候就不会尿急，因为你没有向下压迫的感觉，一直往上升。当升到一定程度，当你的尿液充满到 400 ～ 450mL 容积时候，你心里就会想我要去上厕所。因为膀胱里面有很多的蒸气，蒸气产生压力，还会产生速度，所以小便的时候就以喷射的力量把小便排出去，这是中医的论点。

西医解剖没有寒热温凉的概念，他们想不到小肠是火，尿液是水，水靠近火后尿液会蒸发，会气化。西医认为小便时没有力引起的尿失禁，就是膀胱括约肌松弛，就会叫病人开刀，但开刀未必就能好。不把小肠的温度升回来，再开刀小肠还是冷的，病人的小便问题往往还是解决不了。在美国，有个老太太送我一个外号，叫"尿布终结者"。因为他们到六七十岁的时候一咳嗽小便就出来了，所以都带尿布，吃完我的药后他们就不用带尿布了。那个老太太害羞地对我说倪医师你对我做了什么？我说我什么都没做啊，她说她带了两年的尿布不用带了，从此小便正常了。为什么？因为我知道病人尿失禁的原因是小肠的火没有了，而小肠的火来源于心脏的火，如果你不知道这个系统，光是一个小便失禁你就治不好。当小肠火（温度）恢复正常以后，膀胱的气化功能就会回来，膀胱中的水就会气化，膀胱的力量就会回来。这才是真正根治的方法。

在这儿跟大家简单讲一下膀胱。膀胱的水经过气化以后，浊水经小便出来了，刚才跟大家说过，人体一滴水都不会浪费，膀胱的水气化回流，第二次"蒸馏"过的水也为身体所用，真正好的蒸气又回到肝脏里面，大家都知道水生木对不对，所以膀胱是可以生肝、胆的。如果你不知道肝脏水的来源，那你遇到肝癌末期，有腹水肚子胀起来的病人，你就没有办法把腹水排掉。西医就是抽腹水把水排出来，但水排出来还会再回来，最后还是死掉。在肝癌的临床治疗上，我们的治疗效果非常好，就是用扶阳的方法，让阳气回头。

因为肺的关系，心脏的热和小肠的热是向下行的，中医的观点，肺是法象皮毛、头面，是天，天是圆的，脚是方的，天圆地方，我们这次扶阳论坛来的是中国各省各地的精英，不管你住在哪儿，一个正常人一年四季头面身体的皮肤都应该是冷的，因为肺。手掌、脚掌都是温热的，因为心跟小肠。那有人说医生奇怪了，我手掌是热的，脚是冷的。那说明你心阳够，但是心阳没有传达到小肠，两个脚的温度代表的是小肠。有些人说我手是冰的，脚也是冰的，那是心阳根本不够。

西医的检查仪器可以看到心脏跳动的速度，但是检测不到心脏的温度。看起来西医的仪器很多，动辄上百万的仪器，那你说正常的体温是怎么来的？我在美国问那些西医，他们讲不出来。温度不会凭空掉出来，总是有一个东西制造出来。实际上温度的来源就是心脏的搏动。现在我讲一个很简单的问题，你听说过心脏病，比如心肌梗死啊、冠心病啊，你也听说过很多的病人死于心脏病，可是你听说过有人死于心脏癌吗？没有吧，因为心脏没有癌变。你听到过胃癌、大肠癌、肝癌、膀胱癌、肾癌，但是也没听到过小肠癌吧。小肠也没有癌，为什么呢？因为两个脏器都属火。这两个脏器在温暖的状态下，就不会发生癌症；反过来说，有人说我常年手脚冰冷，这时候你就要扶阳了。所以我们可以得出一个结论就是，世界上唯一可以预防病人得癌症的方法就是扶阳。你的阳气足，就不会有阴的东西累积。

我们现在讲阴实，是虚胜于实的观念，中医宁可你得阴虚，也不要你得阴实。比如说吃完晚餐以后，你觉得是吃夜宵、吃个大饱去睡比较健康，还是空腹去睡比较健康？大家都知空肚子睡比较健康吧，所以说是虚胜于实。再去研究猴子，有人做过猴子 20 年饮食的研究，20 年中一只猴子每天都给它吃得很饱，另外一只猴子每天只吃七分饱。结果发现，20 年后，这只吃七分饱的猴子，又健康又长寿，气色又好，毛发都是黑亮的。而吃得非常饱的那只猴子呢，毛发褪色了，皮肤很老化。所以很多实验都可以验证虚胜于实，我们中医的观念就是基本上不要实，宁可虚一点；宁可不足，不要有余。

（二）十二时辰气血流注的诊断

我们认为一天 24 小时、12 个时辰对应 12 个脏腑气血的流注造成的人的活力状态：

肺——寅	膀胱——申	大肠——卯	肾——酉
胃——辰	心包——戌	脾——巳	三焦——亥
心——午	胆——子	小肠——未	肝——丑

大家看下面这个例子：肺开寅时，肺的时间是 1 点到 3 点。如果病人说胸口这里痛，这可能是肝癌，可能是心脏病，也可能是肺病。病人接着说还有一个很奇怪的现象，就是过去一年来他每天凌晨 3 点就醒过来，5 点才能睡。听他讲完这两个症状我不用看病理，也不用摸脉，就可以说他是肺癌。因为凌晨 3 点到 5 点气血进入肺脏，在 3 点的时候，阳要入阴，如果你的内脏里面没有任何的实证，没有累积的东西，阴平阳秘，这个时候人应该是在睡着的状态。但是如果你无法入睡，到 3 点会很准时地醒过来，到 5 点才能睡，就是说每天凌晨 3 点到 5 点都不能睡，是持续性的。这就说明肺有压力，这是阴实的征兆。我们中医认为，忧能伤肺，比如说你的小孩子今天出了车祸，或者是借钱没有还给人家，你有忧虑的事情。当你

扶阳论坛 ③（第二版）

经方的运用与阴阳辨证法的关系及重症的临床经验介绍

心情忧郁的时候，你凌晨3点会醒过来，5点你才能睡。那你说我是不是也得肺癌了？不是的，我讲过了是要持续性的。当你忧虑的事情结束了，你的忧郁去掉了，当天晚上就可以一觉到天亮。所以它不是持续性的，只是阶段性的。

同理，在西医诊断病人有肝癌的时候，实际上这个病人在一年或两年以前就已经出现每天很准时凌晨1点醒来到3点才能睡的现象了。我们一问，病人不是因为很生气才影响了肝脏，而是心平气和，心情气色什么都很好，就是每天凌晨1点到3点都不能睡。这时候可能还没有出现肝癌，但是肝脏里面有阴实了，这个时候我们就要开始重视，在这个时候就应该开始下手了，而不是等到两年以后西医一查，说哎呀你有肝癌了，你看这里有一根针大小了，有几厘米大了。

在一开始内脏出现变化的时候下手治疗，必然会给你带来好多时机，因为你诊断的方向是对的，你也已经知道他能治得好。为什么呢？因为病人凌晨1点到3点不能睡觉，但从吃我的药开始，每天晚上都可以睡着了，这就是证明，说明病人阴实的症状去掉了。

（三）寸口脉的阴阳诊断法

我常常碰到有人只会讲西班牙文，还有人只会讲墨西哥文，我真听不懂，讲不通，最后只能把他们当聋哑人来治疗，这时候就要重点使用脉诊。通过摸脉我们也可以知道阴阳的诊断方式。我们中医摸脉也要知道什么是正常的。女人常态的脉，应该是左手的脉大于右边，因为左边是血，右边是气。男人常态的脉，跟女人正好相反，应该是右手脉大于左手脉。《金匮要略·五脏风寒积聚病脉证并治》里包含附骨脉，介绍得很详细，比如说寸上寸啊，指位置在寸脉的上面一点，这个位置还有脉的话代表病在喉咙这个地方，所以喉癌的时候有附骨脉；你如果摸到关脉这个位置有附骨脉，非常细小，在临床就特别多了，比如肝癌、脑瘤、肺癌几乎都可以摸到病人有这种附骨脉的现象。那为什么要知道附骨脉，知道所谓的阴阳呢？因为当我们使用阳药治病的时候，它的变化速度很快，按照《黄帝内经》的定义，如果阳气回头，代表病人有救。病人阳气越来越衰败，吃了你的药以后阳气开始回头了，代表这个病人在恢复中，有救。

以用附子为例吧，一般来说，我用炮附子不是大剂量，而是有需要炮附子症状的时候我们才用炮附子。但有时候我用到生附子的剂量是一剂药用5钱、7钱，折合国际单位的g，1钱是3.75g，那5钱就是5×3.75g，7

扶阳论坛 ❸ （第二版）

经方的运用与阴阳辨证法的关系及重症的临床经验介绍

11

钱就是 7×3.75g。那病人用了附子以后，阳气有没有回头呢？你就问他你手脚还冷不冷啊，说比以前热很多了；问他睡觉好不好，说睡觉好很多了；问他胃口好了没有，说胃口好很多了。这就是阳气回头的现象。

我们认为《伤寒论》里介绍的有两种，一种是表证，伤寒表证，比如说你得了感冒，不管是桂枝汤、葛根汤、麻黄汤、大青龙汤、小青龙汤，病人吃下去以后，我们怎么知道病人好了没有？按照《伤寒论》里面的定义，外感风寒的病人，第二天中午的时候就会胃气回复，中午的时候感到肚子饿，就代表这个病人好了。所以中医认为这样，那西医用抗生素杀某些细菌可以，但感冒的时候，抗生素根本杀不了病毒，抗生素只会让你胃口更坏，绝对没有那么快，绝对不会让你第二天中午就好。有的时候我们中药的速度会快，早上吃药，当天中午病人的胃口就开了，就代表胃气恢复了，阳气回来了。

重症的病患，比如说患尿毒症、肝癌、胰腺癌、肺癌的。我就会跟病人说，吃完我的药后往往到半夜的时候，就会感觉肚子很饿，得起来找东西吃，这就代表有效；如果吃完我的药没有什么感觉，你也就不要再回来找我了。老外就会说真是这样吗？真的会半夜起来吗？我先生半夜起来会睡不着的，怎么会半夜起来胃口开呢？结果病人吃了我的药以后，真的半夜起来找东西吃，不吃东西感觉不好，饿得慌，跟低血糖似的。

正常情况下，脉的速度是一息四至，也就是跳四下五下。记住这一呼一吸是以医生为准，而不是以病人为准，比如一个气喘的病人，他一直喘，你摸他的脉，他一息跳得很快，与你的一息就不一样。当你一呼一吸病人的脉跳七下以上，速度非常快，这就是阴实的危险，到八下九下就很危险了。那如果速度很慢，到了两下一下也是死证，但是那个死证的速度慢并不是阴实，而是心肺功能快要没有了，心脏只剩最后一点火了，快要灭掉了。

（四）利用睡眠的情况来协助诊断阴阳

一般阴实除失眠外还有盗汗可以帮助我们诊断。我们常常问汗，"十问歌"里就有问汗，但问汗不是问问有没有流汗就结束了，并不是这么简单，要问病人流汗的情景。真正有阴实的病人呢，他是一天24小时不断地流虚汗，止都止不住。流虚汗的原因是什么呢？正常人体有一个循环，阳进得来，阴能够走出去。阳气是出上窍，所谓出上窍就是我们流眼泪，流汗，流口水。那浊阴出下窍，就是小便、大便。当里面有阴实的时候，阴

扶阳论坛 ③
（第二版）

经方的运用与阴阳辨证法的关系及重症的临床经验介绍

不能出去，比如大便便秘了，小便不顺；那阳又进不来，阳热进不来，阴就往回退了，退回来的时候病人就会产生盗汗。阴实的汗是持续24小时的盗汗。比如更年期以后的病人会出现晚上睡觉盗汗的现象，每个月有几天非常的潮热，会盗汗，但白天就没有汗。这种情况跟我们癌症阴实的汗的形成病理是不一样的。

而失眠呢，不管你是肝癌、是肺癌还是淋巴癌，晚上都没办法睡觉了。为什么？因为心藏神，心主血。癌症、肿瘤是阴实，都需要血的滋润，当它把血大量地吸走以后，心脏的血就不够了，神无所依，所以晚上就是在失眠的状态之下。如果你不知道如何截断这种状态，把心脏的血补回来，而只是给病人吃安眠药的话，只会造成一种假象，对病情不但没有帮助反而有副反应。所以我们可以利用睡眠的状态，用盗汗的现象来帮助我们做诊断。如果吃了我的药以后，盗汗还是持续，失眠的症状没有改变，代表这个药不对；但如果说吃了药以后睡眠改善很多了，盗汗也减少很多，代表这个药是对的，就给病人继续治疗。那要吃到什么时候呢？吃到你睡眠一觉到天亮，完全没有盗汗；吃到你头面、身体是冷的，手脚是热的；吃到你每天三餐胃口都正常，已经达到常人的状态了，那就好了。所以第三个我要跟大家阐明的问题，就是正常的人是要阳气出上窍，阴气出下窍，这是正常的现象。

二、阴实如何形成

下面我们讲阴实是怎么形成的。在前面我给大家介绍了从阴虚到阳虚，再从阳虚到阴实，这是演变的过程。但是你一定要知道正确的传变过程。当从阴虚到阳虚再到阴实这样继续往前走就代表病情恶化，如果阴实的病人治成阳虚就是进步，再从阳虚到阴虚，这就几乎接近完全正常。这个治疗方式刚才已经提到了，就是你要随时把身上的阳气保持得很足，所以我们扶阳论坛的观念建立在"扶阳"这两个字上面是非常正确的。世界上唯一可以预防癌症发生的就是扶阳。运动和中药都可以扶阳。但运动并不是指直线的运动，直线的运动可以让你肌肉的力量很大，而真正的阳气是包围在身体四周的。比如说你练臂力，你抬东西，练举重，这只是练你肌肉的力量。你要练旋转的力量，做旋转的运动，阳气才会走动。当一颗子弹从枪膛里面打出去的时候，打很远的时候子弹都是旋转的。所以人的气是旋转着走的，你把它旋转到极限的时候，气血就会跑到四肢的末梢。因为有运动，所以正常的人浊阴进入六腑后就会排出去。

但太过或者不足就会造成阴虚。我们跟大家介绍过，你吃太多的维生素，吃太多的营养，身体本身不能接受，累积在身上很久以后，就会造成身体的实会更实，阴实会更严重。西医一直在讲人体每天一定需要的量是什么，足量才够。这是错误的观念，应该是不足胜有余。所以中国非常多长命百岁的人都住在山上。像最近的网络上就有一个例子，说是清朝嘉庆年间的一个人活了142岁。大家想想看，他住在山里，空气好，喝的水品质好，这是他长寿的原因；同时山里面看不到繁华的、灯红酒绿的生活，他生活很简单，没有什么欲望，没有什么所求，这也是他长寿的原因。有余就是太过，像你吃营养吃太多，物欲要求太多，东西太多。不足呢就是太少，如果你缺乏营养，缺乏到很不足的时候也是不行的。所以我们要吃，但是要有正确的取舍。正确的方法就是大家不要吃太饱，吃七分饱，吃下去感觉肚子不饿就行了。但是这个很困难，比如说上海的菜，昨天晚上我在那儿看着实在是受不了，菜那么好，不吃又不行，所以有的时候偶尔可以放纵一下，但是要尽量清淡。

三、如何区分经方中的阴阳药物

我们怎么去区分和选择经方中的阴阳药物呢？如果你只是背这些药名，背这些药方，你没有办法使用，因为你不知道这个药的剂量怎么把握。你一定要了解它的药性。怎么区分呢？

第一个，我们用气味来区分。中医认为气为阳，味为阴。所以经方里面，酸味、苦味的药都是阴药，辛甘发散的药为阳药。比如说桂枝是辛辣味甘的，辛甘发散；麻黄也是辣味，也是发散的药。酸苦涌泄，比如白芍是酸味的药，酸是属收敛；那味厚的，像大黄，就都是属阴的药。我们以桂枝汤来做一些解释。我们知道桂枝汤里桂枝是阳药，白芍是阴药。桂枝跟白芍，一个是阳，一个是阴，从阴阳的观念来看，辛甘发散为阳，酸苦涌泄为阴。阴阳药要平衡，所以桂枝和白芍使用的剂量一定是相等的。这两味药的味道都是比较厚重的，所以能够入血脉。我们把它再简化，再详加讨论的时候就发现，桂枝是阳，代表心，代表动脉，大家都知道血脉里面有动脉、静脉，如何让动脉的血液从心脏一直流到四肢末梢，就是要靠桂枝，因为桂枝是阳；那如何让静脉血从四肢末梢回流到心脏里面去，这时候就要靠白芍。

14

当你了解这个以后就会知道，比说我们用桂枝汤，当阴阳大气不转的时候，我们就不需要酸苦涌泄的药，会把芍药拿掉，比如桂枝汤去芍药加麻黄附子细辛汤，我们只要发散的药，阳气可以回头就可以了，阳回阴自回。有时我们也可以把白芍加重，加到桂枝的一倍。比如说小孩子吃饭，爸妈怎么喂他也不吃，然后还挑食，说东西不好吃。那我们知道这时的小孩子需要小建中汤。小建中汤是怎么来的呢？就是我们在桂枝汤的基础上把芍药加倍。这种情况下我们不会用到活血化瘀、攻邪的药，小孩那么小，是不需要丹皮、桃仁、红花这么强烈的药物来活血化瘀的。只要把白芍加重，胃口马上就能打开，这就是小建中汤的来源。所以诸位如果了解了这些，能把阴阳药区分开来，就知道我们使用药物的时机是什么。一般病人手脚冰冷，西医会说是血液循环不好，但是光说血液循环不好没用，你是医生，你应该帮助病人，让他的血液循环好才对啊！所以只有吃扶阳的药，吃完扶阳的药后手脚才会温热。你吃西药，你吃多少维生素手脚都不会温热，因为他们不懂所谓的阴阳。

淡味渗泄为阳，我们举例给大家听。比如说水肿，我们用经方治疗病人水肿的时候，有大青龙汤或者小青龙汤，有很多治疗风水、皮水的药。如果病人有积水呢？像腹膜癌、肝癌、胰腺癌，到后来肚子积水变得很大。腹部属脾土，是脾脏所主，脾主少腹。当水在土上面跑，我们用消风散、大青龙汤、小青龙汤来排水的时候，是治全身的水肿，那是水在航道，就好像水在运河里面走，没有到处泛滥。而腹水不一样，腹水就像泥土上面有层水，这个水要渗泄才行，要它渗到土里面才会排出来。你光是抽水不行，抽完水又回来，抽完水又回来，最后病人就死掉了。但是如果你把渗泄的管道都打开了，病人就会好。有时候我们治疗肝癌的病人，还没有用其他药，就光用淡味渗泄的药，病人的阳气就已经回来。因为淡味的药就是渗泄的药，淡味渗泄的药就是阳药，病人阳气回来就有救了。比如莲子就是这种药。当重病的时候我们反而用很轻的药，就是因为淡味渗泄的药是阳性的药。比如说芡实、莲子、白术、白果、薏苡仁，这些药都属于淡味渗泄的阳药。所以与荤食相比，素食就属于淡味渗泄，属阳。吃素的人为什么会瘦呢？就是因为素食渗泄。像我们处方里面的白术、茯苓、灯心草等都属于这类药。我就是利用这些淡味渗泄的药治疗很多重症。有的人肚子很大，已经都"但坐不得卧了"，大概一两个礼拜就要死掉了。我一听、一望，见病人讲话声音很大，这就是实证，我们就用淡味渗泄的药物

"分消汤"，也叫实脾饮。如果说病人阳气没了，元气都没了，我们就用补气治湿汤方，也是淡味渗泄的药，就可以把水排掉。

还有轻清升浮为阳，重浊沉降为阴。一般我们在处方里面有一些升浮的药，比如说升麻、黄芪、辛夷花都是比较升浮的药。还有一些重浊沉降的药物，像我们用的金石类药，比如说代赭石、禹余粮，就是属于这种重浊沉降的药。

另外如果以颜色来分阴阳，颜色白的就是阳，颜色黑的就是阴。所以如果你完全不懂中药，你跑到中药房里一看，芒硝是白的，熟地是黑的。熟地一定是属阴，芒硝一定属阳。所以有时候书读得多，反而"着象"（注：佛教用语，即执着于表面现象），会看不到一些摆在眼前的事情。

我们再看一个大肠癌的病例。这位病人有一个大肿瘤堵在肛门那里，必须切除肛门。但她宁死不开刀，说肛门是我每天要用的，开了刀让我怎么生活，宁可死了算了，其他人拿她没有办法，就介绍来找我看。她小便很黄，大便排不出来，在西医来说的话就是肿瘤大了，把直肠堵住了，所以大便排不出来。我一看是大承气汤证，大承气汤是用厚朴、枳实、大黄、芒硝，但当时我就单用芒硝加水煮成两碗，让病人每次喝一碗。大家都知道芒硝是冲服的，冲的时候一般是用3.75g，我心想3.75g对这个病人来说是小儿科，芒硝是阳药，想要阳气回头，就用了两钱，结果一碗药放7.5g的芒硝，在你们看来是泻药，在我看来是阳药。那个病人吃了我的药，一天排一次大便，正常大便一次，其他排出来的全部是水。想想看，这药如果你吃下去会有什么作用？我估计你一天24小时连睡觉也在厕所了。

临床上治疗癌症的时候有两大重点：一个是水，水一定要排掉，不管是什么水。如果我们体重100kg，那么有75kg是水，25kg是其他的。如果水气化了它才能循环一周，所以正常人的水是气化的，如果是冷水，我们就要排掉。这个水如果不排掉，累积在身体里面就是疾病的温床。不管是病毒、是寄生虫也好，不管是癌细胞、肿块也好，它在有水的时候生长得很快。所以癌细胞是想尽办法把身上气化的水变成冷水。那我们经方呢，就是想尽办法把冷水排掉，把冷水变成热水，这是一个方法。另一个就是食物，我们宁可虚不可实，让病人把过多的营养品停掉，尽量吃清淡一点。老外吃面包，中国人吃稀饭、吃白饭都没有关系，只要吃清淡的，用这种方法来配合治疗。上面那个病人吃了这么多芒硝，大便排出来，水排出来，第一个礼拜以后开始正常大便，肛门的压力就减轻了。到第二个礼拜几乎就完全没有感觉，大便都正常了。七十几岁的老太太知道她自己好了，但她的儿女不放心啊，一起陪着她来找我。她儿子、女儿问我他们的妈妈好了没有，老太太就在旁边说，我自己好不好我还不知道？我已经好了，然后她还说倪医师你可不可以帮我治一下脸上的皱纹？女人只要回头去关心美容，或者回头去买东西这就代表正常了，这是人的本性。

今天我绝对不保留，我会跟大家报告我在临床上如何治疗尿毒症和癌症。听完课，你们就不要再找我看尿毒症、肝癌等的病人了，为什么？因为你一定会治了。因为我的两只手能够治的人有限，而你们大家学会之后会帮助很多人。今天非常难得，大家来自中国各地，在这里齐聚一堂，你们的专业我不会，但我愿意把我的一些经验给你们，然后你们可以到全国各地去救助更多的病人，这就是我的目的，所以你们应该学会。

四、如何选择祛实、攻坚的药物

下面给诸位就如何选择祛实、攻坚的药物稍微做一下整理。我们选择祛实、攻坚的药，第一个是麻黄、桂枝去表实。病人恶风，有汗，告诉你说风吹到身上我很难过，那么用桂枝就没有疑问，非桂枝不足以去；如果病人恶寒，没有汗，我们就要靠麻黄。诸位看，麻黄汤里面出现了麻黄、桂枝、杏仁、甘草这四味药。我们在使用麻黄的时候一定紧跟的就是杏仁。这就是公不离婆、婆不离公，秤不离砣、砣不离秤的意思。这是一个药对。你用 3 钱麻黄可能挺怕，怕病人流汗不止，或者是心悸。不用怕，你用 3 钱麻黄，就再用 3 钱的杏仁在后面跟着。杏仁本身是白颜色的，是阳药，同时配合麻黄，都是 3 钱，剂量相等。杏仁润肺，可以把肺里面不足的津液补回来，所以女人吃杏仁皮肤能够很美。如果你需要用麻黄，要放等量的杏仁在里面，这样用药病人绝对不会津液枯竭而产生脱水的现象，也不会出现心动悸那样危险的现象。那麻黄汤为什么要放桂枝在里面？桂枝主肌肉、主风，所以桂枝汤是解肌的，病在肌肤、肌肉上，所以病人表证还是会有汗，因为病不在表，在肌肤上面。所以在麻黄汤里面我们会加桂枝进去，有桂枝、麻黄才能有力量把邪气透达到皮肤表面上去，发出表汗。否则的话麻黄并不会发汗，麻黄是收敛的，会把汗收敛到里面，像麻黄附子细辛汤就适用于少阴表证的时候，病人的脉非常细小，白天"但欲寐"，人昏昏沉沉的，那阳气不足的时候我们会用到麻黄，麻黄是阳药。那你说是不是因为麻黄里面含有麻黄素，可以让人像吃吗啡一样精神好，那是不一样的。病人吃完药以后一直很好，没有说病好了不接着吃麻黄附子细辛汤就不好，阳气补回来就好了。我们用桂枝、麻黄就是因为它们能发肌表、实四肢，所以手脚没有力的时候我们都会用到这个药。如果不使用桂枝麻黄，四肢就没有办法实，清阳就不能透发四肢。清阳没有办法透发到四肢的话你会阳虚，阳虚后面阴实就要跟着来了。所以你如果不会使用这些药，要想把阳扶回来是很难的。

阳气要通过内脏发散到肌表四肢，而浊阴走六腑，一定要通过六腑才能排掉。你觉得一个人是一个月两三次大便好还是每天有大便好？24小时是一个周天循环，就算你没有学过医，你把一块肉放到马路上24小时它就会烂掉知道吧。不晓得你们临床遇到过没有，我在美国临床，10天一次大便的病人很多，为什么？因为他们几乎所有的病都吃止痛药，止痛药的副作用就是便秘，止痛药吃几天之后马上便秘，病人遇到我之前关节一直在痛，病人就一直在吃止痛药，等到我这儿看病的时候往往就是一个月两次三次大便。老外体格往往很壮，我下手就很重，我下手就是大黄6钱，然后芒硝6钱，往往病人吃完并没有拉肚子，还是一天一次大便，便秘就到这种程度。我们看到这个药量，不吃药都想拉肚子了，但是他就需要这个量。这就是我会用很重的剂量，而且下手很准的原因，因为我遇到的都是这类的病人。那你不会用大黄、芒硝的话，阴实没办法去，那直肠癌就治不好。但是你会用大黄、芒硝之后，你治直肠癌就好像治疗便秘一样，速度很快，瞬间就好。这种病人会很紧张，说医生已经帮我定在下个礼拜二开刀，但我不想开刀。那这时候至少你可以这样鼓励病人，说先生今天是礼拜五，到礼拜二还有4天的时间，你吃4天药，到时大便不通你再开刀好不好，很公平啊。如果你开的是芒硝、大黄，我保证病人吃完你的药就不会再想开刀，谁愿意在那里开刀啊。这就是芒硝的运用，味厚可以去肠腑中的实证。

还有一点，寒无浮，热无沉。石膏色白为阳，性寒为沉，大家一般都认为石膏是寒凉的药，用了5钱、8钱或者1两，就说用得太多，太危险，诸位没有看过我用石膏的时候，往往起始量用4两、5两，我用到10两的时候，差不多一剂300g，不是说一个月用300g，而是一剂药吃一天两天就是200g到300g，我用得很多。炮附子、生附子力量很强，我还不会用到很大剂量，但石膏必须要重用。这就是为什么经方里把石膏称为白虎。我们把麻杏石甘汤叫作白虎汤，为什么我们不称之为白猫汤或者是白兔汤，而是叫白虎汤呢，大剂才是老虎。我有一个病人，他呼吸走路都很喘，大汗。病人很胖，我说那你口渴不渴，他说非常渴，我说你喜欢喝什么水，他说我喜欢喝冰水。好，用白虎汤。这个病人是肺萎缩，喘气喘不过来，西医说他的肺功能只剩38%，唯一的方法就是要换肺。当我用白虎汤治疗的时候，实际上是治疗肝，就跟我们治肝要实脾的道理一样，我们治肺就要治肝。所以我们在治疗的时候多加一些柴胡、郁金、黄芩这些药。病人那么胖，我给他用一剂6两，差不多200g的石膏，病人吃完一个礼拜以后回来，说呼吸多少年来从没有这么好过。为什么吃石膏后呼吸会好？因为石膏色白为阳，但性寒为沉，主肃降，肺气是下降的，肺气没有办法下降，是因为肺里面太干燥了，非石膏不行。所以在治疗气喘，治疗肺功能衰竭、肺萎缩、肺气肿不能呼吸的病人，我们往往就用大剂量的石膏，一剂下去就中。病人几乎都是吃完药，大概20多分钟，最多一个小时，就感觉能呼吸过来了，就是因为石膏性寒，寒药是下沉的没有上浮的，而所有的热药都是上浮的不会下沉。

　　所以我们就用生硫黄、生附子治疗脑瘤，我们认为在金石类药物里生硫黄是天地之间至刚至阳的药，而生附子是草药里面至刚至阳的药。这两个药同时用上的话，它们的药性就是往上升的，因为药性是热的，热药往上升。脑瘤是在最高的地方，所以药物的药力要达到脑部地区的话，就要靠这些阳药才能升上去。脑部积水，我们要用淡味渗利的药物，我们要用小青龙汤，小青龙汤里面有麻黄、白芍、五味子、甘草、半夏，一般我们用的是炙半夏，但脑部积水时我们要用生半夏，就是因为生半夏的药性是升的，生半夏的药性非常迅速，几乎无往不利，没有东西可以挡住它。用生半夏配合生附子、生硫黄，一下就把脑积水排掉了。我们用真武汤等方剂可以把下半身的水肿排掉，但是至高的水要用生半夏，所以《神农本草经》里面讲到，生半夏能够祛至高之水，就是因为它是淡味的药，是阳药，同时我们还可以配合使用生附子和生硫黄。诸位如果将来有机会到江油，希望大家可以在六月份到生附子的采收现场去看看，生附子从田里拿出来的时候外表是黑黑的，用刀劈开来里面像水银一样，是白色的。所以生附子真正的颜色是白色的，不要以为它是黑色的，附子经过炮制以后，用盐炒、用热砂炒过、炮过的附子是黄色的，就是里面带点黄色的，这是真正的炮附子。"炮"字就是用火把它包住，炮附子是阳药，性热不沉，主升。

　　很多阴实造成的水肿都会沉，冷水当然沉在下面了，所以正常人如果对着镜子吐口气是热气，那癌症病人原来有热气，但是得癌症后没有办法气化，所以对着镜子哈气都没有热气。病人吃了我的药，对着镜子哈出热气来就代表是好了，这是中医的诊断方式。西医是抽了血去化验，你说肝癌腹水的病人都不能睡觉，坐在那儿已经快死了，你还要验血，还有什么意义吗？所以在这时中药就是仁道，是王道。它能利用很简单的方法来治疗危重的病患。有一位患癌症的太太，我说你吃我的药后会变得很漂亮，你对着镜子哈两口气，有热气回来就好了。我常常跟人开玩笑，就说这样就证明是热回来了。

祛实攻坚药物的第二部分就是我们常常用的咸味药，比如说牡蛎、瓦楞子。就像我刚才讲的，阳性的药我们会用生硫黄、生附子，这两个药加在一起的时候，就是阳气到了，那咸味药为什么可以软坚呢？因为所谓肿瘤就是两个字，是"阴实"，阳性的药能破阴，咸味的药能够软坚祛实。所以这两类药加在一起的时候就可以把阴实去掉，肿瘤就会缩小。我在美国临床的时候，我们的病人，比如有肿瘤的病人，经过之前的治疗没有效果，来吃我的药，其他的医生就会跟病人说你继续吃他的药不要停，这真是太好了，可能我们就做不到。美国的西医就是这种态度，他认为任何对病人好的治疗方法我们都该接受。病人吃一段时间我的药后要去化验，他要看看效果如何。去之前这个病人说，我以前的医生什么 MRI，什么照片，一大堆检验，也没把我看好，这个倪海厦坐在那儿，旁边跟着一大堆学生，他就是手上一支笔，拿个手电筒，拿个探针就把我看好了，怎么可能呢？没关系，医生拿着报告回来狠狠给他修理一顿，这个病人听医生讲报告的时候，都跳起来吓了一跳，怎么会有那么好的效果？所以美国医生就会鼓励病人继续吃中药。美国的医生能抱有一颗平常心，任何东西只要对病人好的他们都接受。

这两种药可以软坚，那如何进行剂量的取舍呢？这就要看当时病人的情形。病人阳气很虚，那扶阳气的药、回阳的药要加重，生硫黄、生附子要加重；病人肿瘤很大，那你要加重咸味的、攻坚的药，比如说牡蛎，牡蛎你用 1 钱、2 钱的，我用 1 两、2 两，你肯定没有听过有谁拿牡蛎壳去煮汤喝会死掉的吧。看美国人药厂的钙片来自哪里？就是从牡蛎壳提炼出来的。所以我们用牡蛎跟生附子、生硫黄在一起配合的时候，那攻坚的力量是非常强的。我们后面会提到一个脑瘤的病人，本来是 3cm 开了刀，开完刀不到两个月回来 5cm，那再开刀再长回来，你就没有办法了。但这个时候我们使用这些药，还是可以救回来的，就是因为我们知道如何使用牡蛎，如何使用生附子还有生硫黄，把脑积水排掉，就再也没有问题。

所以我们这几个观念就是扶阳的观念，阳气足就不会有阴实和积水之患。阳气够的话心阳就会移热到小肠，心和小肠的温度都够，就能够传到四肢末梢去，那全身的水都会气化起来，就不会有积水。没有积水，这些病毒、肿瘤在身体里面就会脱水。所以病人吃我的药，最明显的现象就是排水。就好像大肠癌的病人吃我的药，他就要冲到厕所去，很快，挡都挡不住，你叫他忍一下都不行，感觉要上厕所就要马上去，排完水以后肿瘤就小一点，肛门的压力很明显地就减少，这个在治疗大肠癌的时候是最明显的。随着治疗病人的肿瘤一直缩小。肿瘤有没有缩小病人很清楚，因为原来感觉肛门很胀，现在没有东西顶了，这样我们很明显就可以知道肛门周围的压力减小了，当肿瘤没有水的时候，就在源头上渴死了，还要把肿瘤的营养剂停掉，它没有营养就没办法成长。这就是我们治疗肿瘤最好的一个方式。

还有一个观念，中医认为活血化瘀的药物能够很好地祛除血中的实证。比如说茜草，在《黄帝内经》里面讲茜草这个药能够入肝脏。可能你们一般比较喜欢用丹参，但我用丹参的机会并不多，我大部分是用茜草。茜草能够活血化瘀，力量很强。另外一个药物是炙鳖甲，我们都知道鳖是生活在湖里面、河里面，会藏在最深的地方。人体最深的内脏就是肝脏，所以我在治疗肝癌的时候一定会用到茜草、炙鳖甲这两味药，也就是利用活血化瘀药的能力把五脏里面累积的东西排掉。

五、如何做出正确的经方药物组合

接下来我们来讲如何做出正确的经方药物组合。

经方那么多，《伤寒论》里面的处方很多，很简单地介绍一下症状就讲完了，后代的医家没有办法依循。今天我要告诉大家如何来进行药物的组合。

（一）以手脚的冰冷来判断

比如说你手脚冰冷，那么我们就可以扶阳，我们在经方里用得很多的是四逆汤。如果我们用《伤寒论》中的四逆汤来治手脚冰冷，是用生附子、干姜，还有炙甘草。我们的剂量一般是生附子3钱，干姜2钱，炙甘草3钱。用到四逆汤的时候往往是在救命的时候，病人奄奄一息了，你摸他的脉，心跳快没有了，但你摸病人的心口还有点热。我们知道心脏有问题了，这时我们要治疗的是心脏的停跳。这个时候我们要靠四逆汤瞬间让心脏跳起来。那是不是可以说四逆汤比电击的效果还好？是要好。这个时候我们要用生附子回阳，还要用到干姜。干姜的味道辛辣，辛甘为阳，所以干姜是阳药。我们用生附子的目的是强心脏，心脏的热要受到肺的规范，所以必须要恢复肺的功能，才有办法把心脏的阳往下导到手脚四肢末梢去，经方里面从《伤寒论》看到《金匮要略》，再从《金匮要略》看回到《伤寒论》，只要有用到生附子的地方一定会配合干姜使用，用炮附子的时候一定会配合生姜使用。你如果会用生附子，就不需要用到几百克炮附子，不需要很大的剂量，生附子轻轻地用，一下子就中了，因为生附子本身就入心脏，是能够回阳的。

有人也是手脚冰冷，但他不需要用到生附子。比如学生会问：老师，这个人并没有生病啊，人好好的，跑来跑去的，可他就是手脚冰冷，每年冬天下雪一定发冻疮。这种病人有没有必要用到生附子？没有必要用。我们会用到当归四逆汤。在手脚冰冷时，我们会选择桂枝，当归四逆汤实际上就是桂枝、白芍。在中国台湾、在美国开中药比较习惯以钱为单位，一钱等于3.75g。还有细辛、木通等也都是这样的。

如果说见到一位小姐，体格跟我差不多，我们就是按照我的体格剂量开；如果是位从北方来的小姐，长的个子比较魁梧，比我还高大，那就加大一点用量。这是看病人的体格大小来决定的。体格跟我差不多，但他三天一次大便，或两天一次大便，有点便秘，我们可以把细辛加重一点，可以把木通加到5钱去，木通能够通利嘛。你看当归四逆汤里面并没有大黄，但是当归四逆汤可以通利大便。当归有油质，油质有润肠的功能，所以我们可以把当归加重一点，把木通加重一点，病人大便就通了。要是病人手脚冰冷，小便不好，常常一天要跑好几次厕所，晚上要起来夜尿四五次，我们就可以把细辛的剂量加重，因为细辛可以让小肠的温度增加。但是细辛有毒啊，你多研究一下就会知道，细辛的确有毒，是马兜铃酸的毒，但我在美国从来没有出过问题，因为我们用的是细辛的根。细辛的马兜铃酸都在它的茎和叶子里面，所以要拿细辛的根入药，不要全草入药。我们就是跟药商要求细辛要去茎、去叶，只留根，细辛的根是完全没毒的。我们用的木通是川木通，不能够用广木通。就好像大戟在市面上有红大戟还有京大戟，我们经方的十枣汤中用的是红大戟，并不是用京大戟。红大戟

扶阳论坛③（第二版）

经方的运用与阴阳辨证法的关系及重症的临床经验介绍

可能要 10 块钱 1g，京大戟 1g 1 块钱就够了，差 10 倍啊。那是不是说贪便宜一点，就能用京大戟呢，这是不行的。

下面我们讲一下方子的加减，如果说这个病人手脚冰冷，胃口也不好，我们就把白芍加到 6 钱，变成小建中汤的加减。同时有胃痛，我们可以在当归四逆汤里面加吴茱萸、干姜，吴茱萸的药味很冲、很辣，不好吃，要用吴茱萸的话就要有干姜。一般我们用干姜是胃里面有寒证，比如说舌苔比较白，病人没有办法吃，一吃下去胃就会不舒服。那这个时候是胃家寒证，我们会加干姜。如果胃家没有寒证的话，我们用生姜，就不需要干姜。这就是处方的变化加减，也就是我们以前讲的寒热的结论。

（二）以身体的恶寒、发热为依据来判断

那身体的寒热怎么判断？比如说病人怕热，我们就要问他热的时候口渴不渴，如果口渴，那问他喜欢喝冰水还是热水？他说只喝冰水。那再问他脚热不热？他说我脚非常热。那这个病人是一派热象，我们当然要用白虎汤，大剂量的白虎汤下去，其中的石膏用 4 两、5 两下去，病人就会变好了。

如果你遇到一个糖尿病病人，这个病人说我不想吃西药，我吃西药很难受。那你问他是什么症状呢？病人说我口非常渴想喝水，但喝完水就要上厕所，你看他喝一杯小便一杯，很标准，消渴嘛。那脚也是热的。好，我们用大剂量的白虎汤，如果你不用白虎汤，用麦冬、生地、天花粉这些生津止渴的药也可以。但是就不像经方那样，一剂下去血糖就降下来了。病人说我胃口很大，一天怎么吃都吃不饱，也是属于消渴，为什么？你吃完一大碗的饭还是不能解饥，这是消食嘛，这时候我们还是要用白虎汤。所以石膏这类的药一到胃里面去，胃口就会缩小。所以我用石膏帮病人减肥，给老外减肥是超级为难的减肥，但石膏吃下去胃口马上就缩了。患者就会说：倪医师你这个是什么药，以前我到餐厅都是吃自助餐，因为我吃很多，吃得都停不下来，吃完你的药以后，现在只吃一点点就饱了，所以我现在都不去吃自助餐了。石膏可以使胃口缩小到以前的一半，甚至小到以前的四分之一，病人瘦得很快，吃也不喜欢吃了。所以用白虎汤的机会很多，恶热就一定要用白虎汤。如果是恶寒，恶寒是在表证，我刚才讲过我们基本就会用到桂枝、麻黄，那桂枝、麻黄怎么配合呢，我们可以用桂枝麻黄汤、桂枝麻黄各半汤、大青龙汤或者小青龙汤，这些在《伤寒论》中都有讲述。

（三）以喜热饮、喜冷饮为主症来判断

一般来说我们常常问病人：你口渴吗？你喜欢喝什么？如果病人说我全身很热，口不渴，不想喝水，要喝的话我会喝温水。我们就知道这个病人里面是寒的，外面是假热。真寒假热，假热你就可以不用管，你就治疗寒。所以一个病人300多磅，热到什么程度，冬天大家都穿着比较厚的夹衣，他还穿着T恤，为什么？热坏了。他感觉非常热，夏天冬天都热，而且病人还口渴，渴了就在我面前灌那个冰水，我说你口渴不渴，他说你看我喝这么多怎么不渴？我就开石膏，可病人说喝了我的药越来越热，一剂药石膏用到12两，然后14两，再到16两就一斤了。还是热，那热到这种程度就没办法了。这时候我就想到，热极生寒，寒极生热，我干脆弄个烫的算了，石膏通通拿掉，用生附子，为什么？因为你热，我就让你热到头。因为身体是循环的，不是直线的，所以不会热到血管爆了，结果用生附子的同时，我才用3钱石膏，吃完药以后，我们都穿短袖，他穿夹克。佛罗里达州中午的太阳很热，他说现在我站在中午的太阳底下我还在发抖，冷得发抖。还有些人是用生附子，你给他用生附子用到你的手都软了，病人还在冷。没办法了，就用点石膏，一下去，病人就说你这个药好热。这样的情形也有，所以阴阳是平衡的，而且是圆形的、循环的。

（四）以脉形的洪大、细小来判断

通过摸脉就可以知道脉形洪大还是脉形细小，脉洪大是比较热，脉细小就是体内比较寒。所以脉洪大的，我们也会用到一些石膏。

（五）以有汗、无汗来判断

有汗的话我们一般不会用到麻黄这种药，像我们前面讲的有盗汗的情形，尤其是淋巴癌的病人的盗汗跟更年期的盗汗不一样，更年期的太太是晚上盗汗，而淋巴癌的病人是24小时地盗汗。经方里面有汗流不止的时候，我们会用桂枝汤加龙骨、牡蛎。龙骨、牡蛎可以收敛盗汗，龙骨能够潜阳，把阳都潜下去；牡蛎能够敛汗。还有在《伤寒论》里介绍的，我们用发汗的药，比如说用麻黄、桂枝等药，你不小心把3钱写成5钱，量太过了。或者是正常剂量，但病人吃完我们的桂枝汤或者是麻黄汤之后，病好了，但是汗流不止，阴极虚的话就会造成阳虚。那我们有弥补的方法，就是桂枝汤加炮附子，炮附子可以固表。我就碰到过这种病人，那个病人不是吃中药流汗的，他是突然就表虚掉了，汗流不止，怎么让他止汗？我开的方子就是桂枝汤加炮附子，炮附子用3钱，因为是对症的，所以不用

那么多。我给他吃两剂，我说你吃完两剂以后，看还会不会流汗，结果这个病人吃下去之后，他说还有汗，但是只有一点，病人精神就恢复了。如果不帮他止汗，病人就会不断地喝水，不断地流汗，就会出现脱水的症状。另外我们大家知道心主液，所以当心脏功能很正常的时候一运动就会流汗，不运动就不会流汗。肾脏有问题的时候第一个影响到的就是心脏，所以尿毒症的病人，我们在治疗肾脏的同时也要治疗心脏。我会问他有没有汗？病人说没有汗。运动都不出汗代表心脏功能没有恢复，代表肾脏功能衰竭影响到心脏了。如果说吃了中药，病人开始运动以后有汗，就代表心脏功能恢复，同时也代表肾脏功能恢复。我刚才讲的那个尿毒症的病人，他原来是没有汗的，吃了药物以后开始正常地发汗，代表阳气回头。那病人如果问：吃中药到底是要吃 8 个月、10 个月，还是 13 个月？这个要看病人的阳气什么时候回头。病人开始正常流汗了，我们就知道阳气回来了。这就是第五个，以有汗、无汗来做判断。

（六）以人体从子时到午时的睡眠和体力变化为主来判断

我们中国讲的阴阳，实际上就是阴阳图。如果把这个放在手表上面看的时候是 24 小时，下面是中午 12 点，上面是半夜 12 点。半夜 12 点以后我们身上开始一阳生，初阳生，阴就开始慢慢减少，这个过程我们称为少阴，阴的部分开始慢慢减少，阳的部分开始慢慢出来。到了上午 6 点的时候，大家看到从上午 6 点到中午 12 点身体是处在一个纯阳的状态之下，就是太阳。到了中午 12 点以后，阴就开始慢慢增加，阳就开始慢慢减少，所以这个部分我们可以称为少阳。从下午 6 点到晚上 12 点，这部分是纯阴的时候。纯阴的时候如果你体内没有阳，下午 6 点到晚上 12 点你可以睡觉。我们正常人晚上 6 点才真正开始夜生活，为什么？因为阴平阳秘，阴中有阳，所以你晚上的精神会很好。那如果是癌症的病人呢，因为阴实，上午 6 点到中午 12 点他的阳已经不够了，到这个时间段的时候，阳更没有，他就睡觉了，因为他这时候已经不是属于睡觉，根本就是太疲劳了。到了半夜以后，初阳出来了，阳出来是因为阳是可以入阴的，也就是说阴平阳秘，阴阳是互相可以交换的。这个时候病人可以一觉到天亮。不管是胆囊癌、肝癌或者是胰腺癌，都是属于阴实的疾病。晚上阳一出来就要入阴，当病人身体里有阴实的时候，阳出来要入阴的时候发现里面已经有东西占了阳的位置，所以阳就要回头，阳气一回头人就醒过来了。所以从半夜和午时的表现就可以知道我们体内的阴阳盛衰，可以知道我们阴阳的变化。如果

25

病人说我早上 6 点钟准时醒过来，精神很好，然后到中午 12 点的时候开始睡午觉。因为那个时候是纯阳的时候，阴要开始出来，但你没有适应，早上工作比较累的话就会要睡午觉，这是正常的。看刚刚前面的 12 时辰脏腑对应图，我们知道肾经开始于酉时，是 5 点到下午 7 点。下午 6 点正好是在这段时间内，所以肾脏有问题的病人，有尿毒症的病人，在下午 5 点到 7 点黄昏这段时间里是完全没有体力的，精神变得很差。

所以我们问诊问体力时就要注意问：先生，你早上起来精神好不好？病人说我精神非常不好，而且我晚上睡觉都睡不好。我们就知道他阴阳不平衡，一问病人马上就可以讲出来。那尿毒症的病人我们就会问他：你下午 6 点的时候精神好不好？病人说我那时候在睡觉，但睡也睡不好。如果吃了你的药，你诊断正确，你的问诊方式是正确的，你就可以利用问诊的方式来确定你开给病人吃的药到底有没有效和能帮助病人多少。所以吃完你的药一个礼拜、两个礼拜的话你可以再问病人：你下午 6 点钟精神好不好？他说以前不好，吃了你的药现在很好，那就让病人继续吃。如果说病人吃了药，下午 5 点到下午 7 点精神还是没有恢复，第一个你要考虑你这个处方正不正确，第二个是不是忽视了一些别的因素。我常常跟病人说，你吃我的药吃 3 次，吃 3 个礼拜，如果你的症状没有改善你就马上把我的药停掉，赶快去找别的医生。为什么要让病人在我的诊所浪费时间呢？所以不管什么样的重症，我常常用药 3 个礼拜就知道能不能治疗了。重症可能要吃 3 个月，可能是 6 个月，甚至我们治脑瘤病人吃我的药吃了 9 个月，最后他的病完全好了。西药是要吃一辈子的，吃一辈子还不是说你就好了，只是能控制着。那中药是把你治好了，虽然比较难吃，要吃 9 个月甚至更长时间的药，那有什么不行呢？所以上面的这些都是帮助我们辅助诊断的，诊断正确不但可以帮助你开处方，同时可以让你事后了解病人恢复到什么阶段，所以诊断一定要正确。

六、经方药物的剂量如何取舍

（一）以病人的体格大小为依据

这个前面我已经给大家介绍过，非常重要。我们不再重复。

（二）以急下存阴的时机为主

急下存阴的时机的选择很重要。什么叫作急下存阴？比如说这个病人到我手上的时候，有的已经是奄奄一息了，阳气快绝了。这个时候你用攻

扶阳论坛❸（第二版）

经方的运用与阴阳辨证法的关系及重症的临床经验介绍

下效能强的药去攻他，病人会死掉，因为他承受不了。所以比如说肝癌、胃癌的病人，坐在你前面，精神还是很好，这个时候就要快攻、快下，大剂量下手。如果病人的元气还有一点，处于半虚半实的状态，还有一点体力的时候，你就要补和攻的药结合在一起。如果说阳气快没了，到剩最后一口气的时候，你就不能用攻，要开一些补药在里面，除非心力衰竭。诸位看四逆汤，四逆汤是很强的阳药，对我来说同时也是补药，为什么？因为四逆汤属阳啊，可以把阳补回来。病人在重症的阴实状态下，比如说肝癌的病人腹水很多，肝区很痛，上面很热，下面很冷，阳不能入阴，所以阳下来造成一个回头，就是觉得上面燥热，但下面是冰凉的。你的药吃下去以后，疼痛减轻了，小便排出来了，燥热也减缓了，就代表药物起效了。如果吃了药以后，上面还是燥热，肝区还是照样痛，而且越来越严重，就代表这个药没有效。这个时候往往到了最后的阶段，我们一般会用淡味渗利的方药，剂量反而会用得很轻。比如说那个薏苡仁、白术，我平常帮小孩子治疗胃口不开，用白术、茯苓来健脾祛湿的时候，白术，小孩子可以用到 3 钱、5 钱。可是看到肝癌的病人肚子那么大，白术我们可能只用到 2 钱。淡味渗利不单单是说我们要选择平淡朴实无华的药，同时也意味着还要用轻剂，就像我们轻轻在泥土上打几个洞，水就会渗出来。所以诸位不要小看这个轻剂，病人常常吃完一剂以后一个小时开始小便，整个晚上跑十几趟厕所，有时一天不止排尿 2000mL 啊，稍微高一点可以达到 2500mL，甚至会排出 3000mL 小便，就会有这么大的力量。

（三）以四肢逆冷的程度为主

这个我前面一再跟大家讲过了，手脚冰冷的人最容易得阴实，因为之前就阳虚。所以如果你在阳虚的阶段就知道扶阳，根本就不会有阴实。所以我们再回头看我们论坛的宗旨，就是"扶阳"两个字，我认为唯一可以预防癌症的就是扶阳。

七、何谓正常人

前面我们介绍了很多理论的内容，介绍了阴实，还介绍了其他一些有病的状态。但是作为医生，尤其是中医，一定要知道什么叫作正常，当你彻底了解了什么叫正常以后，你就可以依据这个症状来判定肝癌好了没有，大肠癌好了没有，肺癌好了没有，脑瘤好了没有。如果你没有掌握这个正常的标准，第一个你不知道自己是不是健康的，你必须要依赖每年去体检。

如果我们每一个人都知道健康的标准，就算你住在山区也不需要长途跋涉出来，坐了几天几夜的车，然后再去医院进行体检。病人的时间、金钱、体力都耗在了路上，这都是不值得的。还有就是判断这些病人什么时候可以停药，你就必须要有这个健康的标准，否则的话你就不知道病人好了没有。所以过去中医的正常标准并不是界定得很明确。关于何谓正常人，我们中医必须做出统一的健康标准，也就是何谓阴平阳秘。我认为这个标准应该包括下面几个方面的内容。

1. 可以通宵睡眠。

2. 有正常的胃口。

3. 口渴与流汗保持正常比例。

4. 大小便正常。

5. 符合正常体力的定义。

6. 常年头面觉冷，手脚温热。

上面这个标准看起来很简单，实际上里面隐含的意义很大，我们一点一点讲。待会儿讲完这个标准以后，我会给大家讲我在临床的一些案例。我把一些很有代表性的案例拿出来给大家看，主要是希望能给大家在医疗上有一些帮助，能够救助更多的人。

（一）可以通宵睡眠

首先给大家介绍第一个，就是我们可以通宵入睡。我前面已经给大家介绍过了，半夜是阳开始启动的时候，半夜一直到早上6点，阴阳是协调的，阳能入阴，也就是阴能够吸收阳，能够把阳固在里面。什么叫作阳固在阴的里面呢？比如说我们人站在这边，不管天气热天气冷，你没有动就不会流汗，毛孔如果没有阳来固的话，水分就会不断地流失，就会脱水。大小便也是，如果没有阳，阳不够的话，那小便就会失禁。大便失禁也是一样，阳不够大便当然会失禁，大便失禁的时候你不知道补阳，只是一味地收敛，用一些涩剂，那是没有用的。你要补阳，把阳一补回来，病自然就好了。如果阴阳协调，你会睡得很好。如果你里面有阴实，比如说我们肺脏有肿瘤、肝脏有肿瘤，在夜晚这段时间你就会经常没有办法很好地睡，也就没有办法通宵睡觉。反过来这也是确定阴阳、判断疗效的一个方式，本来是不能睡的，病人吃了你的药以后能够睡了，这就是第一个证据，代表阴实被打开了，是病人在恢复的征兆。那睡觉睡到什么程度叫作正常？

扶阳论坛❸（第二版）

经方的运用与阴阳辨证法的关系及重症的临床经验介绍

如果遇到的病人是哑巴，他不会讲，我们就去病房看看这个病人，你就看他的枕头有没有口水渍，就知道他好没好。

（二）有正常的胃口

第二个，是正常的胃口。看起来很简单，因为中医的观念里面认为脾胃是后天之本，如果一个人没有办法很好地吸收食物，病人就还是有问题，比如说很多癌症病人到疾病后期的时候，他没有胃口，开始恶心、呕吐。举个肝癌的病例，他是一个肝阴实的反应。阴实的时候，病人上身非常燥热，下面则冰冷。这种肝阴实的时候，肝脏肿得很大，把脾和胃紧紧地包在一起，病人就吃不下东西了，那么病人就会恶心想吐。当我们把阴实打开来的时候，病人的恶心呕吐就没有了，同时可以吃下东西了。所以当病人胃口恢复的时候就是病情在好转，所以我们一再强调，比如说肝癌病人想吃饭了，他真正胃口恢复的时候，他就想，我要吃四川的麻辣火锅，不管麻辣火锅到底对与错，那不重要。病人想到他饿了，想吃什么食物了，就代表病情有好转。我刚才一再强调，外感风寒感冒的病人是中午的时候胃气回复，因为中午的时候是纯阳、正阳的时候。阴脏属阴，内科病、癌症的病人恢复的时候是半夜胃气恢复。所以我在给病人开药的时候，病人常常半夜醒过来，并不是失眠，而是饿醒过来要吃东西。

（三）口渴与流汗保持正常比例

第三个，是口渴与流汗的比例正常。人阴平阳秘的时候，很不容易口渴，除非是运动，像小朋友到处去跑，体力消耗很多，就会口渴，流汗很多，小便就会很少。所以我们口渴、流汗，汗流出来以后，我们每个人都会口渴，会想喝东西。这个就是水一定要气化才行的原因。很多病人本身没有口渴，但不断地流汗，像阴实的盗汗是一天 24 小时地盗汗，不是说短暂地流汗。短暂时间的流汗，比如晚上流汗很正常。晚上盗汗，我们就会看看是不是正常，一看她 50 岁，月经快停了，这是更年期盗汗，是正常的，你不能说她是阴实，你用大剂量的药下去，这样也不好，因为你辨证不正确，病人不是阴实。

（四）大小便正常

第四个，大小便要正常。我今天早上跟大家介绍，小肠的温度要恢复，当小肠的热力恢复以后，小便才会喷射气化出来。我们怎么能知道小肠的温度是否正常呢？很简单，脚是热的。脚底板如果是凉的，就代表小肠的温度下降，这个时候我们经方里面阴阳也要结合，不单单只是一方面。我

29

们经方已经开始动手了，脚热了，就代表小肠的温度回来了，你就可以避免得前列腺癌、膀胱癌、大肠癌和肾癌这样的病。因为这些脏器围绕着小肠这一段。如果你说手冷的话，我们说是在心脏周围的，比如肝脏、肺脏、胰脏、胃，都会出现手冷、脚冷的问题。

我治疗肝病的时候，不管他是肝炎、肝硬化还是肝癌，一定要保持大肠的通畅。治肝一定要治大肠。因为肝跟大肠一个是金一个是木，互相生克。所以肝脏有问题的时候一定会直接影响到大肠，病人就会出现便秘，排不出来。

我记得《史记》里面有一篇历史故事。说春秋战国的时候有一个人叫盗跖，就是当年所有的中国小偷都要拜他为师，他是小偷的师傅、祖师爷。有一天，一个徒弟就问，请问师傅我们盗亦有道吗？盗跖说有啊，我们当小偷的站在房子的外面就可以看到房子里面藏什么东西，这就叫圣，圣人就是站在外面看到里面藏什么。然后决定什么时机下手进去偷会成功，能够决定时机的这个人叫智；一马当先，第一个跳进去偷的叫勇；偷完东西以后在后面帮你断后的人，我们称之为义；赃物拿到手上，分得很平均，这是仁。这是古人对这些字下的定义。中医学就是站在外面能看到里面藏什么。比如说大小便就很重要，在座的临床医生都知道肝病的人小便都是茶色的，晚上不能睡觉，没有胃口。但吃了你的药以后小便的颜色慢慢淡了，胃口也恢复了，睡觉也正常了，大小便正常了，这就代表病人在恢复的阶段。所以说治肝病的时候，一开始治疗，你就要随时保持他大便通畅，这个技巧很重要，而不是说你一定要用芒硝、大黄。就像我们前面介绍的，当归四逆汤的当归里面含有油质。当病人不能够大下的时候，比如这个病人已经阴阳离决，奄奄一息了，这个时候再用大黄、芒硝去攻他，病人当然会死了，因为你用错时机了。这个时候我们要增加当归的量，当归本身是补血，实际上当归补血的原因是里面有油质，把大肠里面的一些残渣排掉了。当归不像大黄、芒硝那么通利。病人用当归不但元气恢复，大便也会排出来。这是我用当归的技巧，不是只说当归补血就结束了。以上是我治疗大小便的技巧，看起来好像很简单，实际上里面处方的技巧很重要。

（五）符合正常的体力的定义

第五个，正常的体力。什么叫正常的体力呢？就是早上6点钟起来的时候眼睛张开，眼睛张开的时候你马上就可以跳下床，而不是说还觉得累，还要接着回去睡。在眼睛张开之前呢，也会阳举。阳气很足的时候早上起

扶阳论坛③（第二版）

经方的运用与阴阳辨证法的关系及重症的临床经验介绍

30

来眼睛还没张开，阳物会举起来。女人的胸为阳，男人的腹为阳。那女人早上起来胸部乳房会过于敏感，会挺起来，这是阳气很旺的表现。乳腺癌的病人，你问她你乳头是凸的还是凹的，一般都是凹下去的，凹下去是阳虚，里面就是阴实。所以我们在外面可以看到阳虚的症状，阳不足所以乳头会凹下去，阳足了这个乳头会凸起来。如果你现在了解阴阳了，这个病人来找你的时候，你不用让病人去做什么病理切片，做什么检查，只要看她乳房的形状、触诊乳房的温度就可以。如果乳房是凉的，形状很好，乳头会凸出来的，那没有问题，不需要再小题大做。中午休息一下然后下午就会精神很好。到晚上以后是进入太阴，下午的6点到晚上的12点是太阴主导的时候。太阴主导的时候是纯阴，但是阴中要有阳。所以也不是说晚上6点钟一到你就要去睡觉，不是，因为阳在里面，所以精神会很好。反过来，早上6点到中午12点是纯阳的时候，你就没有办法昏睡。癌症的病人晚上不能睡觉就是阳不入阴，到了早上他可以睡，为什么？因为他的阳不足了，阳不足的话他自然而然就可以睡。到了晚上9点、10点，慢慢阳要虚掉了，我们说就要进入睡眠的状态。而癌症的病人到了阴实的阶段以后会燥热，晚上会非常燥热、烦躁，他会躁到连手脚都不知道摆在哪里好，这就是阴阳离决的现象。肝脏阴实就烦躁了，阳一直往上跑，跑到手上的时候他的手都不知道怎么摆，这就是手足躁扰，也就是中医所谓的死证。那不能说病人得了死证，我们也就不管了，我们不能这样当医生的，我们要想尽办法把他救回来。所以我们经方用得对，常常可以从鬼门关把人救回来。

（六）常年头面觉冷，手脚温热

第六个，就是人常年头面、身体凉，手脚是热的。

上面这6点就是前面我给大家介绍的健康标准。也就是说我们不管是什么癌症，治疗后符合这6个条件，恢复到这个阶段全部都是正常的，就是停药的时候了，因为已经好了嘛。这个就是我们健康的定义。

第二部分：我在美国使用经方治疗重症的经验谈

说完健康的标准，下面介绍一些我在美国临床上遇到的病例。

先看2个血癌的案例。

第一个血癌的案例是一位75岁的老先生。老先生脚上有个伤口怎么样都收不了口。他就到医院去看，每次检查都查不到原因。两个礼拜以后一查，白细胞很高，是血癌。这个病人如果一开始就怀疑是血癌，到医院去一验就是白细胞高，早就诊断出来了，不会等到两个礼拜才知道。他到医院去，医生一看伤口没有愈合，首先是用大量的抗生素，想让他的伤口收口。但是脚上的伤口一直没好，心脏又发生问题，所以这个病人到我们这儿的时候已经白细胞很高了。

我一摸他的脉就已经知道病情了，我根本不用再看，开了处方就完事了。但是你如果不跟他解释，那病人就会觉得你这个医生看病很潦草，怎么能摸个脉就把我打发掉了。因为一摸他的脉是结代脉，知道是心脏有问题，这个病人初诊我们看到的是心律不齐，所以我们用炙甘草、生姜、大枣、桂枝、麻仁、阿胶，就是以炙甘草汤为主来治疗。

大家都会想，那脚上的伤口该怎么处理？这个病人我给他开了三味药，第一味药是白芍，白芍的药性是酸，是收敛的，能使静脉血液流回心脏。白芍要用1两，你用3钱、5钱没有用；还有炙甘草，加在一起就是芍药甘草汤。甘草本身的味道是甘的。实际中医用甘草不多，西医用得多，用作甜味剂。甘草产在沙漠边缘，为什么甘草生长在沙漠的周边呢？就是因为甘草的蓄水性，它能保持水分，不让水土流失掉，不出现严重的沙漠化。当你了解了甘草的蓄水性，比如说肝癌、腹膜癌的病人，肚子很大，你在排水的时候就不会用到甘草，因为甘草是蓄水的，用了甘草水就排不出来了。所以我们使用淡味渗利处方的时候不会用甘草。白芍、炙甘草这两味药用上去，伤口就好了。

这个脚冷可以用炮附子。我们说炮附子就是用在四肢关节上面。为什么要用炮附子？因为它是热药，除阳药以外它还是热药。我们用一个很简单的例子来说明，听说这次全国各地的精英都来了，还有内蒙古来的。在北方，冬天的时候，我说你倒杯水给我。你会说好啊，没问题。但如果我说你要到河里面拿杯水。你就会说倪医师你一定搞错了，我们这边冬天河面是结冰的，没有水在冰上。所以大家都晓得，一个液体会变成固体是因为寒冷。但西医看到脚上有瘀血，他们对寒热没有概念，就认为有瘀血，如果瘀血回流就不行了，因为瘀血会造成心脏血管的堵塞，会引起心脏病，所以给你吃活血化瘀的药，吃稀释血液的药，比如阿司匹林。我们经方派的观念就不是这样，我们认为炮附子配合白芍下去以后，两个脚会热，一热所有的硬块、血块都会被熔化掉。所以南方的河流里面看不到冰块，为什么？因为热。所以经方治这种静脉血管栓塞，三味药就结束了，因为服完药下焦热起来，血脉里面的温度回来了，就找不到瘀血了。因为病人已经很虚弱了，丹皮、桃仁、红花这些活血化瘀的药物都不需要用，这是附子的另外一个用途，就是除了祛寒祛实的功能外，附子治疗瘀血的效果也很好。我们会加用炮附子，同时是因为病人的血癌造成他阳虚，阳虚的时候，他一直在流汗，汗流不止，汗流不止的时候我们会加炮附子，炮附子可以敛汗。除了固阳以外，我们会把龙骨、牡蛎也加进去，龙骨、牡蛎能够潜阳，用它们是为了把阳气潜到我们的阴脏里面去，这个病人也用到当归，前面讲过当归是润肠的，能够让大便通畅。这里面使用白术、茯苓是因为病人胃口不好，这是健肠胃的药，很简单的。病人吃了药以后当天晚上他可以睡觉了，一觉睡到天亮，一个礼拜回来，一摸他的脉正常了，你问他脚热不热？热。你有没有盗汗？没盗汗。睡觉好不好？好了。第二次方都不用开就已经好了，连脚伤都已经收起来了。这是第一个血癌的案例。

第二个血癌的案例也是七十几岁，一位退休的老师，他是男的。这个男的居然得了乳腺癌，他所得的乳腺癌在左乳，这个人是美国人，他前面完全接受的是西医治疗。开刀以后做化疗，现在转移成淋巴癌了。到我手上的时候已经有西医的诊断证明，乳腺癌已经转变成淋巴癌跟血癌。同时他的右乳又出现硬块。这个老外很好玩儿，很迷信西医。他说："我的医生告诉我这个还不是乳腺癌，是比较倾向于乳腺癌。"这个时候他才找到我来治疗。当时问这个人身体的症状，因为他被西医洗脑了，他只关心验出来的白细胞的数据，还有血糖多高、胆固醇多高这些指数。他不关心他身体的症状。我突然开口问他你脚是不是冷的，他傻在那边，不晓得怎么回答。因为他从来没有想过这个问题，医生也没有问过他这个问题。结果他太太说是冷的，因为她睡在他旁边啊，他连脚冷都不知道，他不知道什么是正常的。这个病人我们治疗上要同时兼顾到他的乳腺癌，兼顾到他的淋巴癌、血癌。所以他并不是单纯的白细胞过多的血癌，还有其他的问题。同时病人到我们手上来治疗的时候，开过刀，做过化疗。

我为什么在网络上申明说，你千万别开过刀做过化疗以后再找我看，我不帮你看。是因为我很气，你为什么不一开始就来找我呢？一开始有问题来找我，也许一剂药就可以治好的，结果你剩下一口气才来找我。到这时候我只有一次出手的机会，那多累，胜败就看我这一笔，好不好就看那一次。大家知道在初期的阶段，没有动过手术的，用经方来治疗真的有很好的疗效。

这次这个病人脚冷，手也是冷的。我们知道正常人手掌的地方是温热的，手掌这边是心经循行，心包经劳宫穴，心经少冲穴。这都是阳的地方。阴中要有阳，所以阴的地方是热的。阳中要有阴，阴平阳秘，所以手背的温度是凉的。所以病人来的时候，一握手，手掌是温热的，手背是凉的，你马上就知道这是正常的。这个病人他手指头前面是冰的，我们就知道他阳虚很严重，里面的寒会更重。所以这个时候我们用点生附子、桂枝之类的药帮助阳恢复。所以这个处方我会开生附子、干姜和炙甘草，就是因为我跟他握手得到的信息。病人进来总是要握个手，说你好啊。诸位我告诉你们，我握手可以到什么程度，有个太太来找我看病，太太是病人，先生陪他来看。我当时跟这个先生握手，坐下来，太太是风湿性关节炎，我给她说你不应该看我，应该是你先生该找我。他先生就在旁边，就问："我为什么要看你啊？"我说你有前列腺癌，他吓一跳，他说你是魔术师啊。我后面会介绍给大家看这个案例。因为一握手他的手指头是冷的。手指头是冷的，先别管脚是不是冷的。我们要把他心脏的阳恢复的话，就要靠生附子。这个时候把炮附子跟生附子放在一起比较，就可以看到，病人表虚的时候，病人毛孔开着一直在流汗，还有大小便失禁，那小便的地方、肛门的地方可以说是比较大的毛孔，要收表的时候就要开炮附子；如果手冷，要恢复心脏阳的话，就要开生附子。不需要开到很高剂量的炮附子，因为炮附子的阳跟生附子的阳是不一样的。所以光吃炮附子的话可以固到阳，比如说阳气正常应该100分，现在这个病人剩50分的阳，如果用炮附子，他就只停在50分的样子，也不会进也不会退，就是固到阳。一定要靠生附子才能把阳壮起来。要生发他的阳气，我们就要靠生附子、生硫黄这些药。我们看到这个处方是桂枝、白芍配合着生附子。后面你看，我们还用了黄连、黄柏、黄芩，为什么要用这些药？因为苦味入心，中药里面很苦的药很多都是入心脏的。

我们治疗尿毒症，《难经》里面讲得很好，我们中国以前那些字刻在竹简上，比较麻烦。所以《难经》里面就说，木克土，治肝先实脾，其他依此类推。中国人喜欢写依此类推，后面就不会再写。换句话说，你治疗肾脏时就要治疗心脏，因为肾脏有问题一定会影响到心脏。那这第二个病例有便秘，病人精神还是很好，声音很大，体格很壮。你们是没有在现场看，他进来的时候真是一副不相信中医的样子。他在我诊所旁边住了7年，他整天开车经过我诊所门口，从来没有进来过一次。这次为什么来找我看

扶阳论坛③（第二版）

经方的运用与阴阳辨证法的关系及重症的临床经验介绍

病？就是旁边邻居告诉他说你应该看看倪海厦。他得了乳腺癌都没有进来，一直给西医看，没想到西医越看越坏，他才来找我。我们问了这个病人体格还好，我要治便秘，所以开大黄，但不能开太大剂量，因为大黄泻下力量很强。病人阳不足的话，你再开太强的攻下的药会让阳更虚，因为他并不是大肠癌的病人。那黄连、黄芩、阿胶和白芍四个药加在一起就是我们的黄连阿胶汤。就像我刚才跟大家报告的，癌症，不管你是血癌，是淋巴癌还是乳腺癌，癌细胞会不断地吸收血，因为营养在血里面，癌要生存，它跟你争血，心脏的血就不够了，所以癌症的病人睡觉睡不好。黄连阿胶汤就用在心血不足的时候，那么我们开黄连阿胶汤，病人的睡眠就会恢复。我们还开了瓦楞子、紫根（编者注：即紫草），就是因为这个病人开过刀，我们会用一些药物去攻坚，牡蛎就是咸能软坚，淋巴癌、乳腺癌，我们都会用到牡蛎。瓦楞子跟牡蛎一样，是我们常用的。那牡蛎开到 8 钱，如果严重，如果病人的肿块很大，比如说淋巴结肿大，你可以用到 1 两、2 两都没关系。紫根就是用在开过刀的病人，乳腺癌开过刀，上面有伤口的病人，紫根我们用得很多，特别是茯苓配阿胶的时候。有时会用到防己跟茯苓，为什么？因为防己是入三焦经的，所以在治疗淋巴癌的时候常常会用到防己茯苓汤。

　　病人吃这个药下去以后，3 月份他初诊的时候白细胞是 $60.2 \times 10^9/L$，然后到 4 月 13 号左右就降下来了，变成 $42 \times 10^9/L$ 了。目前这个病人状况很好，还在我们诊所治疗。无论他是乳腺癌、淋巴癌还是血癌，我们只要把心脏的阳恢复，心脏的功能恢复了，心脏的热传达到小肠，小肠的温度够，脚是热的，假如做到这一点，病人是不会死的。这个病人就是吃完我的药去验血。他根本不相信，他觉得看倪海厦坐在那儿就拿支笔，带一堆学生，也不知道是真是假，他能比我的医生厉害？我就不相信。我说那你把没有吃药之前的验血检查报告给我，你吃完我的药再去医院那边查，检查报告再给我，咱们到时对比。结果他去西医那边查，验完血听报告时很大模大样的，就是要证明中医不行，结果医生给他讲了结果以后，把他吓得从椅子上跳起来，马上把那些验血报告送过来，他说我的医生告诉我让我继续吃中药，不要停。你看国外的西医是这样的，这个美国的西医跟他说，你这个治疗效果绝对比我们化疗还好，你不要再吃西药了。医生对这个病人根本没有把握，本来是乳腺癌，结果变成淋巴癌了，而且又发生血癌了。所以西医鼓励他，每次他回去验血，医生都跟他说你绝对不要停中药，这是海外能够让西医信服的一个案例。

这个病人同时在吃降血压的药，在我这边治疗以后他的小便顺畅很多，为什么？因为小肠的温度恢复过来了。他睡眠不好，小便还是比较多，小便多，晚上起来跑厕所，但是小便的颜色是淡黄色，原来有便秘，现在大便很好，这是因为处方里面有大黄。

下面我们说用9碗水煮成3碗药是有原因的。在国外我们用得很多的是汤剂，我喜欢用汤剂，为什么？因为药物从原产地即使经过检疫证明进口到美国来，如果我们直接把这个药打成药粉给病人吃，可能会出现问题，因为药本身肯定有残余的农药在里面，还有残余的重金属。我们为什么要9碗水煎成3碗？因为第一个残余的农药经过煎煮被分解掉了，所以你喝汤药绝对不会喝到残余的农药。第二个你只喝药汤，药渣里面的重金属统统会沉淀在药渣里面，所以你倒出药汤来喝的时候完全没有农药，完全没有重金属。只有一样东西你要小心，就是马兜铃酸，马兜铃酸我刚才讲过，广木通里面有，川木通里面就没有，细辛茎和叶里面有，根没有。所以当我们要求病人用9碗水煮成3碗的时候，煎煮超过一个小时，我们就不用担心重金属的污染。待会儿我们会介绍一个尿毒症的病人。我在美国临床那么多年看了多少药物导致尿毒症的病人，都是吃西药得的尿毒症，我从来没有听过有一个人吃中药得了尿毒症。美国200年来也没有吃中药，怎么得尿毒症的病人那么多？是因为滥用西药，跟中药没有关系。

第二个说一下看眼睛。在国外临床有国外临床的好处，为什么？因为我看的病人是老外，老外大多是蓝眼睛。众所周知肾脏主水，是主黑色的，所以我们看瞳孔的时候就是看肾脏，瞳孔属水，瞳孔外面有一圈纹路非常密，这个是黄色的，属土。大家都知道土能克水，我们知道人工运河做水坝都要靠土把水制住，所以只有土才可以不让瞳孔扩大，集中在正中间。那再外面一圈是肝，为什么我说是肝，因为肝属木，木克土，金又克木，所以瞳孔的周围是白色的。眼目内眦这边红色的就是心脏。所以说肝心脾肺肾在眼睛上都可以看到。比如说肝癌的病人，我用手电筒一看病人眼睛的肝区出现白色的点，就已经知道是肝癌了，这个时候西医可能还不知道，或者说西医已经查出来。那像有了很多横圈的纹路绕在肝脏周边，一看就知道是脂肪把肝脏藏起来了，我们就知道这是脂肪肝。我刚才讲在国外临床的好处就是老外的瞳孔是蓝色的，就是青色的。所以外国人坐到我面前，你一看他瞳孔旁边就是黄色的，对比很鲜明。我在国外临床，看到的很多都是蓝眼睛的人，一看就知道这块是青色的，这块是黄色的，这块是黑色的，很明显地就告诉你五行生克。这五行生克如果克制得非常好，非常平衡，我们眼睛就能够看到东西。这个是眼科方面的东西。

还接着说这个血癌的案例。经过治疗病人其他症状都好了，便秘还是不好，那大黄就从2钱加到3钱，其他的药都没有动。我前面介绍过这个病人大小便都有问题，服药后他的睡眠改善了，我就按心脏功能这一方面来治疗。尿频减少就是心阳进入小肠，小肠的温度回来了，尿频就减少了。大便还是秘结，并没有寒热。

这里提到一个手脚温热。当大家了解了咱们《黄帝内经》的生理解剖学之后，诊断就会很迅速，以前列腺癌为例，正常人心脏搏动产生的热应该进入小肠，我们中医是物理医学，西医是化学医学，小肠温度如果正常，如果没有任何的阴实，小肠的温度就会正常地传导到脚上去，脚就会是热的。如果遇到前列腺癌的病人，因为有阴实，小肠的温度下去都被阻挡掉了，所以脚是冰冷的，可是这个热还是会不断地下来，不断被挡住，被挡住的这个热郁积成气，它这个气就会逆流回到手掌，手掌收到这个过多的热，手掌的掌面皮肤呢就会变得很干燥、粗裂，前列腺癌的病人两手拍一拍，就好像那个面包干一样，白粉就掉下来了。前列腺癌的病人到后来就会往手上涂一些润肤液，因为他这个手太干了。这就是我前面提到的那个一握手就知道他是前列腺癌的病例，他以为我是什么魔术师，实际上不是这样。为什么这第二例血癌的病人手掌温热，就是因为这个病人有淋巴癌，他跟我握手的时候，手掌是干的。吃完我的药后手掌变温热，我就知道是淋巴癌好转。

所以我们从病人的蛛丝马迹就可以得到确切的诊断，站在外面就可以看到你的里面，真是要等到西医查出来，往往就来不及了。我就跟他开玩笑说如果我看你很讨厌，我想整你我就说不行，我没有办法治疗你，我一定要你"确诊"是什么病造成的，要你给西医看，让西医确诊完再来找我看。实际中医要知道你现在是前列腺肥大还是前列腺癌很简单。看脚是热的还是冷的就可以了，脚冷的，是前列腺肥大；一摸手，手是干的，是前列腺癌，这样包括诊断就已经看完了，就那么快，直觉的反应就是这样子的。那你想想看这个比你让他去西医那边看轻松多了。所以男士们脚底开始凉的时候，说明你的前列腺开始肥大了，这时候你摸摸手，手掌还是温热的，说明你还没有得前列腺癌，你看厉不厉害？反过来当你诊断的方法正确，处方下去了以后，越吃脚越冷，手皮越来越干，那就代表没有效果，是吃错药了，就不要再来找我看。但是你吃了我的药本来手的皮肤干燥，变成温热的，脚也开始热了，这就代表有效了。不用去做什么化验，或者去做肛门指诊等。

这个病例大黄我只用了3钱，大家注意，血癌、淋巴癌、乳腺癌、肺癌、肝癌、脑瘤、前列腺癌这七种癌症是相关的，所以开始我就要把他的便秘治好，我不管是西药的止痛药还是化疗药造成的便秘，我只要先让他大便通畅，因为我要护他的肝，要保护他的肝脏不受到癌细胞的侵扰。上工治未病，就在这个地方展现出来。所以我想给他调理，这时你不能下重手，因为他阳虚才导致胃癌，你不能让他大便下利，那会导致病人的阳更虚，这样不行。所以我们开始要很小心。先用2钱，2钱还便秘，再用3钱，就这样一点点加上去，这就是我们处方的加减。

你如果掌握了这个主力处方，其他药物的用量加减就要看个体，如果他病重的话，你的处方就多加一点，病轻的话就少加一点，慢慢加起来，这就看你自己的决断。后来这个病人吃药以后，睡眠也好，也不尿频了，手脚温热了，大便也通了，脾胃好转，也没有盗汗了。他原来盗汗很严重，所以我们用了炮附子、龙骨、牡蛎，盗汗没有了，就是表阳回来了。但是颜面的皮肤还有点红，你要想知道这个病人什么时候好，就要到病人这个皮肤的红色退掉，胡须生长正常，病人就好了。

下面我们看一个红斑狼疮的病例。

Bettye Love，1952年生，初诊2004年5月10日，52岁。服celebrax（西乐葆，非甾体抗炎镇痛药）止痛。

主要症状：手指关节痛，尿失禁有几年，长期失眠身体冷，不知道渴，胃口过好，8年无月经。

诊断：真寒假热，心肾阳虚。

处方：生附子5钱，细辛2钱，石膏6两，知母5钱，防己5钱，茯苓5钱，泽泻6钱，黄精3钱，桑螵蛸3钱，炙甘草5钱，柴胡3钱，郁金5钱，龙胆草3钱，瓦楞子5钱，阳起石3钱。

5月22日复诊，服药后出现左乳痛，流出很多奶水，身体开始热了。

处方：增加乌药5钱，白术4钱。

6月5日再诊时，自述乳房胀满好转，奶水出渐止，关节痛去八成以上，体重下降，睡眠已好，足热，睡眠时出现咳嗽，有白痰且泡沫多，其他皆好。

处方：增加桔梗 6 钱，炙甘草 3 钱。

6 月 18 日复诊，一切正常，唯咳嗽仍有。

处方：增加麦冬 3 钱，杏仁 3 钱，半夏 3 钱。

7 月 4 日在医院中复查血，检查结果出来被告知已经痊愈。

这个病人来的时候，她说她得红斑狼疮已经有 8 年了，8 年间月经都没有来。那我就说她这个红斑狼疮刚开始的时候是月经逆流造成的问题。她说医生你讲得对，我为什么会得红斑狼疮？本来我的身体一直都挺健康的，可是我 44 岁那一年我先生突然跟我说：我不爱你了，我要跟你离婚。我听到这个消息以后，当场我就傻在那儿，因为那时我并没有出去工作，我先生离开我，我就没有经济来源。从那一天先生跟我讲完以后，我就三天三夜不见任何人，把门窗关起来，把电话拔掉，亲人来了之后我也谁都不理，真是不知道怎么办了。在发生这个事情之前，我每个月的月经很正常。但发生这件事情以后，月经完全没有了。这个病人来找我的时候是 52 岁，她说她吃的药里面有止痛药，她关节痛，西医只给她止痛药吃。所以我碰到的这个病人在 2004 年以前用了很多的止痛药，止痛药会造成心脏瓣膜受损。所以这个药 2004 年以后就不能用了，被禁用了。FDA 确认它会伤到心脏，所以才让它下架了。所以我们大家要对中医有信心。不管你处于什么阶段，甚至你初入中医的门都没有关系，当你学得正确的时候，3 个月就可以。如果你走错方向，可能 30 年都治不好病。张仲景 40 岁以前是南阳郡的太守，掌握生杀大权，就是一次伤寒来了，他的家族里 300 多人死掉了 200 多人，他就想到我手中这么大的权，如果我会医治，我家族的人一个也不会死的。他是 40 岁以后才开始研究中医，所以诸位你们几乎都在 40 岁以下，只要你学会经方，都有可能超越张仲景。但现在你做会更难，为什么？因为现在有西药的介入，有化疗，有开刀，我们现在看到的疾病比张仲景当时看到的更难治。所以现在肯定要比当年还要难一些。各位一看就知道我不是很聪明的人，智慧也不比各位高。所以各位刚开始的起点都比我高，从我的角度去看，今天你们学会了，你们就是站在我的肩膀上往上爬的，所以会比我爬得更高。

很多女士得了红斑狼疮之后，西医除了给她止痛药、类固醇，其他就没有什么了，所以病人得了这个病往往会束手无策，实际上这个病是不会死的。这位患者来找我的时候，手指关节痛几年了，长期失眠，身体怕冷，尿失禁，胃口还好，不知道渴，为什么呢？她不知道口渴，是因为里寒盛。

如果表虚我们可以用到炮附子，那么里寒盛，没有口渴，我们就要用生附子。她胃口还好，过去服类固醇的药，体重近300磅，因为太胖，看不到路，脚都要摸着放。美国女人为什么胖呢？喝牛奶是重要的原因。我想尽办法去救治她，就让她把牛奶戒掉了，这个病人后来减掉100多磅。她回芝加哥的时候，全城人没有人认得她了，因为她又漂亮又瘦，精神又好。原来以为她死掉了，她却回来了。这个病人8年没有月经，我诊断是里面有真寒，外面的热是假热，心肾阳虚，肾主骨，肾阳不足就会关节痛。尿失禁也是因为小肠的温度不够。大家看我们的处方：

生附子5钱，细辛2钱，石膏6两，知母5钱，防己5钱，茯苓5钱，泽泻6钱，黄精3钱，桑螵蛸3钱，炙甘草5钱，柴胡3钱，郁金5钱，龙胆草3钱，瓦楞子5钱，阳起石3钱。

病人体重有300磅，所以用生附子5钱，石膏6两，我们为什么要用这么大剂量的石膏？就是因为病人胃口过好。当你用阴阳辨证法听病人陈述症状的时候，那你要对每一味药物都很了解。病人说我胃口太好，不知道口渴。这就是告诉你，你要多给我一点生附子，多给我一点石膏，没有这两个药我不会好的。而不是我们表面听起来的胃口好，身体冷。所以我就开始用生附子、石膏来治疗。小便失禁我们要用细辛，我刚才介绍过，细辛能让小肠的温度增加。使用石膏我们可以配上知母，也就是白虎汤。因为她全身肿，所以我们要用防己黄芪汤把她的水排掉。人肾阳不足的时候，肾精就会不够，女人的精和男人的精不一样，所以我会用黄精、桑螵蛸来固肾精。为什么要用炙甘草？我刚才给大家介绍过，甘草是甜味的，黄色入土，我们用的是蜂蜜炒过的炙甘草，蜂蜜炒焦以后，苦味就出现了，就可以强心。甘草一般是入肠胃，所以如果病人肠胃有问题的话，我们就用生甘草，心脏有问题就用炙甘草。所以我们治疗心律不齐时就用炙甘草，用大剂量的炙甘草，一般要用到一两以上。我们为什么要用柴胡、郁金、龙胆草，就是我们要预防病邪进入肝脏，要保护病人的肝脏。瓦楞子、阳起石这两味阳热的药一下去以后，阳气就会回头，一回头奶水就会出来了。这个病人初诊是2004年5月10号，吃了两个礼拜，到5月22号，病人来了，说吃了药以后，乳房开始疼痛，她乳房从来都没有疼痛过，为什么呢？因为奶水出来了，身体开始热了。我刚开始就告诉她吃完我的药她奶水会出来，月经会来，这是正常的，不要紧张。病人开始吃药后，生附子下去，身体开始热，奶水出来很多。我们加乌药和白术进去，是因为病人出现了尿频。乌药是单味的药，可以治疗尿急尿频，这是《神农本草经》里的处方。我们还加了白术去湿，茯苓让湿从小便排出来。从5月22号吃到6月15号，大家看又是两个礼拜，因为这个病人住得比较远，就两个礼拜来一次。又吃两个礼拜以后，乳房胀痛好了，奶水都出来了，关节痛也去掉八成以上。

病人的心阳恢复以后，大便也好，睡眠也很好，睡眠的时候脚就开始热了。但出现咳嗽，吐白痰，经方里面的桔梗甘草汤就治疗咳嗽、吐白痰。桔梗一开始我们就用8钱到1两，不会用很轻的剂量。治疗后咳嗽就恢复了，如果还是有点咳嗽，那我就增加一点麦冬、杏仁、半夏来治疗。病人到7月4号又来复诊，为什么她之前都没再来找我呢？因为那天她是去拿西医的检验报告的，她说倪医生这个报告你要保存，因为西医就是看到我这个检验报告判断我没有红斑狼疮了。医生不晓得我在服中药，但是就7月4号那天我突然心脏疼得很厉害，就急忙跑去看急诊。医生一检查说心脏很好呀，结果一看我前面那些检验报告，他说你现在已经没有红斑狼疮了呀，你把这些检验报告拷贝一份给我。也就是说这个病人完全治好了。

接下来我们讲脑瘤。看下面这两个脑瘤病例。

脑瘤病例1

Ford Jim，2004年9月20日初诊。来自宾州，兽医，51岁。

脑瘤，去年8月发现，经手术后，肿瘤反而加速生长，症状如同中风，左耳失聪，左手冰冷，双脚温，小便无力，大便秘结，脸色青黑，脉沉细附骨，没有头痛。

诊断：里寒重症。肾阳精不足，肝脏损伤。阴实之证。

处方：生附子5钱，黄精3钱，阳起石3钱，柴胡3钱，郁金5钱，生半夏3钱，熟地3钱，补骨脂3钱，防己3钱，桂枝5钱，炙甘草5钱，白芍5钱，乌药3钱，菟丝子3钱，茵陈3钱，龙胆草3钱，川芎3钱，生姜2片，大枣10枚。

针灸：取外关、合谷、曲池、足三里、百会、绝骨、解溪、左耳门、听宫等穴位。

9月24日，早上阳举好转，增加瓦楞子5钱。

9月28日复诊时，大便1日2次，小便力量增加，走路平衡好转，已经不需要拐杖，左手转温。

10月中旬来函告知经MRI扫描证实肿瘤缩小一半，到10月底再照时，只少1cm，之后开始到第二年3月，都没有再变小，于是从4月开始增加剂量：生附子改6钱，阳起石改5钱，加生硫黄5钱，其他不变。病人持续吃到该年7月，再做MRI，发现肿瘤消失。

大家看这个脑瘤病人接受了西医的手术治疗，开刀取出肿瘤以后一两个月肿瘤又长出来了，而且长得更大，巨大到左边的耳朵听不到，左手冰冷，小便无力。小便无力就是膀胱气化出现问题。大便秘结，因为小肠蠕动速度慢下来以后，大肠的蠕动也就减少，病人就会产生便秘。病人脸色青黑，主要是因为病人做完手术，又做化疗，肝脏受损了，肾脏也受损了。脉是沉细附骨的，没有头痛。这个病人来自美国，给他开刀的那个医院是约翰·霍普金斯医院的癌症治疗中心。医院告诉病人说他的脑瘤开刀后又长出来，再开还是会长出来，没办法治了，结果那个医院的一位护士推荐他来找我。这个人当时来的时候是2004年的9月，我们诊断的时候要看他肝脏的损伤，就像我刚才说到的眼睛的诊断，肝脏损伤除了看眼睛的诊断以外，还要看手掌的颜色。大家在做望诊的时候，必须要了解什么叫作常态。正常人手掌一打开是粉红色，这是正常的。肝癌病人的手掌就变成暗红色的。所以看眼睛的颜色、手掌的颜色都有助于诊断和治疗。

大家看我们的处方，这个病人体格非常高大，200多磅，接近300磅，又高。这个病人是兽医，你说他的个子大到什么地步，那个马不听话，他一踹这个马，马就摔倒在地上。他进来的时候我们七八个中国人去扶他，抬着扶，说明他实在是太重了。这个人真是很适合当兽医的，我看野牛都能被他扳倒。

那我为什么要用生附子呢？就是我刚才介绍的，要恢复他的心阳，这是他的病根，同时要让他回阳。我们会用阳起石，阳起石是金石类的药，重涩下降，阳气回复就能够攻坚；郁金强肝清肝；熟地、补骨脂强肾；中医把女子胞、胆和脑都归为三焦系统，三焦系统就是我们的淋巴系统，治疗这种疾病我们就用防己入三焦。所以不管是脑瘤或者淋巴瘤都是这样用的，用的处方都是一样的，我们用乌药、菟丝子补肾阳，用茵陈、龙胆草清肝解毒，治疗他肝脏的损伤。是不是需要针灸，就要看当时的状况，他有像中风一样的半身不遂，和脑瘤结合在一起，我们就用外关、合谷、曲池、足三里、绝骨、百会这些治疗中风的穴位。病人经过针灸和药物治疗以后，初诊是9月20日，才4天不到，24号就来复诊，复诊的时候病人就告诉我，他从脑瘤开刀到现在，从来没有出现过阳举。吃了我的药，阳举出现了。我讲过我加了瓦楞子和阳起石了，瓦楞子和牡蛎都是我们常用的攻坚的药。从开始到 9 月 28 号复诊的时候，一共是吃了 8 天药，还有针灸，他的大便就一天两次了。我一再跟大家强调，脑瘤、肺癌、肝癌、乳腺癌、红斑狼疮、血癌还有淋巴癌都是相关的，所以大家看我们在治疗的时候，不同癌症的病人我们会用相同的处方。病人治疗 8 天就已经可以不需要拐杖走路了，手脚开始转温。他 10 月中旬来的时候，在约翰·霍普金斯医院检查，他的肿瘤就缩小了一半，到了 10 月底再来的时候，肿瘤又小了 1cm 左右。之后几个月肿瘤就没有再变小。

为什么？因为从 10 月份开始到来年的 3 月，正好是隔了一冬天，在天寒地冻的时候，肾气、肾阳是收藏的。肾主脑，脑部的东西跟肾很有关系，所以我们开处方可以开一些补肾的药，同时加一些生附子、生硫黄进去补阳。可是遇到的节气不对，我们治疗癌症的时候最好是在夏天。夏天是心阳为主，那这个病人治疗的时候正好遇到冬天，冬主收藏，你硬在冬天不让他收藏，让他升发，这并不见得是好事，所以我们就维持不动，就让他吃这个药。可是这个病人吃这个药一直到第二年 3 月份脑瘤都没有再变小，病人就没有耐性了，所以他就发了一个传真给我。就说你看我从去年 10 月份开始吃中药吃到今年 3 月了，肿瘤没有再缩小，他就问我说吃你的药到底要吃到什么时候？什么时候才会好？我到底有没有好的希望？好，我把他臭骂了一顿，我也懒得给他解释了，我说到夏天会好，如果不相信那你继续回去开刀做化疗吧，我没有新药给你吃。他说你在敷衍我，从去年冬天开始到现在我都吃你的药，你却说夏天会好，是怎么回事？结果他 4 月 9 号来传真说那我就不要吃药了。

可是 4 月 10 号一大早就开车来说要继续吃药，因为他回去一想，我没有路可走了，为什么还要讲不吃药这种话呢？他想通了。他这次来了以后我把生附子从 5 钱用到 6 钱，还用到了生硫黄，也就是我们所说的石硫黄。硫黄市面上有两种，一种是石硫黄，广西那边有一个很大的硫黄的矿；还有一个土硫黄，土硫黄不能用，土硫黄是我们在伤科用来治疗跌打损伤的。土硫黄毒性很强，石硫黄是没有毒的。我们特别要记得，石硫黄就像刚生出来的小鸡的那个毛，是淡黄色，新鲜的淡黄，那就是我们要用的生硫黄。土硫黄偏褐色，千万不能弄错。我要利用春天以后到夏天升发的节气，生硫黄用到 5 钱，阳起石 5 钱，其他完全不变，病人持续吃到 7 月，再去做 MRI，发现肿瘤消失了。这时我们要注意到一个剂量的问题，你看那么高大的 300 磅的人，生附子我用 6 钱，生硫黄用 5 钱，也就是说我们不需要用到更高的剂量。这是生硫黄和生附子同时使用的一个很好的案例。如果这个病人没有开刀，直接诊断了脑瘤，可能你根本就用不到生硫黄，用生附子加一些补肾的药就可以了。

脑瘤病例 2

Basam Ahmed，约旦人，2005 年 5 月 24 日初诊。

淋巴癌转移性脑瘤，被判定只能活 3 个月。

处方：生附子 4 钱，生硫黄 3 钱，桂枝 3 钱，柴胡 3 钱，郁金 5 钱，龙胆草 3 钱，熟地 3 钱，阳起石 5 钱，防己 3 钱，川芎 3 钱，丹皮 3 钱，瓦楞子 5 钱，牡蛎 10 钱，生半夏 3 钱，桔梗 5 钱。

因病人做过 13 次放疗又服用类固醇，造成下半身无知觉，性功能丧失，时常感到失去平衡，于是增加南星 3 钱，地龙 3 钱。

后因病人失眠，再增加黄连阿胶汤。

其间病人因放疗与化疗，造成免疫系统丧失，受到感染患肺炎，几乎因此丧命。

7 月 30 日复诊，当时症状有口炎，体重下降，无胃口，腹胀满，失眠，无寒热，面色青黑，咳嗽不止，白痰，下肢无力，口渴但喝水不多，脉虚无力。

救急处方如下：

炙甘草 1 两，干姜 3 钱，炮附子 1 两，桂枝 5 钱，白芍 1 两，生姜 2 片，生半夏 3 钱，山茱萸 5 钱，熟地 8 钱，泽泻 5 钱，细辛 2 钱，桔梗 5 钱，西洋参 4 钱。

服时加麦芽糖 2 匙。

服上方一周后来诊，胃口恢复，咳嗽仍多，痰白，口渴喜温饮，呼吸困难，双足淡白无血色，性功能无。

改处方为：葶苈子 5 钱，丹参 5 钱，当归 2 钱，牡蛎 1 两，炙甘草 5 钱，干姜 2 钱，巴戟天 3 钱，炮附子 5 钱，桂枝 4 钱，白芍 8 钱，熟地 8 钱，泽泻 6 钱，细辛 2 钱，桔梗 5 钱，炙鳖甲 3 钱。

再服用一周后一切症状即好。

2005 年 8 月 14 日后再于 5 月 24 日初诊方中增加猪苓 3 钱，加生半夏到 4 钱，丹皮 3 钱，白术 3 钱。

病人携药回约旦续服到 2006 年 6 月 15 日停药。现在一切正常。

接下来我们来看第二个脑瘤的病人，这个病人来找我的时候已经是淋巴癌转移脑瘤，被医生判定只能活3个月。这位先生三十几岁，来的时候是他哥哥陪着他来的。他是约旦人，头上戴着穆斯林的白帽子，坐下来两个眼睛已经发直不会动了，被吓到了。因为他找我的之前，已经是化疗和放疗都做过了，但做完以后，西医还是跟他说只能活3个月，大家想想看，如果医生给你讲这种话，你是不是也吓死了。所以病人来找我的时候已经两眼无神，很慌乱了。他们在我们这边开了一个穆斯林餐厅，餐厅的客人建议他来找我，我们在当地小有名气，很多当地人都叫我是"最后的希望"。因为很多病人都是剩一口气进来，结果隔了一年以后再到医院检查，把医生都吓到了，怎么还没死呢？这个病人也就是死马当活马医了，当时病人已经做了13次的放疗，还使用了类固醇，造成下半身完全没有知觉，性功能丧失，病人常常感觉到身体失去平衡。处方的时候我要说一下，淋巴癌和脑瘤我们都会用到生附子和硫黄。我一再强调，千万不能用工业硫黄，否则病人就不是死在脑癌，而是死在你用错硫黄了。因为他个子比我还小一点点，所以生附子用4钱。我一再跟大家强调，只要病人做了放疗、化疗，我们就一定要用护肝的药物。因为清阳实四肢，所以只有气清、血清，阳气才能是正常的。我们要保持血液里面很干净，唯一的方法就是要加强肝脏的解毒能力才行，所以我们要清肝。我最常用的清肝药是柴胡、郁金、龙胆草。还用到川芎，川芎是很好的活血化瘀药，在这个地方我用了一点活血化瘀的药，就是因为他又开刀又做放疗，势必造成体内有瘀血存在。瓦楞子和牡蛎咸能软坚。最主要的是牡蛎，我刚才一再跟大家强调，乳腺癌、淋巴癌的时候我就会用到牡蛎，就是因为它能攻坚。脑瘤和乳房的硬块我都会用到瓦楞子。乳腺癌的病人，我会同时用瓦楞子、牡蛎，中药常常"取类比象"，瓦楞子正好像乳房的结构。另外，我介绍一下生半夏。市场上可以见到两种半夏，一种是旱半夏，一种是水半夏。因为病人脑部有积水，所以我们用的是旱半夏，也就是生半夏。另外还用了桔梗，我刚才一再强调，脑瘤、淋巴癌、肺癌、淋巴癌、血癌、红斑狼疮、肝癌是同一个来源的。所以我们一开始治疗，就要预防脑瘤会移到肺，变成肺癌。所以我们用桔梗。这个病人常常会感到失掉平衡，加南星、地龙。西医认为脑瘤压迫就会导致失掉平衡。中医则认为要加南星、地龙。为什么这么讲？因为南星能祛中焦的痰，同时百病皆与痰有关，很多疾病都是浊痰在身体里面没有排掉导致的，所以会用到南星。处方里还用到地龙，地龙是效力很强的药，能够活血化瘀祛痰。这个病人还有失眠的现象，所以我们用黄连阿胶汤治疗失眠。光是西医讲他只能活3个月，他晚上就已经没有办法睡了。就算他晚上可以睡，他也不想睡，他也想多看看这个美丽的世界。

治疗过程中还发生了一些问题，病人因为接受了放疗跟化疗，免疫功能已经很差了，一得感冒就会转为肺炎。他7月30号找到我的时候，全身有炎症，可以看到口角是白色的，体重下降，没有胃口，肚腹胀满。肚腹胀满、没有胃口就是脾阳虚损。脾主少腹，腹又藏湿，脾主湿，脾脏功能很好的话，湿就不会累积在腹部。脾脏功能受损的话，湿就会累积。那遇到这种肺炎的时候，我们应该怎么处理？我们给病人用了干姜和炙甘草，甘草干姜汤是很有名的一个经方，专门治疗肺寒的咳嗽。一般我们用炮附子的时候会配合生姜，用生附子的时候会配合干姜。但这个病人我首先是用炮附子，并没有用到生附子。因为病人还在吃我治疗脑瘤、淋巴癌的药，已经在吃生附子。病人没有胃口，所以我们用桂枝5钱、白芍1两，用小建中汤来恢复他的胃口，同时让肺的功能恢复，把痰湿排掉。在六味地黄丸里面，山茱萸入肝，熟地入肾，常常和泽泻用在一起，你还可以用熟地8钱、泽泻5钱。这两味药常常用在一起的原因，我们用这样的观点来解释。我们说中医跟西医最大的差异就是西医治病好像修车子一样，他把车子停下来，才能动手去修理，所以开刀的时候就要麻醉。中医则能在车子还在运行的时候去修，你一边开车我一边在修理。所以诸位看我们中医是很厉害的。病人在那边跑，在那边跳，我们就已经开始动手治疗了。西医则不行，一定要车子停下来才能修。所以很多人躺在手术室里面，西医把他当车子在修，那患者明明不是车子，为什么要把他当成车辆来修？我们用熟地强肾的时候，同时还用到泽泻。为什么？就是因为肾脏在不断地排尿。如果你用熟地补但不加泽泻的话，那补起来水就会形成水肿。所以你要用泽泻把水排掉，就是告诉肾脏，补完你先休息一下，我来帮你排水，这就是泽泻。这就是六味地黄丸里面我们会放熟地和泽泻的原因。我们在小青龙汤里可以看到细辛，细辛是止咳的药，不单单是入小肠，细辛还可以入肺。细辛用根入药，是一条一条的，就跟肺里面的气管一样，小青龙汤里面就有细辛，可以止咳。桔梗用于清白痰。我们还用到西洋参，我们不会用到人参，一般中医对人参的定义可能就受到《本草纲目》的影响，因为《本草纲目》说我们经常服用人参可以延年益寿，可以补气，等等。实际上就像我们的炙甘草汤、泻心汤里面有人参，原因就是人参能够进入肠胃，人参主要的功能就是让肠胃功能恢复。所以肠胃出现问题的时候，我们会用到人参，但绝对不是因为它大补才用人参。全世界的人都知道人参，实际上我看病开处方，很少用到人参，因为没有必要。但是西洋参和党参是我在临床上经常使用的药。加麦芽糖是因为小建中汤里面有麦芽糖，可以治疗胃口不好。

吃药一周以后病人的胃口有所恢复，还是咳嗽，有很多白痰，这肯定就是肺炎，代表肺里面还有寒，病人出现口渴，喜温饮，体温开始恢复。知道口渴了，说明热药的作用到了。但是病人呼吸困难，双脚毫无血色，性功能障碍。手脚都是白色的，代表病人处于血虚的状态之下，贫血。呼吸很困难，我就用生半夏，这个时候我们用葶苈大枣泻肺汤。葶苈子是苦寒的药，肺里有寒为什么还要用苦寒的药？这是因为肺里面有伏热。所谓的伏热是什么？就是西医做化疗造成的燥热，因为有伏热在里面，所以看起来是寒证，实际上里面有伏热。这就是我们前面用了生半夏、干姜，病人还会有一点咳嗽的原因。这个时候我们赶快用葶苈子，葶苈子一下去就把肺里面一些水排掉了，病人马上就会恢复。但如果说病人已经没有办法平躺了，造成胸腔积水的话，我们临床会用到十枣汤。如果是造成心下痞，就是喝水后积在胸部下不去就要用甘遂半夏汤。再一个是丹参，我刚才讲了我很少用到丹参，但是在这个地方我会用到一些丹参，就是因为他的肺经过化疗受到很多的伤害。你看这个处方，补泻兼顾，还有止咳，考虑了很多方面。一般我们对肺炎病人的处理非常简单，处理这个病人的肺炎就非常难。为什么呢？因为他是因为其他的病做化疗以后，把身体的免疫系统彻底破坏了，这个时候他一感冒就转肺炎，所以我们才要"补泻兼顾"。所以用经方的时机很重要。这个病人已经那么虚弱，所以一定要补泻兼顾才行，这就是一个补泻兼顾的处方，同时我们还用了一些治肝的药。我刚才跟大家讲，我们在治疗肺的时候，一定要治疗肝脏，因为肺病会移转到肝的。所以我们特别讲的就是要预防，我们先护肝，保持肝脏的流畅，让金没有办法克木，这就是这个处方的用意。这个病人吃药了以后就好了，后来这个病人要回约旦去看他的家人和孩子。所以8月14号的处方，就是在5月24号的处方里面加了猪苓3钱，生半夏加到4钱，丹皮4钱，白术3钱，其他的药如生附子、生硫黄都没有变。这个处方患者从这个时候一直吃到隔年的6月15号，吃了9个月，病人在约旦做MRI扫描找不到癌细胞

47

和肿瘤，就完全停药了，到现在已经3年多了，一直很好，这就是中药的效果。

接下来我给大家讲两个典型的尿毒症病人的案例。

临床一线的医生都知道，如果你去验血，肾功能报告出来说你的肌酐很高，那你就是尿毒症的病人。如果病人去做血液透析，其他的指数可能会降一点，比如过高的钙的指数会降下来，血脂会控制得很好，但是肌酐不会降，几天不透析这些指标又会慢慢升高，说明血液透析只是维持，但是肾脏功能不全还是会恶化。

我今天举的两个例子，第一个案例是吃完药后血肌酐还挺高，但是其他的指数，包括原来的贫血都恢复正常，这个病人就坚持不再做血液透析了。那第二个案例是血肌酐恢复到正常的。

肾功能衰竭尿毒症病例1

Mayobanex Villalona，2007年10月15日初诊，32岁。

处方：桂枝5钱，茯苓5钱，泽泻6钱，黄连2钱，黄芩3钱，白芍5钱，麦冬3钱，党参3钱，炮附子4钱，生姜2钱，生附子3钱，干姜2钱，炙甘草3钱，乌药8钱，细辛2钱，补骨脂3钱，熟地3钱。

服药到2008年4月28日以后就停止洗肾至今。

2009年7月29日心脏出现刺痛，再增加枳实、瓜蒌实、薤白。

体针针刺巨阙、关元、中极、公孙、内关；耳针心点；背针肺俞、心俞、肾俞、京门。

针后痛去。

这个人2007年10月15号到我这儿体检，知道得尿毒症这个病以后，他就在我这里治疗，6个多月之后，他就停止血液透析了。尿毒症的病人在出现肾脏衰竭之前往往有两大症状，第一个就是极度的晕眩，调整体位，坐、站、躺下来都没有用，晕眩照样还是晕眩，还有恶心、呕吐，吃什么都吐。这就是病人肾脏衰竭的症状。所以当我遇到尿毒症的病人进来，呕吐不止、头昏，我们就要用两个处方，一个是真武汤，一个是五苓散。我们在用真武汤和五苓散之前要先了解一个生化的过程。中医认为肺是天，是天阳。当肺的功能正常，肾脏功能正常的时候，肺气主肃降，所以天阳、肾水可以进入肾里面。肺阳够的时候，肺阳气化，累积进入肾脏，这就是肾水的来源。当肾阳极度亏虚，没有动能，没有温度了，肾就不能收纳这个水；但肺脏没有问题，还是在不断供水下来，但肾脏不能收纳了，这个水也没办法再回到肺脏里面去，就会停在肾脏的上方，如果正好影响到胃的时候，这个水就把胃包含起来，这并不是水肿，而是在三焦淋巴系统里面，所以你看不到外面的水肿，水把胃包含起来，胃就没有办法蠕动，就会恶心呕吐，水停在中焦就会出现头极度的晕厥，恶心、呕吐和极度的晕厥就是肾脏衰竭的前兆。所以我们要靠这个五苓散去上面的水，靠真武汤把下面的水排掉。诸位看五苓散中有桂枝、白术、茯苓，还有泽泻、猪苓，但是没有炙甘草，所以我们可以很肯定张仲景先师当年就知道炙甘草会造成停水蓄留，要排水的时候绝对不要加炙甘草。你用五苓散把上面的水去掉，就是解决病人的恶心呕吐，"饮水则呕"，病人喝水都会吐的时候，唯一一个处方就是五苓散。你能够把五苓散掌握好，吃了五苓散，呕吐就会好，但晕眩还在，水在下面的时候，我们就要用真武汤。所以我们在病人肾脏衰竭开始出现头晕、恶心、呕吐的时候，我们就要用五苓散和真武汤，这个处方病人吃完以后，把中焦水排掉了，肾脏没有负担，肠胃也没有负担，病人头晕就减轻了，不恶心、呕吐了，就开始吃东西了，也就代表肾脏功能停止恶化。但是不能靠这个药一直吃下去，你还要知道更多的有关治疗尿毒症的道理。病人来了之后，我们用桂枝、泽泻，为什么还要用黄芩、黄连？因为要靠黄连来解尿毒，解进入心脏、进入血液里面的毒要靠黄连。甘草也解毒，黄连也解毒，到底解什么毒？我们把它细分开来的话，甘草就解肠胃里面的毒，你吃的食物坏掉了，要靠甘草，血里面的毒我们要靠黄连。生附子和干姜用在一起，炮附子和生姜用在一起。你要善用炮附子，善用生附子，善用黄连，以这三味药为主，尿毒症的病人都会好的。心阳受到遏制的话心脏就会跳跳停停，或者心脏跳动完全停止，尿毒症的病人到后来就会出现心肺衰竭，但使用了炮附子和生附子，心肾都不会衰竭的，心脏的阳会回来的。使用炮附子再加上生姜，能够固表阳。炮附子和生附子比较的话，心阳回来要靠生附子，肾阳回来要靠炮附子，这两种附子的作用不太一样。白芍、炮附子、白术、茯苓，这个是真武汤，这些药在协同五苓散。那这个处方里面，我们加了炙甘草。为什么要加炙甘草？因为病人心阳不够，生附子、干姜、炙甘草是四逆汤，病人在这个时候没有积水的现象，所以可以加炙甘草加强心阳。乌药治疗小便不利，小便排不出来，都可以使用乌药。细辛可以让小肠的温度回来，熟地、补骨脂可以强肾。

　　这个病人吃了我的药以后，我跟病人说，你肾脏衰竭的时候，你会感觉恶心、呕吐、头昏，所以你可以用这个作为需不需要洗肾的标准。他居然跟我说，这也是我碰到的唯一的案例，他说，倪医生，我告诉你，我从头到尾都没有出现过恶心、呕吐、头昏，相反每次一洗完肾我就开始恶心、呕吐、头昏，所以我认为呕吐、头昏是因为我洗肾，我不去洗肾就不会出现恶心、呕吐还有头昏。我心里想天下竟然还有这种事，这是一个很好的案例。我说好，要是这样的话，你去不去洗肾都没有关系，他就停掉了洗肾。如果你告诉经常需要洗肾的病人让他把洗肾停掉，病人吓死了。

7月29日这个病人出现了心脏刺痛。他就来找我问为什么。他深更半夜心脏刺痛的时候，太太很紧张，他先生坚持不洗肾，医生又告诉她说不洗肾心脏会发病，现在深更半夜心脏痛，她就怕是心脏发病了，一定要带他到医院去看急诊。他先生说，好吧，你说去那我就去了。结果他太太把他送到医院一检查心脏好好的，血液检查也很好。急诊的接诊医生就是帮他洗肾的医生，一看到他说这不是我的病人吗，再一看他的检查结果，所有指数都正常，就是肌酐很高。这个案例就告诉我们，他在遇到我们之前洗肾的时候肾脏功能完全没有好转，也没有把肾脏功能救回来。但是吃中药后，其他指数都很好，比洗肾还好，你说病人为什么还要去洗肾呢？那么当时病人为什么还会有心脏痛呢？大家看我们用到了瓜蒌、枳实、薤白，《金匮要略·胸痹心痛短气病脉证并治》中瓜蒌、枳实、薤白可以治疗心脏刺痛。我们当时判断是心气不通，心痛掣背，背痛掣心，在《金匮要略》里面用的是乌头赤石脂丸。病人心脏刺痛，我们同时配合针刺巨阙、关元、中极、公孙、内关，耳针心点，背针肺俞、心俞、肾俞、京门。病人扎完针以后，还在病床上的时候心脏痛就好了，这是一个很好的案例。

肾功能衰竭尿毒症病例2

Susan Skirvin，1956年生，已经做血透5个月，2007年9月2日初诊，初诊时便秘，无胃口，双足冰冷，身体多觉冷，月经6周没来，手指关节肿痛、无法紧握，脉弦。

辨证：里寒湿证。

初诊处方：桂枝4钱，白芍4钱，炙甘草3钱，生姜3钱，大枣10枚，生附子4钱，干姜2钱，白术3钱，茯苓5钱，木通3钱，当归2钱，细辛2钱，炮附子5钱。

2008年6月1日更改处方：桂枝改为6钱，白术改为5钱，增加补骨脂2钱，败龟板2钱，乌药4钱，泽泻4钱，黄连2钱，黄芩3钱。

自 6 月 1 日起就没有再做血透了。

第二个病人是指标完全恢复正常。这个太太来找我的时候，是尿毒症的病人，吃了 3 个礼拜中药，她吃完我的药以后，什么症状都没有了，就再跑回医院去体检，结果一查，医生说她的指数很好，说血液透析不可能让你指数那么好，你一定做了什么其他的治疗。这个医生厉害吧？她就告诉医生说我吃中药了。医生说，啊？中药可以让你这么好，那你继续吃。从现在开始，你继续吃中药，停止血透 3 个礼拜。你放心，有什么问题就找我，你 3 个礼拜不要血透，3 个礼拜之后再检验，如果比现在还好，就代表你不用再血透了。美国的医生就是这样子。这个病人就听了医生的话，3 个礼拜没有血透，又过了一段时间，去检验，验血指标完全恢复正常，不需要再血透了。刚才这个病人我有她的病历，包括她西医验血的报告、验尿的报告，之前的、之后的指数都有。这个人年龄比我小，没差我几岁。这个病人做血透 5 年，初诊的时候便秘，肾脏不单单是管小便，肾司二便，大小便都管。有便秘，是因为水生木，肾脏功能不行，水没有办法生木，马上就会便秘，没有胃口，脚是冰冷，常常觉得冷，月经 6 个月没有来，手指关节非常疼痛，脉是弦脉，代表里寒，有寒湿证。这个病人上下都是冷的，不觉得上热下寒，所以这个人不是癌症，一看就知道不是癌症，但是脸色比较黑。我第一次开的处方是当归四逆汤加减，桂枝、白芍、炙甘草、生姜、大枣。本来不应该用到生姜，为什么会用到生姜呢？是因为我们用了炮附子，炮附子和生姜这两个药是秤不离砣，砣不离秤。我们还用了生附子和干姜，也就是用四逆汤消除病人的四肢逆冷。因为是重症，我们用当归四逆汤和四逆汤的加减。同时我们加用白术、茯苓健脾排水，木通、细辛是当归四逆汤方里的药物。这一剂下去病人就恢复很多，但病人手还冷，处方我们会更改，那么多药在里面，我们会更精准地去改动，把桂枝加重。因为这个病人足温了，但是手指头还是冷，桂枝是辛甘发散为阳，我就把桂枝加重。把桂枝的剂量加到了 6 钱。如果病人吃了手温了，脚还是冷的，我就又把白芍加重。所以我们在使用经方加减的时候，我们会很明确地把这一味药增加，病人那个地方就会改善，不需要再加其他多余的药物在里面。所以我们每一味药都有它一定的功能在里面。加补骨脂、败龟板，是因为我知道她肾脏的阳补充了，但是肾脏的阴还不够，阴平阳秘，阴阳都要同时去扶持，所以我们才会用到一些补骨脂类的补肾的药物来保持小便通畅。我们一直在用黄连这个药来排毒，来解肾脏的毒素。后来这个病人就一直没有再做血透。最可喜的就是不用再做血透这事不是我宣布的，是西医宣布病人可以不用再做血透了。因为她的指数比做血透还好。你还做血透干吗？这个是第二个病例，说明尿毒症是可以治的。

接下来我给大家介绍两个肝癌的案例。

肝癌病例1

Joe Ling，2008 年 12 月 2 日初诊，2cm 肿瘤在肝脏里。

处方：生附子 3 钱，黄连 2 钱，黄芩 3 钱，柴胡 3 钱，川芎 3 钱，茜草 3 钱，炙鳖甲 3 钱，半夏 3 钱，南星 3 钱，白芍 5 钱，伸筋草 4 钱，泽泻 5 钱，决明子 3 钱，枸杞子 5 钱，生硫黄 3 钱，干姜 2 钱，栀子 3 钱，茵陈 3 钱，白术 3 钱，茯苓 5 钱。

平时煮四神汤（薏苡仁、莲子、芡实、茯苓）当点心吃。

至今一直进步中，2009 年 7 月 20 日来函说最近一次肝脏扫描得知肿瘤没有扩散而且有缩小。

成功的案例很多，上面这个病例是我临时拿到的，是最近治疗的，还没有成功。这个病人住在西雅图。去年 12 月份初诊的时候，有个 2cm 的肿瘤在肝脏里。诸位，写 2cm 的肿瘤在病例上面，这个肯定是 MRI 扫描看到的，因为病人的儿子就是西医。病人是乙型肝炎病毒的携带者，所以西医一直在给他吃干扰素、吃抗病毒的药。

这个病人的症状很严重，所以我们用生附子、黄连、黄芪、柴胡这些药。病人的舌苔是黄的，诸位要记得，我们治疗肝病，治肝要实脾，实脾的同时要清肝。所以我们看到他的舌苔是黄的，黄厚，就必须给病人吃苦药，用黄连来解毒，同时使用活血化瘀的药，茜草、鳖甲是治疗肝硬化主要的药。半夏利水，刚开始我们要利水，那半夏同时还能够止呕，让病人的胃口恢复一些。治肝的时候，病人会咳嗽，咳嗽带一点白痰，我就赶快清痰，所以加用南星。

白芍酸收，白芍的酸收可以治疗腿部的静脉曲张。太太小姐们，开个玩笑，如果你是媳妇，婆媳关系不好，那你一看婆婆腿上静脉有曲张的时候，你就买药给她吃，你就把芍药加大到 2 两，炙甘草 1 两，再加点炮附子。这个处方病人吃完以后头会昏。经方治疗重病的时候，病人会出现眩晕的现象。我们知道这样一句话，"药不瞑眩，厥疾不瘳"，就是你吃药没有产生晕眩的现象，药方就是不对了。所以你婆婆吃了以后头开始昏，她刚开始会以为你谋财害命，第二天早上起来一看静脉曲张就完全消失了，从此她会疼你比疼她女儿还多。肝病的病人会有抽筋的现象，因为肝主筋，所以我们用伸筋草。如果平时晚上睡觉半夜有脚抽筋，我们可以用芍药甘草汤来治疗，同时还有最简单的方法，如果病人说晚上脚会抽筋，没办法睡觉，所谓"筋急，急食甘以缓之"，也就是让你赶快吃甜味的东西，所以如果你家里有红糖、冰糖、麦芽糖之类的，你每天晚上把那个糖水和得很浓稠，用一个杯子，要一半的糖，一半的热水，让它溶化掉以后喝掉，当天晚上开始，脚就不会抽筋了。如果你不想喝糖水，那喝芍药甘草汤也可以。如果说你喝的是白砂糖，那你喝下去晚上腿照样抽筋，一定要喝蔗糖。

病人视力不好，肝主目，我们用决明子、枸杞子。

这个时候我们就开始用生硫黄，因为病人阳虚，阳虚的时候我们把生附子和生硫黄用在一起，让阳气起来。光是用炮附子的话，是固阳。就是我刚才讲过的，如果说我们要生阳，要让阳气能够生发，我们就要用生附子、生硫黄，生附子、生硫黄是真正可以治疗癌症的，可以治疗阴实的，是我们治疗所谓阴实的主力的药，要把阴实打开来，就要靠生附子、生硫黄。如果我们不敢用生附子、生硫黄的话，阴实就打不开，就是《黄帝内经》《金匮要略》所讲的，阴实则死。我不服气啊，我当医生非要让你好不可。我在国外是走在最后一条战线上，非要让他好，所以我用的剂量很强，我下手很重，因为病人也是死马当活马医，到了必死的境地，因为他被判"死刑"了才来的，知道他快死了，才让我有这个机会敢用这些药。我们的处方里还有干姜，用生附子就要一起用干姜。

茵陈是去肝热，小便黄的时候，不管寒热，都要用茵陈蒿汤。这个病人有便秘的现象，就要用上茵陈、大黄。茵陈能够去黄，是中药里面去黄的专剂。其他的，如黄汗我们可以用黄芪，但是肝病的黄一定要靠茵陈。

白术、茯苓是健脾。平常煮四神汤当主食吃，病人说四神汤那么好呀？我是用四神汤预防他肝癌的腹水。四神汤甘淡渗利，病人还没有腹水的时候四神汤就够了，病人产生腹水的话用四神汤可能就来不及了。这个病人到我手上以后就开始煮四神汤，到现在也没有腹水。

虽然现在我人在这边，但是美国的诊所跟我有联络，病人7月20日检查的时候，肝脏肿瘤没有扩散，而且还有缩小。西雅图当地的西医就说你继续吃中药，不要停。我还教他一个揉肝的手法，他也按照我的方法进行肝脏按摩，也是促进他恢复的一个很好的方式，这是我治疗肝癌的其中一个处方。

如果病人没有抽筋的话，伸筋草不要用。所以大家要充分了解处方，这个处方里面要有加减。道理我刚才讲过，白芍是酸收入肝脏，活血化瘀。病人体虚的时候你如果用丹皮、桃仁来活血，还不如用白芍来活血，因为白芍是四物汤里面的药，不但可以活血，还可以收敛血液，让血回到肝脏。所以只要知道病人的睡眠好转，我们就知道肝的功能慢慢回来了，这时候病人就能够睡了。这里面从头到尾我们没有加炙甘草，就是怕它积水。那个四神汤要吃。刚才讲过，芍药甘草汤是最好的治疗抽筋的处方。芍药甘草汤治疗半夜腿抽筋，能够让他从腿不能伸到腿能够伸，处方的主药是炙甘草。可是在这个处方里面，因为我们很明了炙甘草会蓄水，所以我们不敢用炙甘草。但是你如果单独吃白芍，腿一定还会抽筋，我们只好用伸筋草。如果还是抽筋，你吃点糖水就不会抽筋了。宁肯你这样吃，也不要吃炙甘草。所以在处方单味药的加减上面，我们把炙甘草取出来，所以我们每个处方有每一个处方的用意。这个病人现在正在恢复中。

肝癌病列 2

下面这是一个很特殊的案例。这个病人在中国大陆，是 2009 年 1 月 15 日初诊。病人去年做的左肝部分切除的手术，右边的肝脏做过栓塞的手术。一般来说，做了栓塞和开刀手术以后，肝癌的病人都没有救。那他会救过来的原因呢，是因为年轻，31 岁。这个病人的症状是睡眠差，晚上失眠，半夜一点钟就醒了，醒后肝区及腹部疼痛，彻夜不眠，阴实的病人晚上就不能睡觉了；大便一天三次不成形，小便一天七八次，淡黄味重；胃口差，吃不下，胃损伤，一吃东西的时候会绞痛，手温，脚是冷的，夜间身热。诸位看到晚上生热，是阳要入阴，阳不能入阴而生热。这个夜间的生热并不是说他发高烧。病人很怕风，口不渴，口不渴就会用到生附子之类的，喜欢热饮，代表里寒；体力很差，整日疲劳是阳虚所导致。舌脉我们看不到。我们给他的处方是：生附子、干姜、炙甘草，四逆汤祛里寒攻阴实。柴胡、茜草、炙鳖甲清肝活血软坚；桂枝、白芍、生姜、大枣，小建中汤，去腹部寒痛兼实脾。因为腹部疼痛，腹部是主脾脏，是我们白芍来管。小建中汤的主症，平常小朋友不爱吃东西，常常说肚子疼，就是腹部受寒了，白芍一定要加重，我们就必须要用小建中汤来治疗。因为怕炙甘草碍滞，就把炙甘草去掉。用三七、续断是因为病人开过刀，做过栓塞，希望能够活血化瘀，当归、川芎也是补血活血，川芎活血，当归是补血。当归之所以能够补血就因为它是油质的，能够把小肠、大肠里面的食

扶阳论坛③（第二版）

经方的运用与阴阳辨证法的关系及重症的临床经验介绍

54

物的残渣排出去而不伤到正气，不像大黄、芒硝那么凶悍。生硫黄壮命门之火。能把命门的火点着的唯一的药就是生硫黄。这个处方一直吃，吃到7月30号，这个病人的气色、睡眠、胃口、体力全部回来了，到现在病人还活着，活得非常好。

时间有限，今天就讲这么多吧。

主持人：非常感谢倪老师精彩的演讲。我今天是作为一个主持人，但是我浑然忘记了我是一个主持人，是以一个很忠实的听众和学生在听。现在我也不知道作为主持人该讲一些什么东西了，就把自己真实的感受讲出来吧。确确实实从大家的眼神中可以感受到大家这一天的感动和收获，我本人也是这样。应该说虽然就只有短短的这么几个小时，但是从倪老师的言语当中，我们应该可以感受到，他确实是想把他的一生所学倾囊相授。就是这样一种真实的心，确确实实是可以感受得到的。正如刚才倪老师所讲的，他的梦想是什么，就是想把他的所学所感倾囊相授，并通过我们在座的每一个人播撒出去，中医界的同仁，我想我们都有这样一个责任和义务来协助倪老师完成他的梦想。正因为是这样，我们也要尊重倪老师的个性，倪老师演讲完已经很疲惫了。所以待会儿会议结束的时候，希望大家能够让倪老师很快地离开这里。我相信大家的心里一定有很多的疑问，因为短短的几个小时把几十年的学问来传授，这里面一定有很多的东西需要进一步去延伸，但是我们也不要选择在这个时候。今天请到倪老师来讲课，这个应该说是在中国内地的第一次，我想既然有了第一次今后就有第二次、第三次，有更多次。刚刚倪老师已经答应了，做演讲他是愿意的，这样一种大的行动他是愿意的，但具体去看每一个病人，确确实实是浪费了这个资源。待会儿散会以后希望大家能够坐在这里，用这个实际行动来感恩倪老师。确确实实倪老师一个人的力量能够治疗多少病人呢？这个是有限。如果把我们都带动起来，我们能成为千千万万的倪老师，这是一个数学的概念，我想这个意义大家可以想。今天又在我们龙华医院来讲这一堂课，我想这个意义更加深远。

今天倪老师的这样一个演讲，首先从理性上很简洁地给我们展示出从阴虚到阳虚到阴实的这样一个疾病过程和模式。我想今天倪老师呈现的这样一个线条，会给我们有一个新的启发，使我们对医学的领悟变得更直白。这样的一个领悟，一定会对我们今后的医学之路产生非常大的影响。另外就是倪老师提出来，我临床也有深切的体会，目前中医缺的是什么呢？就是缺乏自己的判断。大家看倪老师，一个握手也好，其他的一个诊断也好，基本上他心里就对患者的病情有底了。可以说很惭愧，包括我在内，我们很多人都还没有建立这个自信，或者还没有建立这样一些简单、明了的自信。这个和我们对正常的人体系统的认识与标准不明确很有关系。今天倪老师基本上已经把这样正确的判断的标准给我们展现出来了，我们可以由此深入。对于我们今后的科研或临床，实际上都是很有帮助的。

倪老师下午展现的一些案例，也可以说都是非常疑难的，不管是对中医还是对西医，都是非常棘手的。在倪老师的手上，很多案例的疾病都逆转过来，可以说能够起死回生。从医生的角度，我想我们在座的很多人都感觉惭愧，通过倪老师的讲座，我们可以建立一种对中医的信心，就是中医确确实实是可以解决这些问题的。另外，我们可以看出倪老师是很忠实地按照张仲景"观其脉证，知犯何逆，随证治之"的十二字方针来临证的，真正地"观其脉证"，所以他能清晰地知道该用什么方和用什么药，把《伤寒杂病论》和《黄帝内经》的理论发挥到了极致，所以就发生了这么多我们意想不到的事情。扶阳论坛请倪老师来做主讲专家，开始还有很多人有想法，因为倪老师是经方派的，好像没有人认为倪老师是扶阳派的。但通过今天我们大家的感悟和收获，应该说学会的这个决定对我们扶阳这个论坛是有历史意义的。倪老师再三强调，对阴实，或者说对癌症、对肿瘤的预防，扶阳是他反复强调的唯一的路子。这个观点让我们更有信心沿着扶阳这个路子走下去。

另外，我觉得最该感恩的是倪老师的这样一个胸襟，这是真正的大医精诚。实际上我们从倪老师这堂课也已经感受到这样一种大医的精神和大医的风范。所以我提议大家全体起立，以热烈的掌声来感谢倪老师！

浅谈中医与国学

李 里

承蒙大会的厚爱，也承蒙各位领导、专家、学者的厚爱，今天有幸来参加第三届扶阳论坛。从我个人来说，感觉非常惭愧。因为我不是专门从事中医工作的，只是在研究国学的时候对中医有所涉及，若说来和大家探讨交流，真是诚惶诚恐。

去年在第二届扶阳论坛上，我从纵向的角度探讨了扶阳与中国文化的关系。从上古时候扶阳思想的产生、扶阳思想的形成到扶阳思想被官方确定，再到魏晋玄学、唐代佛学、宋代理学、明代心学跟扶阳的关系。这一次我准备从横向的角度和大家进行交流，谈一谈国学里的中医，希望对大家有一点点帮助。

既然是谈国学里的中医，我们先谈一谈什么是国学，再谈一谈国学究竟包含一些什么内容。然后再谈一谈这些内容和中医有什么关系，对中医有什么影响。

首先我们看什么是国学。国学就是具有中国精神的学问。要明白什么是具有中国精神的学问，必须先谈谈学问的问题。

学问是怎么产生的呢？学问产生于人类的欲望。人类有五种欲望，这是古代圣贤已经总结过的。有哪五种欲望呢？第一是食欲，第二是色欲，第三是真欲，第四是善欲，第五是美欲。一切人都具备这五种欲望。前两种欲望食欲与色欲，是人与一切生命所共有的。所以孟子说食色，性也。食欲是维持生命的根本欲望，色欲是延续生命的根本欲望，有了食欲和色欲，人类的生命就得以维持和延续下去。

但是人类的烦恼、痛苦，包括疾病往往也都来自这两种欲望。比如说食欲，所有的人、一切生命都要找吃的，要维系生命，吸取能量。那么在吸取能量的过程当中，每一个人都要付出代价，每种生命都要付出代价。比如说，一天晚上一个老鼠出去找吃的，突然之间被猫看见了，被猫抓住，猫稀里哗啦就把老鼠吃了，老鼠本来的目的是要找吃的，结果被猫吃了。

一天一个蚊子出来，在人的脸上飞，人啪一巴掌就把蚊子打死了。蚊子为了要维持生命，结果牺牲了生命。而人也是如此，不少人在维系自己生命的时候，付出惨重的代价，甚至牺牲生命，这是食欲。

那么色欲呢，人要延续生命，色欲就驱使着你不断地追逐异性。结婚以前，因为这种追逐，就产生出爱恨情仇。结了婚以后，又会有复杂的家庭矛盾。夫妻关系、父母与子女的关系、婆媳关系、妯娌关系、姑嫂关系、兄弟关系以及整个家族的关系，这些关系都会影响到你。为了要维持延续生命，结果你陷入了生命的困境当中。

食和色这两个欲望，是老天给予一切生命的基础，但老天又会用这两种欲望来限制和约束一切生命。天对一切生命都是有所约束的，给了你这样，就会从反面约束你。所以说一切都有利与弊。人类为了维持生命，为了生存参加到社会的大网中，进入社会这个大齿轮，不断地运转，被牢牢地控制住，想抽身也很不容易。所以我们常说人在江湖身不由己，你要是进去了，就很难再拔出来。而婚姻、爱情、家庭这张网也是这样子，你一旦进去了，就很难再抽身出来，这张网就会把你牢牢地抓住。所以有个说法：人是莫名其妙地来，无可奈何地生，稀里糊涂地死。当我们没有觉悟以前就是这样子，人来到这个世间，什么时候来，从什么地方来，你的性别、高矮、胖瘦、美丑、家庭、父母都由不得你选择。你来到了人间，在食欲色欲的两张网里面度过你的一生，最后还没有觉悟就稀里糊涂地离开人间了。

这是前面两种欲望，那后面三种欲望呢？后面三种欲望就是人之所以为人所特有的真欲、善欲和美欲。

真欲就是一切人都有求知的欲望，都想搞清楚外在是为什么的欲望。来参加这个会他就会提问题了，有哪些人来呀？又是些什么样的人呀？他们的层次结构呢？这些人讲什么呢，为什么请这些人讲呢？为什么有些人来有些人没来呢？一系列问题就来了。所以说人都有这种欲望，求知欲就是真欲。人类在真欲的驱使下，创造了科学。科学的动力就来自人类的真欲，使人类不断地探索宇宙、探索生命、探索世界的本质。古往今来，古今中外所有科学都是探索宇宙的未知世界。科学跟原始的宗教，都是要解决同样的问题，就是要解决宇宙、社会、人身的来源。所以古代宗教和科学、巫术和科学是分不开的。我们古人是巫医一家，巫即是医，医就是巫。最早的医生，是从商朝的巫师里面，逐渐演化分离出来的。

什么是善欲呢？善欲就是人都希望自己是善的。儒家讲人之初性本善。在人性当中都有向善的欲望。每个人的善欲是什么呢？其实人都有，只是有时候不自觉，有些人说：我天生就是恶的。实际上不然，只需要一个例子，所有的人都是无法颠覆的。每一个人从本能讲都希望听到别人表扬、称赞。当别人在表扬你、称赞你的时候，你会由衷地发自内心的喜悦。但是听到别人批评你的时候，从来没有一个人会由衷地高兴。没有哪个人在被批评指责时，能发自内心地高兴。他要高兴一定是后天修养的结果，他修养的功夫越深，他接受批评的能力就越强。所以从古到今，王侯将相、黎民百姓、老人小孩都清一色地喜欢听赞美。这个喜欢听赞美就是人类向善欲望的反映。别人的称赞、赞美像一面镜子一样，反衬出你善的光辉。在善欲的驱使下，人类创造出哲学和宗教。哲学和宗教在大方向上是一致的，都是要解决人类善的问题。

最后人还有美欲。什么是美欲呢？这个就很好讲。看到鲜艳美丽的鲜花，看到蓝天白云，看到高山流水，看到云卷云舒，人们会觉得喜悦、高兴。看到英俊的小伙子，人们的眼睛会为之一亮；看到美丽的女子，人的心就会为之一颤。这种颤抖就是人的美欲。爱美之心，人皆有之，人都是向往美的。在美欲的驱使下，人类就创造出文学，文学属于艺术的范畴。

科学、哲学和艺术解决了人类的三大问题。科学解决了人类欲望的问题，哲学、宗教解决了人类道德的问题，文学艺术解决了人类情感的问题。每个人的心中都有这三个东西，欲望、理智和情感。有些人心中欲望大，有些人心中情大，有些人心中理大。情大的人往往容易成为艺术家，理大的人往往容易成为哲学家。那么欲大的呢？不是都能成为科学家的。科学可以在欲望的驱使下推进，但是反过来它也会什么呢？也会给人类造成危害。科学、哲学与艺术，这就是人类的三大学问体系。西洋有科学、哲学与艺术，印度有科学、哲学和艺术，我们中国的文化同样也离不开这三大体系。既然都是这三大学问体系，那么我们和他们有什么区别呢？虽然同是研究科学，同是研究哲学，同是研究艺术，但是用的方法不同，思维习惯不同，所处的天时地利环境不同，自然他的精神也有不同。我去年讲到决定这些不同的根本原因就是阳光照射的不同。太阳光照射的不同就形成了印度文明、西洋文明和我们的中华文明这三大文明体系。热带、北温带和北寒带三大气候带，是阳光照射不同所形成的，是阳气所决定的，这个我们去年做了详细的探讨。今天我就不再展开说了。

决定中国的科学和西洋科学，中国哲学和西洋哲学，中国艺术和西方艺术根本不同的是天时，这是其形成的原因。那么它们有哪些差异呢？我就讲讲这个差异。你比如说同是科学，中国有科学，西洋也有科学。西洋人站在他的科学的立场上，他说你中国的科学不叫科学，你中国的中医不是科学。我们中国人站在我们中国科学的立场上，也可以说你西医不叫科学，你西洋的科学不是科学。因为出发点不同，思维方式也截然不同。同样是科学，西洋科学的核心是什么？西洋科学的核心是对量的认识，西方科学的中心是数学。

那么我们中国的科学呢？中国科学的核心是阴阳五行，中国一切的科学都是建立在阴阳五行的基础之上。明白了阴阳五行就打开了中国科学殿堂的大门。这不是我说的，这是著名的历史学家顾颉刚先生说的。阴阳五行广泛运用在古代科学的方方面面。我举一个例子，为什么毛主席要把根据地选择在延安呢？我们反过头去看把根据地选在延安，也就是符合了阴阳五行的规律。按照五行的学说，中国的西边是属金的，北边是属水的，南边是属火的，东边是属木的，我们学中医的人都不陌生。按照五行生克的理论，金克木，水克火，西边的金就克东边的木，北边的水就克南边的火。依照这个理论来看中国古代的战争，凡是从南边往北边打的，几乎没成功过的，北伐战争基本都是失败。东边往西边打的，西征的战争也基本是失败。这是什么原因？这就是五行学说的道理。比如说在战国时七国里面最强大的是齐国、楚国。可是齐国在东，楚国在南，东边属木，南边属火，火就克不了水，木就克不了金。所以最强大的齐国楚国后来都灭亡，被一个较弱小的西北方的秦国统一了天下。为什么秦国能统一天下呢？除了他自身变法的原因以外，同时也是得了天时与地利，就是他所处的位置好，他在属金的西方和属水的北方。后来三国时候照理说蜀国最是了不起，有忠义的关公，有勇猛的张飞，有上知天文下知地理的诸葛亮，那为什么后来蜀国没有统一天下呢？最后还是被曹魏统一了天下？诸葛亮六出祁山，最后被困死在秋风五丈原。蜀国惨败，吴国也败了，因为北方的水要克南方的火。到了宋朝，北方的女真人、契丹人、西夏人来了以后，都把宋朝搞得鸡飞狗跳，最后把北宋灭了，把宋朝赶到南边。最后蒙古人从北方下来，北方的水一直冲，把南宋也灭了。太平天国、辛亥革命和北伐战争的失败，最终都是因为南方的火克不了北方的水。毛主席也是深谙这个道理，蒋介石想划江而治。结果毛主席的小米加步枪把蒋介石的正规军一直冲冲冲，冲出大陆，冲到台湾去了。这就是水克火。所以说阴阳五行的理论，不光是运用在我们中医当中，是运用在中国文化的方方面面。

我再说一个阴阳的理论，易经里面有一卦，泰卦大家是熟悉的。泰卦的卦象是下边一个表示阳的乾卦，上面是个表示阴的坤卦，是乾坤所组成的卦象。天上的阳气下降，地上的阴气上升，阴阳交合就天下太平。那么人体也是这样。故宫里面的建筑也是如此。我们看看故宫里面的建筑，三大殿背后有一个殿叫乾清宫，乾清宫是皇帝所住的地方，乾清宫后边有一个大的院墙隔过去就是坤宁宫，是皇后住的地方。在乾清宫和坤宁宫中间有个殿，叫交泰殿，什么叫交泰殿？乾清和坤宁，乾坤相交的那一个殿就叫交泰殿，交泰殿就是皇帝举行大婚的地方。皇帝在那里举行大婚，在那里举行婚宴。阴阳五行学说是贯穿在整个中国古代建筑当中的，大家如果有兴趣到故宫去看。故宫的布局一是用的阴阳，二是用的五行。阴阳五行学说，贯穿在全部的中国文化当中，是科学的钥匙。要读懂中国科学，首先要从阴阳五行入手。

谈了中西方科学的不同，再来谈谈中西方哲学的不同。同样是哲学，西方的哲学重在锻炼人的理性思维，中国的哲学重在提高人的精神境界。西方哲学家的理性思维相当发达，所以西方的哲学著作都有严密的逻辑和详细的论证。但是在一个人身上情感、欲望、理智三者是相结合的，理性太发达，就会压抑情感和欲望，这就会导致人格的分裂和冲突。所以西方哲学家长寿的不是很多，而且基本上用孔子的话说，就是不得其死焉。

中国哲学注重提高人的精神境界，什么叫精神境界？每个人都要做事，人对于自己做事的觉悟，就反映出人的精神境界。你的精神境界越高，你在处理现实问题的时候，就越豁达，越畅快。我举一个例子。我们来听课，听课的现场上大家都是很一致的，都是很认真的。那么我来反问你，你为什么要来听这个课呢？对这个问题的回答，就可以看出你的精神境界。你说他们都讲这个论坛很好，他们都要来听，我也来听了。反正也就是走一趟，他们都说来我也就来了，怀着这种情况来听的，你是自然境界。自然境界的人他对人生的感悟还不够，也就是说他对自己的认知是不够深入的。那么第二种人，问你为什么要来？你说我来就是想学经验，要把这些医生好的经验都学过去，回去以后把我的医术提高。我的医术提高了，我的病人才多，我的病人多了，才能够钱挣得多，提高声望，我才能够成为名医，以后我也好去讲。好了，如果认识到这一步你就是功利境界，你做任何事情是为了利益。再问第三种人你为什么要来听呢？你说我来听了以后是要提高我的精神境界，让我的医术医德都能够得到提高，能为更多的病人解除苦痛，这就是道德境界。道德境界的人，他做事都是为了义，为了人之所以为人的道义，而不是为了个人的利益。那么还有一种人问他说你为什么要来听课呢？他说我来听课最终是要明白天道，穷究天地之间万物相生相克生长消亡的法则，我是要认知天道的。如果认识到这一点，就是天地境界。

回到正题上，精神境界决定你的生活状态。你的精神境界越高，你的生命就越豁达，你就越痛快。按我们圣人所讲的，就是获得了一种真正的生命快乐。精神境界越高的人，获得的解放就越大。所以提高精神境界的最终目的是让我们获得生命的解放，不是让你戴上枷锁，而是要让你超越。什么叫天地境界？天地境界就是把天当作父亲，把地当作母亲。乾为父坤为母，把天地间的山川草木鸟兽虫鱼当作你的兄弟姊妹，在天地当中做一个天人，一个顺应宇宙规律，顺应天道的人。这样的人就百病不生。就是因为他顺应了宇宙的规律，顺应了天道在做人、在生活。这就是人的精神境界的作用。

我们中国的哲学，到宋代发生了一个很大的变化，这个变化是一种伟大的升华，这个升华就是对前代文化的一个总结，儒释道三家合一，创造了宋代的道学。道学的核心问题就是人完成生命的超越。我举一个例子。唐朝的诗人陈子昂有一首诗："前不见古人，后不见来者。念天地之悠悠，独怆然而涕下。"这首诗可以说是横绝于世，是什么道理？因为这一首诗反映了唐朝人的精神境界，反映了唐朝人没有能够解决的一个问题。"前不见古人，后不见来者"，是讲时间的无穷；"念天地之悠悠"，是讲空间的无穷。就是一个有限的生命站在无限的宇宙之间，所感到的困惑彷徨和无可奈何，所以只能是"怆然而涕下"。"怆然而涕下"就是有限的生命对无限宇宙的那一种无奈。什么叫宇宙？《淮南子》里面讲："上下四方之曰宇，古往今来之曰宙。"上下四方是空间，古往今来是时间。"八十光阴瞬间过，人生如同梦一道"。你就是活了八十岁，你的人生也像梦一般就过去了，何况还没有活到八十岁呢，对不对？生命是有限的，空间更有限。你就是走，天天走，你在地球上能走多远呀？唐朝人没有解决的这个有限生命在面对无限宇宙时无可奈何的问题，宋朝人解决了。宋朝人的境界是"山重水复疑无路，柳暗花明又一村"。为什么呢？宋朝人是什么境界呢？宋朝人的诗所反映出来的是："云淡风轻近午天，傍花随柳过前川。时人不识余心乐，将谓偷闲学少年。"直译过来就是说云也淡风也轻呀，接近中午了，伴着花随着柳经过前面的河流，同时代的人呀都不知道我在快乐什么，就说这个人在偷空学少年。实际上这是旁人不解的那一种快乐。不是一般意义上的痛苦快乐，因为有痛苦就会有快乐，有快乐才会有痛苦，那是并存的。宋朝哲学家讲的这种乐是超越在痛苦与快乐之上的永恒的快乐。这种乐是什么乐呢？是与天乐、与人乐、与天地乐、与无限乐，这是什么呢？就是与万物浑然同体之乐。也就是说，当个体生命打破了主观与客观的界限的时候，人就与天地宇宙融为一体，天地宇宙永恒，天地宇宙能容纳多大，那人的内心世界也能容纳多大。这就是宋朝人对中国文化的贡献，这也是中国哲学的核心，就是提高精神境界。精神境界提高以后，就会长寿和快乐，长寿和快乐都是人的精神境界的副产品。你精神境界越高，自然就越快乐，你精神境界越高你自然就长寿。所以中国哲学家一般都是长寿的，中国哲学家越到晚年，他的心情越平和越安详越从容。

最后同样是艺术。西方的艺术重在再现，中国的艺术重在表现，表现与再现是不同的。再现就是，对象是什么样子我就给你描绘出什么样子。表现是什么呢？表现是客观世界之美经过主观心灵世界加工以后描绘出的样子。西方艺术讲究写实，中国艺术讲究传神。

这就是中国文化和西方文化的根本区别。所以说同样是科学、哲学、艺术，但本质是不一样的。具有中国精神的学问就是国学，至于中国精神具体是什么，我讲到经学的时候再谈。国学与传统文化有什么区别？传统文化是个广义的概念，国学是个狭义的概念。什么叫文化呢？一切物质文明与精神文明的总和就叫文化。国学就不同了，国学是传统文化的精华部分。它有系统性、连续性、严密性、完整性。

几千年以来，我们中国人都是研究自己的学问，读自己的书，无所谓国学这个概念。那么国学是什么时候出现的呢？道光二十年以后，从鸦片战争一直到"五四"新文化运动这个阶段，是国学这个概念的酝酿期。国学这个概念为什么出现？是受到了西学的刺激，西方文化不断地涌入。去年我就详细讲了西方文化涌入的这个过程，从技术到宗教、到经济、到制度、到政治、到思想，西方文化全盘进入。这个时候为了和西学相区别，就出现了国学的概念。而国学这个名称正式出现是在 1925 年，也就是民国十三年，清华大学成立了国学研究院，聘请了梁启超、王国维、赵元任、陈寅恪四位导师，标志着"国学"这个名称在官方的正式出现。民间则以章太炎先生在苏州创办国学讲习会为标志。准确地说国学内容的出现是很早的，而国学名称的兴起是很晚的。

现代为什么会出现国学的复兴呢？现代出现国学的复兴有三个原因：第一是中华民族发展的原因，第二是中国百姓的原因，第三是世界发展的原因。去年我讲过了，国学衰败的原因是中国的读书人把国学和封建等同起来，在批判封建的同时，把国学也一起打倒批判了。但这个批判是错误的，错误的批判总是要改正的。现在我到全国各地讲学，可以说这个学习型社会真是在逐步构建起来。不管是政府机关、企事业单位、医院、学校、监狱、甚至街道，各个地方都在开展学习。人只要学习就好，人就是要学，通过学习才能使人区别于禽兽。

改革开放 30 年中国取得了伟大成就。经济发展了，中华民族进入世界领先行列了。但是任何利的背后总会伴随有弊。改革开放 30 年虽然成就巨大，但也付出了惨痛的代价。改革开放 30 年，在经济发展的背后，出现了令人心痛的社会的急功近利、人心的浮躁、价值观的混乱。因此现在我们要疾呼道德的回归。国学就是要教育人，滋养人的心。从民族来讲，要构建我们的民族精神，重塑民族灵魂，要振奋起人心就需要国学，所以民众欢迎国学。

从世界格局来讲，中国经济发展了，去年我们的 GDP 超过了德国，今年超过了日本，过不了多少年就会超过美国，现在世界上唯一能够与美国抗衡的就是中国。美国输出给世界的是他的快餐文化，而当中华民族成为第二轮的世界中央之国的时候，她将输出给世界什么呢？工业文明以来，世界进入了第二轮春秋战国的时期，葡萄牙起来争霸，西班牙起来争霸，英国、法国、德国、日本、俄国也纷纷起来争霸世界，最后美国成为霸主。在新一轮争霸的过程中，中华民族开始发展、崛起。但是中国和其他国家是不一样的。西方列强通过侵略的方式争霸于世界，所以他们认为中国的崛起也会争霸！殊不知我们有几千年的传统文化，我们文化的核心精神就是不行霸道，而行王道。中华民族自古以来都是行王道的国家。以德服人是王道，以力服人就是霸道。行霸道是你不听我就打，行王道则是你不听我也不管你，我做好我自己的事，到时候我做好了你再来看，我不侵略也可以让你口服心服。2008 年的奥运会，世界那么多国家看到了我们中华民族的伟大、富强、开放、民主，不服的也都服了。这就是孔子说的："远人不服，修文德以来之，既来之则安之！"

下面我们再谈谈国学的内容。国学究竟包含些什么内容呢？国学与中医又有什么关系呢？

我们的国学浩如烟海，是在五千年的历史长河中所形成的，博大精深。但是我们也可以提纲挈领地、简练地把国学的全部内容概括出来。古人把全部国学概括成四个部分：经、史、子、集。这个题目是唐朝的宰相魏征在编写《隋书》时第一次提出，《隋书·经籍志》就将天下的图书分为四大类。这个名称一经提出就一直沿用到清朝的乾隆皇帝编《四库全书》。图书是学问的载体，对图书分类就是对学问的分类。全部国学归纳起来就是经史子集四个大部分。这四个部分都是些什么内容呢？经学是儒家的经典之学，是国学的灵魂，是一切学问的思想基础。史学是记录历史之学，是国学的血肉，体现着国学的精神，因为国学的精神总是在具体的历史人物和历史事件中展现出来的。子学是诸子百家之学，是国学的经络，展现了国学的丰富性。集学就是诗词文章之学，集就是指的文集，集是国学的外貌，展现了国学的优美。

首先我们谈谈经学。要明白我们的中医，必须要对经学有所体会。如果对经学没有体会的话，学中医即使登了堂也很难入室。清朝乾隆年间四川大儒刘止唐先生是扶阳派创始人郑钦安的先生。郑钦安师从刘止唐先生钻研儒家经学的《易经》，对《易经》当中的乾坤思想有深入认识，提出了扶阳的理论。经学的创始人是谁呢？是孔子。去年我讲了，孔子是扶阳的理论家和实践家。孔子穿的衣服，孔子睡的毛毯，孔子发明的睡衣、浴衣，包括孔子的饮食，都与扶阳有关。《论语》里面专门记载了孔子"不撤姜食，不多食"，就是孔子每天都要吃姜，但不吃多了。孔子的生平我就不多讲了，我只说说孔子对中华民族最伟大的两项贡献。孔子对中华民族最伟大的贡献是什么呢？一是立人极，二是著《六经》。什么叫立人极呀，就是建立人的最高标准。孔子通过自己73年的人生实践，达到了人所能达到的最高标准。我刚才说了精神境界，从古到今哪个人的精神境界最高呢？孔子的精神境界是最高的，所以说他建立了人的最高精神境界。《汉书·艺文志》在讲诸子百家的时候讲儒家于道为最高。什么意思啊？儒家对人的道德要求是最高的，诸子百家里面对于人的道德都有要求，但是要求最高的就是儒家。而儒家里面只有孔子达到了人的最高标准，叫作人极，也就是人的极致。孔子自己说了："吾十有五而治于学，三十而立，四十而不惑，五十而知天命，六十而耳顺，七十而从心所欲不逾矩。”这就是他对自己人生的反思。“从心所欲不逾矩”就是最高的精神境界。传统社会中老百姓学读书人，读书人学孔子，那么孔子就是所有天下人的表率。后来的学者在学问上可以超过孔子，但是在精神境界上很难超过孔子。

孔子的第二大贡献就是修订《六经》。孔子把他在人生当中悟到的道理，修订整理成《六经》，传之万世，成为中华民族 2000 多年的教材。中华民族的教材 2000 多年是基本不变的，都在孔子的经书当中。几千年的读书人，都是读《五经》。古人说秀才学医，笼中抓鸡！为什么秀才学医这么容易呀？因为他学的就是儒家经典，而中医的核心精神都是从这些经典当中变化出来的。孔子编撰的《六经》不是孔子一个人的智慧，是集大成的智慧。集什么大成呢？集历代圣王思想智慧之大成。孔子所集的是伏羲、炎帝、皇帝、尧、舜、禹、汤、文武周公历代圣王之大成。这六部书就是《诗》《书》《礼》《乐》《易》《春秋》。在孔子时代这六部书还叫书，不叫经。到了汉武帝时代，才正式出现经学。董仲舒提出罢黜百家，独尊儒术，才使儒家六书从诸子百家当中脱颖而出，从子学上升到经学。也就是说在董仲舒以前，儒家只是诸子百家当中的一家。到了董仲舒以后，儒家才从百家当中脱颖而出，成为中华民族的主流意识形态。

很多人说我们中医跟道家关系大，跟儒家关系不大。虽然不能说他不对，但也是不太全面、不太准确的。道家的思想也是从《六经》当中出来的。《六经》是源头，就像我们中医《黄帝内经》是源头一样，历代的医书都要从那里取经。到了汉武帝时代，儒经就确定了。从汉武帝到北宋的宋神宗，历朝历代的帝王一共钦定了十三部儒家经典，成为儒家《十三经》。这《十三经》是什么呢？《诗经》《书经》《易经》《周礼》《仪礼》《礼记》《春秋公羊传》《春秋谷梁传》《春秋左氏传》《论语》《孝经》《尔雅》《孟子》。《孟子》是最后一部列为经典的，到宋朝以后才被列为经典。在唐朝十二经都出现了。《尔雅》最特别，它是中国第一部辞典，是解释经书词汇的书，是读懂儒经的阶梯。唐朝人也把《尔雅》定为经。《孝经》是最短的一部经，只有 1799 个字。可是它对中华民族影响很大，所以唐玄宗亲自为它做了注解，收在《十三经注疏》当中。《十三经》里面唯一皇帝做过注解的书就是《孝经》。

到了南宋的时候，出现了一位大儒叫朱熹。他认为《十三经》内容太多，太浩繁。一般人皓首穷经，也不能穷尽，所以他对《十三经》做了一个简化工作，从《十三经》当中提炼出了四部书叫作《四书》，并为它们作了注解。这四部书就是《大学》《中庸》《论语》《孟子》。这四部书传了八百多年，影响很深远。《四书》载了一个道，就是宋儒所体会到的人生大道。孔子所说的仁和宋儒所说的仁是有区别的。孔子说的仁爱，是站在人的角度上，是对一切众生的仁爱，是对人的仁爱，是一种社会道德。可是宋儒提出的仁，就已经不是道德意义上的仁了，而是包含了天地宇宙的大仁爱，就是大成夫子程颢说的："仁者，浑然与万物同体。"真正的仁者是跟宇宙万物合为一体的，打破了主观与客观的界限，人和宇宙万物交融了。这是宋儒所讲的道。

孔子修成《六经》，《六经》当中的《乐经》经过秦火失传了，所以到汉朝只有《五经》没有《六经》，到北宋有了《十三经》，到南宋出现了《四书》。准确地讲，元朝以前的读书人没有不读《五经》的，元朝以后的读书人没有不读《四书》的。把《四书》这个体系搬到科举考试当中，是蒙古人做的。元朝第四个皇帝元仁宗正式把四书定为了科举考试的内容。《五经》《六经》《十三经》《四书》就是全部经学的内容，全部经学就是研究的这些经典，并且为他们做出符合各时代需要的阐释。

经学对于中华民族的意义在哪里呢？经学对于中华民族的意义就是建立了中华民族的民族精神，构建了我们国学之魂。这个国学之魂从哪几方面来体现呢？国学之魂从四个方面来体现：即中华民族的宇宙观、世界观、人生观和价值观。中华民族的宇宙观是四个字"天人合一"，世界观是四个字"协和万邦"，人生观是四个字"自强不息"，价值观是四个字"忠孝节义"。

下面分别阐释。宇宙观是我们中国人对自然的态度。我们常讲天人合一，但什么才是真正意义上的天人合一呢？我们不一定清楚。天人合一有三个方面的内涵。第一叫天人同构，第二叫天人合德，第三叫天人感应。我们中医治病就是在这三个层次上来治疗。第一个层次：要医好病，首先要认识到天人同构，这是中医的基础。第二步是天人合德，就是说在医病的同时，还要医心。第三步是天人感应，在医心的同时，会出现奇迹，就是感应。

什么叫天人同构？为天人同构奠定思想基础的一个重要人物是董仲舒。与我们中医最有关系的一部儒家经典就是董仲舒写的《春秋繁露》。这本书的核心思想就是阴阳五行，有八十一章。他为《伤寒论》的出现奠定了坚实的思想基础。有《春秋繁露》在前，才有《伤寒论》在后。因为董仲舒是西汉人，张仲景是东汉末年的人。这个天人同构是怎么个同构法呢？古人讲了：天有日月，人有两只眼睛；一年有四季，人有四肢；天有火木土金水五行，人有心肝脾肺肾五脏；一年有365天，人有365个穴位；天有12个月，人有12条经络；天有风雨雷电，人有喜怒哀乐；地球当中有70%是江河湖海，人身上有70%是体液。另外我们《易经》里面有一卦叫坤卦，坤卦的六爻是不大好理解的，其实它是揭示了我们地球的物质结构。地球表面是泥土，泥土下边是地下水，泥土上面是大气层，大气层上边是太阳。在人体当中，肾水就好比大地之下的地下水，上面就是脾土，脾土之上是肺气，就是大气层。肺气之上就是头，头就是人体的太阳。阳升阴降，人体的阳气上升全部凝聚在头上，所以人的头是不怕冷的。明白了天人同构，就知道了人和宇宙是按同样的结构构成的，人要健康，人体的小宇宙就必须和天地的大宇宙同步。这样中医的整体观也就很好理解了。

　　第二叫作天人合德。什么叫天人合德呢？天人合德就是说人与天地有共同的道德。人体疾病的产生是因为人与天地不合德，人与天地合德的时候人就百病不生。我们四川有一位国学大师杜道生先生，今年98岁了。他是北大1937年的研究生，《新华大字典》的编辑之一。他的学问很渊博，精通文字学，从《说文解字》的9353个字到《康熙字典》的4万多个字，他都能掌握。《五经》是倒背如流，《四书》不仅能背正文，还能把朱熹的注解全部背出来。《伤寒论》他注解了十多万字，全部是毛笔小楷写成的，还能治病。还精通高等数学、天文学，可以坐观星象。当他80多岁带研究生的时候，带研究生从重庆坐船出发到上海，沿途教学生看星象的变化，来探讨人体的疾病。他还通晓英文、法文、日文。可是他从来不以这些来炫耀，他只炫耀一点，他说我98年没有生过一次病。他在任何场所都要说这一点，说我没生过病，我没吃过任何药。他虽然懂中医但他从不吃药。他为什么要炫耀这一点呢？这是有他的理论基础的。他的理论基础就是天人合德，他说因为我与宇宙、与天地合德了，所以我就百病不生。与天地合什么德呢？就是要合天地的乾坤之德，乾德是自强不息，坤德是厚德载物。

　　第三叫天人感应。既然人体与宇宙联系这么紧密，那么人类社会的治乱就会对宇宙产生影响。社会和谐有序自然界就风调雨顺、海晏河清，社会混乱无序自然界就灾害连年。那么自然界的变化也会对社会及人的身心造成影响。比如要下雨的时候人的关节容易感到疼痛，阴雨天的时候人的心情容易压抑，阳光明媚时人的心情容易欢喜。这些都是天人感应的体现。

那么这个宇宙观的基础是从哪一部经典里面来呢？是从《易经》当中来的。去年我已经讲过了，为什么从《易经》当中来呢？《易经》六十四卦，上经三十卦，下经三十四卦。上经开篇于乾坤二卦，结尾于坎离二卦，乾坤坎离就是天地水火。下经开篇于咸恒二卦，结尾于既济、未济二卦。咸卦是讲恋爱，恒卦是讲婚姻。既济是讲人间一切矛盾都解决了，未济是讲旧的矛盾解决了新的矛盾又开始。上经讲天道，下经讲人道，合起来就是天人合一之道。《易经》建立的天人合一的宇宙观，深刻地影响着中国的历史、哲学、文学、艺术、科学、建筑、绘画、天文、立法、中医等学问。

下面谈一谈协和万邦的世界观。"协和万邦"出于《尚书》。我顺便讲一讲《尚书》这部经典的重要意义。《尚书》对中华民族来讲，最重要的就是提出了历代圣王治国平天下的心法。我们中国人常说，不为良相则为良医，治身和治国是联系起来的。所以《黄帝内经》里面讲"圣人不治已病治未病，不治已乱治未乱"。《尚书》当中提出了历代圣王治国平天下的核心。历代圣王治国平天下的核心就是十六个字："人心唯危，道心唯微，唯精唯一，允执其中。"十六个字中提出了人心与道心的区别。人心多的人病就多，道心多的人病就少。人心唯危，圣人讲人心是很危险的。为什么呢？因为人心当中充满了欲望。而道心每个人都有，比如说来听课的都有向道之心，但是有强弱之别。我举一个人心和道心最好明白的例子，大家听完就明白了。前年我到江西去讲学，我有一位师父，当时我们同去爬庐山，他年纪大了我就去给他买一根拐棍吧。买拐棍的时候有一根有点破，我说师父你另选一根，他就拿了这根烂的。旁边的人见了就叫赶紧拿去换。师父说，你把烂的换给人家，我拿好的，最后那根烂拐棍终归要卖给别人，与其给别人用，不如我们拿来自己用，把好的留给别人，把坏的留给自己。我们一般人买东西都想买好的，我花了钱就要买好的东西，坏的留给别人去买，这就是人心。那么坏东西我要，好东西留给别人，这就是道心。人心道心说起来好像很玄，其实在生活当中随处可见。什么是人心？什么是道心？你事事都要为人，你就是道心；你事事都为己，你就是人心。所以圣人讲，要治天下关键是要治人心的问题。

再看"唯精唯一，允执其中"。"唯精唯一"就是要有一以贯之，精诚不二的心。"允执其中"就是答应永远拿着事物的中央。永远拿着事物的中央，就是行中道。治国要行中道，治病也要行中道。所以能够治国的人就能够行医，行医的人如果懂得这个道理，也可以治国。

《尚书》讲尧帝的德行是"敦睦九族，协和万邦"。他能使天下的国家和平相处，这就形成了我们中华民族的世界观，讲究和谐，讲究全世界的民族能够和谐相处在一起。和谐世界的精神，实际上就直接来自《尚书》里面"协和万邦"的思想。协和万邦有两层含义，一方面我们是主张和平的，另一方面我们也要反对侵略。中华民族热爱和平，我们发明的火药主要不是用在兵器上，而是用来做烟花爆竹。烟花爆竹用来干什么呢？是庆贺和平的。我们从来不打侵略战争，只打反侵略的战争。有些人说成吉思汗不是打到欧洲去了吗？但成吉思汗打到欧洲的时候，还是鞑靼族，他还没有融入中华民族。当他建立元朝以后，逐渐与中华民族融合，才成为中华民族的组成部分。当他建立元朝，逐渐被汉化以后，他就偃旗息武，没有再东征西讨了。中华民族热爱和平的这个思想，从个体到国家一以贯之。我们从不打侵略战争，但是对于别人的侵略我们是要坚决还击的。其他的文明古国都已经断代的断代，灭亡的灭亡，只有中华民族五千年延绵不绝，这跟我们这种反侵略的精神很有关系。

历史上一旦有外族入侵，中华民族就会有民族英雄出现，比如岳飞、文天祥、林则徐、史可法、袁崇焕，等等。但是反八国联军这一仗打得特别。八国联军入侵这一仗，中国是打败了。但是在全世界的战争史上它有很独特的意义。八国联军入侵的时候，慈禧皇太后召集文武百官聚集太和殿开大会。当时光绪皇帝就说了，甲午年间我们面对一个蕞尔小国——日本，就全军覆没。现在我们还要向八个国家开战？那我们不是鸡蛋碰石头吗？慈禧皇太后说：皇上说我们打一定是个死，我们不打还是个死，那我们与其被人吓死，不如被人打死。慈禧皇太后就代光绪皇帝下了一道诏书，她说："奉天承运，皇帝诏曰：洋人欺我太甚，竟至国之将亡，与其苟且图存，贻羞万古，何若大张挞伐，一决雌雄。朕今庄严宣誓，向英吉利国开战！向法兰西国开战！向美利坚国开战！向德意志国开战！向俄罗斯国开战！向意大利国开战！向奥地利国开战！向日本国开战！钦此。"这道诏书，现在读起来还慷慨激昂，气壮河山。所以这一战虽然败了，但是向全世界昭示了我们中华民族反侵略的豪情壮志。协和万邦的世界观，对中华民族的文化，对我们中华民族品格的塑造，是有着重要关系的。

下面谈一谈自强不息的人生观。这个人生观来自我们中国文化对生命的态度。《易经》里面讲：天地之大德曰生。天地之间最大的德行是生养万物。我们中国人以生为最大的仁德。能够生生不息，能够生养万物，就是仁德。孟子为什么要说"不孝有三，无后为大"呢？因为无后不是个人的问题，而是没有真正实践宇宙生生不息的精神，也就违反了宇宙道德。该生的你没有生，你没有延续生命，在这一点上你违背了天道。违背天道就是最大的不孝。他是从宇宙规律这个角度讲的，并不是从一个家庭或者个人的得失这个角度讲的。其实不同民族的文化对生的态度是不一样的。同样是对待生命的态度，佛家是探讨幻灭，儒家是探讨生息，这一点上中国是比较特殊的。中华民族肯定生，《中庸》里面讲："能尽人之性，则能尽物之性；能尽物之性，则可以赞天地之化育；可以赞天地之化育则可以与天地参矣。"什么叫与天地参呀？就是参悟天地。参悟天地的什么呢？参悟天地生生不息的精神。所以说中华民族不管在什么艰难困苦下，都能够勇往直前，百折不挠，自强不息。

最后谈谈忠孝节义的价值观。价值观就是评判事物的标准。忠是对国家的态度，孝是对父母的态度，节是对自己的态度，义是对他人的态度。朱熹讲："尽己之力为忠。"竭尽全力就叫忠。你能不能在你的职位上尽忠，就看你能不能竭尽全力。做老师的竭尽全力地传道、授业、解惑，这是作为老师的忠。那么作为医生的，竭尽全力地治病是尽忠。只要你竭尽全力，每一个人都是在自己的角色上尽忠；如果你没有竭尽全力，你就是不忠。做学生没有竭尽全力地学习、听讲，你就是不忠；做老师的没有竭尽全力地传道授业解惑，是敷衍学生，是老师的不忠；做医生的如果医术不精，德行不高，敷衍病人，也是不忠。所以忠是很宽泛的概念。每个人都做好自己的本职工作，就是在为国家尽忠。

孝是对父母的态度，它来源于中国的敬老文化，中华民族是讲敬老的。秦始皇焚书时有3种书没有烧，医书、巫书都好理解，还有一种书，就是种树的书。秦始皇焚书没有烧种树的书，是什么道理呀？这是不是说明秦始皇有环保意识呢？非也。秦始皇不烧种树的书，因为在中国文化里面树是老人的象征，中国人对树的崇敬，其核心就是敬老！在敬老的基础上衍生出孝的概念。孝字上面是个老字，把下边那个老字的"匕"字换成"子"，以子承老即为孝。孝我就不展开说了。孔子说："君子务本，本立而道生，孝悌也者，其为仁之本与。"孝是人一切道德的根本。

节就是操守。操是自己能够操纵自己，守是自己守得住自己。一个人选择了事业就要为他衣带渐宽终不悔，这就是节。不悔什么呢？就是不能有奶便是娘，或者什么东西好你就投奔什么，这就是节操。中国人是很讲气节的，富贵不能淫，贫贱不能移，威武不能屈。我们中国古代的中医也是很讲这个气节的，能够一生为之尽忠。他有这种使命感，有尽忠的情怀和气节。现在很多人不太在意这个气节，对什么都无所谓，跳槽，觉得哪里好就往哪里去，认为这很正常。但在古人看来这就是没有气节的表现。孔子很赞赏伯夷叔齐，原因就在于此。

义是什么呢？义是对别人的态度，对别人是不是能够做到你该做的本分，尽到你该尽的职责。说得再通俗一点，义就是对得起别人。儿子对得起父亲，学生对得起老师，丈夫对得起妻子，自己对得起朋友。对得起就是义，对不起就是不义。一个人对得起别人的时候他就坦荡荡，对不起别人的时候就长戚戚。我们中国人做人都是要讲对得起别人的。

忠孝节义铸成了我们中华民族的价值观，而这个价值观是贯穿在所有人当中的，这就是民族精神。我们传统中国人喜欢什么、崇敬什么、称赞什么，就看符不符合这个标准。这就是经学所建立的中华民族的宇宙观、世界观、人生观、价值观。前面所谈到的具有中国精神的学问就叫国学，这个中国精神正是由这个宇宙观、世界观、人生观、价值观所构建起来的。

我们现在说史学。史学和我们中医的关系是什么呢？从古到今的医家的传记，还有与之相关的医案，都保存在史籍当中。中国的史学是全世界最发达的，这是西方的哲学家黑格尔说的。黑格尔说：全世界没有任何一个民族有中华民族那样连绵不断的史学作家和层出不穷的史学著作。《四库全书》将史学分成了 15 类。分别是正史、编年史、纪事本末史、别史、杂史、政书、传记、朝令奏议、职官、地理、时令、史抄、史评、载记、目录。正史就是官方修订的史书，中国的正史一共有 26 部。分别是《史记》《汉书》《后汉书》《三国志》《晋书》《宋书》《齐书》《梁书》《陈书》《魏书》《北齐书》《周书》《隋书》《南史》《北史》《旧唐书》《新唐书》《旧五代史》《新五代史》《宋史》《辽史》《金史》《元史》《新元史》《明史》《清史稿》。正史里面有许多名医的传记。编年史是按时间先后顺序写的历史，最有代表性的是《资治通鉴》。《资治通鉴》主要记录政治和军事方面的内容。《资治通鉴》从战国写到五代，写了 1362 年的历史，主要是写给帝王看的，供帝王治国借鉴。纪事本末史就是把历史事件的起因、经过、结尾详详细细地写出来的史书。别史是官方编写又没能列入正史的史书。杂史就是写的人很杂，内容很杂的史书。政书是写历朝历代制度的史书。比如政治制度、军事制度、科举制度、考试制度、礼仪制度、退休制度、官吏制度、赋税制度、医疗制度，等等。传记是记录某人生平事迹的文字。朝令奏议是古代皇帝下的诏书和臣子上的奏章。职官是讲历代官制的史书。地理就是讲中国历代疆域沿革及水利边防、名胜古迹的史书。时令是讲历代节气风俗的史书。史抄就是对历史的节录，史书太多了，古人就把史书当中重要的东西节抄出来，就叫史抄。史评是史学理论著作。载记是讲历代偏安政权、农民起义政权的史书。目录是简介古代图书的史书。

下面谈谈经和史的关系。从阴阳的理论来讲，经属阳，史属阴。古代有一句话叫："刚日读经，柔日读史。"什么意思啊？一三五七九逢单数的日子就读经，二四六八十逢双数的日子就读史。一三五七九是阳数，二四六八十是阴数。经学讲的是圣人之道，圣人之道是代表天地间的正气，故属阳。史学讲的是众生之道，故属阴。经学所讲的是天下应该是什么样子，人应该是什么样子。史学讲的是社会是什么样子，人是什么样子。应该是什么样子和是什么样子是不一样的。圣人说天下应该这个样子，是不是每个人都做得到啊？那不一定。历史是由众生构成的，众生构成了一个大势，大势所趋则成为历史的主流。经学是讲的人生社会的理想，史学是讲的人生社会的现实。所以光读经书的人就容易迂腐或者愤世嫉俗，光读史书的人就容易圆滑世故或玩世不恭。古人讲经史要合参，因为读经能使人永远坚定理想，读史则让人能够圆融豁达。

经史我介绍了，下面谈子学。这是与我们中医关系最密切的一部分了，因为医家就是诸子百家之一。子学就是诸子百家的学问，在春秋战国时期，子学是一种学术思潮，到了后来凡是在儒家经学以外建立自己学说的都通称为子学。《四库全书总目提要》称，凡自六经以外立说者皆谓之子学。子学在《四库全书》里面分了十四类。子学的内容用现代方法可以分成四大类：宗教、哲学、科学、艺术。

子学里边属于宗教的有佛教、道教。佛教原是外来宗教，但自从传入中国以后就不断地被中华文化吸收、融合、改造，最后成为中华文化不可分割的组成部分。所以，中国人是把佛学当作诸子百家的一家来对待的。道教是中华民族土生土长的宗教，追求长生不老，其中很多养生、保健的思想及方法和中医有密切关系。

属于哲学的有儒家、道家、法家、兵家、杂家、小说家。传统学术都

扶阳论坛 ❸（第二版）

浅谈中医与国学

73

是把小说家当哲学来对待的，因为小说家是用形象的故事来阐述丰富的哲学思想。古代小说当中保存了大量的医方医案，值得我们注意。

子学里面跟我们关系最大的就是科学类。科学类里面有四门：第一门是天文算法，第二门是中医，第三门是术数，第四门是农学。天文算法是科学的基础，中国的科学是从天文当中来的。中国人认为天空当中有七政、四象、三垣、二十八星宿。这些东西后来全都被医家吸收了。七政就是日、月、金、木、水、火、土七颗行星。二十八星宿是指天上的二十八组恒星，恒星是判别行星运动的坐标。它们分布在天空的东南西北四方。东边七组星宿分别是角、亢、氐、房、心、尾、箕；西方七组星宿分别是奎、娄、胃、昴、毕、觜、参；南方七组星宿分别是井、鬼、柳、星、张、翼、轸；北方七组星宿是斗、牛、女、虚、危、室、壁。这二十八组星宿在天空中分别组成了四组图案。东边的七组星宿组成了一条龙的图形，东边属木，木是青色，故叫青龙；西边的七组星宿组成了一个老虎，西边属金，金是白色，故叫白虎；南边的七组星宿组成一只鸟儿的图案，南边属火，火是红色，红色又叫朱色，故称朱雀；北方组成一条蛇缠绕乌龟的图案，北方属水，水是黑色，黑色又称玄色，故叫玄武。这就是我们中国人常讲的青龙、白虎、朱雀、玄武，这些概念都来自我们古代的天文学。三垣是指天上的三个星系，分别是黄河上游的紫微垣、长江上游的太微垣和长江下游的天市垣。

另外对天文学的研究形成了中国人的历法。中国人的历法是全世界的历法里面最有特色的。欧洲人的历法是根据月亮来建立的，叫太阴历。非洲人的历法是根据太阳来建立的，叫太阳历。中国人是将太阳月亮共同参照起来制定历法，叫阴阳合历。阴阳合历就是用甲、乙、丙、丁、戊、己、庚、辛、壬、癸十天干，和子、丑、寅、卯、辰、巳、午、未、申、酉、戌、亥十二地支配合来纪年月日时。十天干象征太阳的运动周期，十二地支象征月亮的运动周期。

再谈算学。古人是在对天文的计算中创造出算学，所以中国的数学是从计算天文当中来的。中国的传统算学一直领先于世界，在元朝以前中国算学领先世界一千年。到元朝以后，中国发明了算盘，这是中国算学的一个转折期。算盘方便计算，但是有个问题，就是约束了人的理性思维、抽象思维。元朝人无法再读懂唐宋时候人的数学著作。中国的数学到了宋朝是巅峰期，出现了秦九韶、李冶、杨辉、朱世杰四大数学家。金元时期有四大医家，算学上也有四大家。许多天算历法的成果也被中医吸收了。

天文当中很多东西，一方面被医家吸收，一方面又被术数家吸收，这几家相互之间又密不可分。中医是从术数里面脱胎而来的。术数主要研究两大问题，这两大问题都与中医有关。一个研究命相，一个研究风水。而命相又分两类，算命和看相。命是算的，相是看的。风水是研究人体和宇宙之间的关系，人体在什么时候和宇宙相应，你所居住的环境与人体相应，哪些环境旺你生你，不使你得病；而哪些环境克你误你，会让你得病。所以最早是巫医不分，巫医一家，古代的看病、算命、风水、中医都是联系在一起的。

虽然中医和术数有很多关系，但中医又是挣脱了很多术数的神秘束缚以后独立出来的，这一点是中医的一大进步。《四库全书总目提要》里面讲到，易学是一个庞大的体系，一部分划在了经部的易经类，一部分划到了子部的术数类。凡是有关宇宙大道的全部划在经部易经类讲，凡是有关占卜预测的部分，都划到了子部术数类。孔子的弟子子夏讲："虽有小道必有可观者焉，致远恐泥，是以君子不为也。"意思是说雕虫小技都有可看的，算命看相都有它的玄妙之处，但是一般人定力不够，你走进去就很难再拔出来。所以是君子不为也。圣人是本着忧患之心作《易经》的，作《易经》的根本目的是要使众生明白天道，天道不是那么容易明白的，对众生讲天道，很多人都不太容易接受。所以圣人就找到一种让大家感兴趣的占卜方式来接引众生。但当众生进入以后，就要努力让他明白天道。当真正明白《易经》所讲的天道以后，就应该放弃占卜的形式，登岸而舍舟，得意而忘言。你登彼岸以后，舟完全可以不要了，你明白我说的意思就不必把我每句话都记下来。如果说你已经到了岸上了还牢牢地把船抓住，那船就是你的包袱了。一个人真正明白了天道，就可以无往而不胜，哪里还需要占卜呢？这是研究术数应该注意的。

农家是中国古代农业的总结，里面内容很丰富。农家里面有三部著作跟我们中医有关。一部是北魏时期贾思勰作的《齐民要术》，这是第一部对上古时候的农业集大成的著作。第二部是元朝人王祯写的《农书》，这是中古时代农业的集大成著作。第三部是明朝末年徐光启写的《农政全书》，这是我们中国古代整个农业集大成的著作。中药是由植物、动物、矿物组成的，这三类中药都与农业有关，所以农书当中有很多关于中药的内容，值得我们参考。

艺术类跟我们关系不大，就不详说，略略讲过去，艺术类里面有书法、篆刻、国画、雕塑、音乐等。线条是中国艺术之魂，书法就是最有代表性的线条艺术。书法可以起到养气的作用，可以让人养静、养正、养和，书法是静中有动，动中有静，人坐在这里看似没动，可是整个气血在运动，达到人体的阴阳调和。所以中国的书画家大多长寿。书法对于养生是有极大作用的，特别是对慢性病的治疗。

集学就是指的诗词文章之学，也就是古典文学。集学里面包含了楚辞、汉赋、魏晋骈文、唐诗、宋词、元曲、文学理论等。楚辞是用楚地民歌改造的散文诗，是中国集学的源头，屈原为楚辞之魂。汉赋是诗化的散文，以西汉的蜀人司马相如成就最高。用写对联的方法写出来的文章，就叫作骈文。骈文是最能体现汉语魅力的一种文体，魏晋时期的文学以陶渊明的成就最高。唐诗就是格律诗，分律诗和绝句两类，以李白、杜甫成就最高。宋词就是句子长短不齐的诗，宋代文学以苏东坡成就最高。元曲以可供演出的杂剧为主，以关汉卿成就最高。文学理论以南北朝刘勰的《文心雕龙》成就最高。

以上是全部国学的内容。那么国学的核心精神是什么呢？是《中庸》讲的"致中和"。孔子晚年对《易经》进行研究，还没有来得及把他的全部心得体会写出来就去世了。他的孙子子思继承了孔子晚年的成就，把孔子研究《易经》的全部心得写成了《中庸》。《中庸》是儒家对中华文化精神的集中阐释，全部《易经》的精髓都在《中庸》当中。《中庸》里面讲："喜怒哀乐之未发，谓之中；发而皆中节，谓之和；中也者，天下之大本也。和也者，天下之达道也。致中和，则天地位焉，万物育焉。"这个"中"是什么呀？就是人体的根本。当我们没有耗我们的元阳之气时就是"中"。我们的情感流露出来，又有节制就是"和"。达到"中和"的境界，天地就各就各位，万物就生生不息。

中医治病也是要让人的身体达到中和的状态。这个中和的思想贯穿在整个中国文化里面。人与自然要和谐，人与身体要和谐，人与人要和谐，人与心要和谐。而这四个和谐中，人与心的和谐最为重要，人与心和谐了，人就安宁祥和，身体就健康。

人与心怎么达到和谐呢？要做到真正的人心和谐有四个重要问题。哪四个问题呢？一个是知命，二是得失，三是是非，四是生死。参破这四关，就可以海阔天空我自飞。

先来说知命。孔子说："不知命，无以为君子也！"不知道天命是不足以做君子的。什么是天命呢？天命就是人自己所不能掌握的。你出生的时间地点，这个你是决定不了的，美丑妍媸胖瘦，你也是决定不了的，你生什么病你决定不了，你做事成败你也决定不了，这都是天命。你说这些都决定不了，我等死算了。消极地对待命运那不叫知命，真正的知命是尽人事知天命。你不尽人事是无法知天命的。比如说一个人，你很喜欢她，可是你从来没跟她表白，最后这个人嫁给别人了。你说这是人事还是天命呢？搞不清楚。不知道是因为你没追她才嫁给别人的呢，还是你根本命里就没有？如果什么力气都用完了，追了，最后她还是嫁给别人了，那就是天命。尽人事就可以无悔，知天命就可以无怨，尽人事知天命就可以无怨无悔。人知天命以后，就可以放下包袱，包袱一放下就轻松了。我们一般的人，做事的时候总想结果怎么样，而把结果一放下你就遍体清凉。所以说知命就是放下结果的包袱，从容上阵。病人来了，我就竭尽全力去治，至于你治不治得好，那是天命。谋事在人成事在天。

第二就是得失。我们人老是放不下得失。很多人抱怨呀，心态不平衡呀，觉得不公平呀，凭什么他就得这么多呢？凭什么她比我漂亮呀？凭什么他比我有钱呢？老是认为上天对自己不公平，很多事情想不通。实际上，老天是最公平的。他绝不会让你什么都好，也绝不会让你什么都不好。你得了多少就要失多少，你失了多少就要得多少，利弊得失是一致的。所以说从古到今，凡是盲人，老天把你眼睛收了，就把耳朵给你补上。所以古今中外的音乐家，很多是盲人。因为眼睛不好老天把耳朵给他补上。口吃的人，嘎嘎嘎半天说不清楚的，说不定就善著书。天才就容易短命。从古到今，天才短命的不少。你要成大器，那就让你晚成，让你受尽磨难。我们刘力红先生寒窗三十年写成他的《思考中医》。你不要看他一举成名天下知，你不知道他当年的磨难，我是知道的。他受尽多少磨难去求学拜师，历尽艰辛，而且有时候家里的锅都揭不开，小孩也管不了，妻子也管不了，成大成就就要经大磨难。所谓红颜薄命，从古到今没有几个漂亮女子的命是好的。西施、貂蝉、王昭君、杨贵妃这四大美女，还有金陵十二钗，没有几个是命好的。

人间就是这样，给了你这样就不会给你那样。如果你发现你什么都好，出身也好，生活也好，工作也好，又有名又有利，儿子也好，夫妻关系也好，什么都好。完了，估计你该拜拜了。为什么呢？因为月盈则亏，物极必反，月亮圆了就要亏了，水满就要流出来了。有些人说我就是好得不得了，那我怎么办？那我岂不是就要拜拜了吗？那我还要告诉你，如果你就是什么都好，你也可以不拜拜，应该怎么办？就是大量的布施，就可以达到平衡。能量一守恒，你就可以不拜拜。那么你说我现在真是倒霉至极了，什么都不好。我就告诉你，你将要遇到贵人了。你说怎么过了两个月我还没遇到贵人呢？说明你还没有倒霉透顶。阴之极为阳之始，阳之极为阴之始。你还没有到极点怎么能向反方向发展呢？这就是天道。你明白了这个道理，得失、利弊就放下了，你得到多少就可能失多少，到最后一称，每个人都是一样重，没有哪个多没有哪个少。天子得到了天下，临终的时候全部都要失去。所以皇帝最舍不得死，叫花子死的时候最愉快，因为他什么都没有。古代的女子嫁到宫里应该是最好的命运了吧，可惜怎么样呀？后宫佳丽三千。你得到了天大的荣华富贵，但是一年 365 天，皇帝一天宠幸一个，十年才轮到你一次。我在民间，我生得丑，嫁个傻丈夫，生个憨儿子，我还一家人热热闹闹过一辈子。

所以说到最后一称每个人都一样的，你收获得多，你付出就必然多。现在刘力红先生名满天下，可是匆匆为天下忙，一天到晚全国各地讲学，他就要牺牲自己，付出很大的艰辛。他说现在能在南宁安安静静住两天，他都觉得很幸福。你得到大名了，那肯定你就要付出大的劳动。你是名医，你在当地受大家尊重，那么你就天天要有看不完的病人。你看看我们成都的卢崇汉先生就是这样子。他一天到晚看病，晚上看到一两点钟都看不完。我什么都没得到，我穷啊没有钱，可是我时间充裕呀，一天拿着大蒲扇牵着狗儿这里转一转，那里转一转，反而很轻松。你把这些悟透了，对于得失就可以从容面对。

第三个是是非。人都活在是非当中。《增广贤文》讲："谁人背后无说人，哪个人前不人说。"每个人都在议论别人，每个人也在被人议论。有人说你好，就一定有人说你不好。不可能大家都说你好，也不可能大家都说你不好。就比如说我来讲课，有人说你讲得不错嘛，有些人就说不好，赶快赶走。这是很正常的。你老想大家都说你好，这怎么可能呢？所以孔子说："众好之必察焉，众恶之必察焉。"如果大家都说一个人好，这肯定有问题。好人说你好是好，为什么坏人也说你好呀？大家都说这个人坏，也有问题。好人说这个人坏，是坏，为什么坏人也说这个人坏呢？都有问题。有人说你好就有人说你坏，称讥毁誉寻常有，称讥毁誉都是很寻常的事情，名气越大说你好坏的人就越多。你说我没有名气，我也不要名气，可是隔壁张大妈、王大婶还要说你两句。人都活在是非当中。你把是非参破了，心就平了。可是这是需要功夫的。孔子六十而耳顺，孔子活到六十岁才看破了是非，才达到了耳顺的境界，他听什么都能够从容面对，这是需要修炼的，这是需要境界的。

最后就是生死。什么是生什么是死呢？生就是听凭大自然，听凭老天把你送来，死就是听凭他把你接走。每个人都要送来，每个人都要接走。老天是最负责任的，把你送来了就要把你接走，绝不会把你给忘了。你明白生就是送来，死就是接走之后，你的心一下就安定下来了。既然把你送来了就从容地过好每一天，把你接走呢就从容地走，你反而很痛快。你把生死一参透了，就可以海阔天空我自飞了。

最后做个总结。我们当代最伟大的哲学家冯友兰先生是1990年去世的，活了95岁。他85岁时他的妻子任载坤先生去世，他作了一副对联，上联是："在昔相追随，同荣辱，共安危，出入相扶将，黄泉碧落君先去。"下联是："从今无牵挂，斩名缰，破利锁，俯仰无愧怍，海阔天空我自飞。"意思是说老伴呀，我们在昔相追随，我荣你荣我危你危。老了以后你扶着我我扶着你，今天你却先离我而去。不过你走了也好，在这个世上，我从今再没有了牵挂。把名缰利锁都斩断了，我抬头对得起苍天，低头对得起大地，中间我问心无愧，这样就海阔天空我自飞！人到了这个境界，参破人间的得失是非生死，就可以海阔天空我自飞了。

我们的中医或者是我们每一个人，对名利看得越淡，对事业就越忠诚，他的境界成就也就越高。我们搞中医的，尤其应该重视自己的德行和境界，只有崇高的德行和境界作为基础，才有可能成就伟大的中医，把中华民族的中医事业继承下去，弘扬开来。

从扶阳法角度探讨阳虚型冠心病之病机

——"温心通"项目的实验分析

吴荣祖

唐农（主持人）：今天下午我们有幸请到了吴荣祖教授来给我们上课。吴老师是扶阳论坛的三届元老，第一届在南宁，第二届在北京，第三届在上海。现在我简单介绍一下吴老师。吴荣祖，四川会理人，吴佩衡之嫡孙，主任医师，教授，云南省名中医，昆明市优秀专家，中华中医药学会风湿病分会委员，云南中医药学会常务理事，昆明市中医学会副会长。幼承庭训，耳濡目染，因家学渊源对钦安思想体会深切，不仅善于用附子于临床，疗效卓著，并且于附子提取等诸多方面之研究，独具匠心，有40多篇相关论文刊行。我想也不用多介绍，吴老师大家也都熟悉，一看他特有的像红太阳一样的脸庞，大家在街上就能认出他了。你叫他"吴附子"也行，你叫他"吴太阳"也行。现在我们以热烈的掌声有请吴老师上课。

吴荣祖：今天上午我跟大家一起都在这儿认真听李里老师的关于国学与中医的关系的讲座，受益匪浅。确实我们搞中医临床的，听听这方面的东西，觉得对思维的升华很有帮助。我记得2008年在北京第二届扶阳论坛的时候，李里老师给我们讲了阳气和医学的关系，也是讲得挺好。相信大家和我都有这个共同感觉。

那么今天下午，我们就从国学回到我们的中医，回到中医临床，讲一讲我对中医临床实验研究的一些体会和感触。我讲的题目叫"从扶阳法角度探讨阳虚型冠心病之病机"，副标题是"温心通"项目的实验分析。我们中医怎么借鉴现代科学来发展？扶阳又怎么借鉴这个实验研究呢？我做了一些工作，有一点体会。虽然讲的是一个项目，其实最重要的是从扶阳的角度，来谈我对冠心病的认识、治疗、预防和康复的一些想法和体会。

我准备从五个方面讲，第一个是温心通科研项目的立项背景及临床试验研究的结果；第二个是温心通胶囊国家专利介绍；第三个是我重点要讲的，是阳虚型冠心病的发病机理；第四个是温心通胶囊方药组成的合理性，也就是温心通胶囊的理法方药，特别是结合扶阳大法的思路在方药这方面做一些分析。第五个就是项目发表的相关论文。大家如果对这一实验项目的一些进展感兴趣的话，很详细的情况可以查一查这些论文。我在这里对这个项目的整个过程仅仅是比较简练地做一个介绍。

第一个就是谈一谈项目的立项背景。我们知道，搞一个项目，你的立项背景是什么？你为什么要立这个项？你得说出理由。我这里主要谈以下几点：一个就是人类疾病谱的变化。人类疾病谱发生了较显著的改变，过去的疾病谱以大规模的大面积的急性传染病流行态势为特点，随着人类文明的发展，以及防病治病各方面手段的增加，这些急性传染病得到有效的控制（包括过去不久的 SARS，以及今年的 H1N1 由于防预治疗的有效干预而短期内得到控制）。这客观上有效延长了人类寿命，人类的疾病谱发生了显著变化。人们的患病特征就不再是一个单一的某个部位的疾病，往往呈现多系统、多层面的发病态势，诸如老年疾病、代谢疾病等。随着疾病谱的变化，心脑血管疾病已成为人类生存的第一杀手。心脑血管疾病现在对人类的威胁非常大，是医学研究的一个热点。当然我们中医也不例外。第二个是有关的资料的统计，肖培根院士有一段话，我念一念供大家参考："在新世纪，随着回归大自然的思潮，人们对绿色的食物、绿色的药材会更加向往，对健康更加关注。发展现代中药也是知识经济的重要组成部分，有广阔的国际市场。中国加入 WTO 后，在国际医药主流市场，我们以西药与国外抗衡相差悬殊，显然不可能取胜。如果把中药作为一个高科技健康产业来发展，不但能与之抗衡，而且在天然药物的市场中，可能会处在一个优先的位置。"肖院士是站在战略的高度，看中医中药的发展前景。随着人类疾病谱的变化，有的统计认为，就从冠心病来说，美国大约 700 万人患有冠心病，占美国总人口的 3.1%，其中每年就有 50 万人死于心肌梗死，美国每年用于防治冠心病的费用超过 50 亿美元。我国冠心病的发病率较欧美低，但近年来也有上升的趋势。如果按 1% 的发病率算，我们 13 亿人口，约有 1300 万冠心病患者。所以说西医和中医的很多学者都在研究、开发、思考冠心病的治疗的问题、预防的问题。所以说我们在这个背景下，提出了冠心病的中医中药怎么开发，特别是从扶阳的角度研究这一问题，用扶阳温阳的思路来设计相关方案，做一些具体的工作或者贡献，应该是有益的。

那么我就简单把这个科研课题给大家介绍一下。第一是项目的临床试

从扶阳法角度探讨阳虚型冠心病之病机

验设计。首先从"理"的方面去想，我认为冠心病的发病是阴乘阳位，心阳受损是冠心病的基本病机。中医认为，心者阳中之太阳也，胸为阳，为中气集散的地方。如果心胸的阳气振奋，心脉宣通，就属正常，就会充分发挥肺朝百脉的功能来完成气血的全身运行。如果心胸受到了痰饮、寒湿等阴邪的伤害，就可以导致阴邪损伤心阳或者是胸阳。一旦损伤以后会出现什么结果呢？那就会出现胸痹疼痛，心痛掣背，背痛掣心，胸满，胁下逆抢心，短气不得卧等临床表现。《金匮要略》上有一个重要的表述，即阳微阴弦。

下面对于阳微阴弦我们再作分析。所谓胸痹（冠心病）的病根，仲景强调"责其极虚也"。我认为实邪是指一些有形之邪，如痰饮、寒湿、瘀阻等。实邪凝滞，痹阻胸阳，正不敌邪，胸阳不宣，是形成胸痹的病因。那么"责其极虚"，虚指的是什么？是指正气胸阳的虚损是发病的重要原因。下面做一个昆明医学院对单味中药丹参活血化瘀实验研究的回顾，实验结果显示单味丹参具备改善冠状动脉供血、缓解冠状动脉痉挛的药效。于是决定进一步临床观察，用单味丹参片剂作为一种治疗冠心病的实验药进行临床实验。结果临床使用以后出现了与实验设计异样的结果，其中一部分冠心病患者服药后，出现疲劳感加重，甚至从来没有出现过心绞痛的隐匿性冠心病病人开始出现心绞痛，S-T段或T波也产生了缺血性改变。为此课题组又重新学习经典，重读张仲景《金匮要略》胸痹病篇，认真领会仲景强调的"责其极虚"的病理机制。于是重新用辨证的视角去研究问题，由西医病种加单味中药制剂转向由西医病种加中医辨证复方论治，结果疗效远远高于单味丹参的疗效。

《金匮要略·胸痹心痛短气病脉证并治》提到"责其极虚"的问题，清·尤在泾注云："阳微，阳不足也。阴弦，阴太过也。阳主升，阴主闭，阳虚而阴干之，即胸痹而痛……夫上焦为阳之位，而微脉为虚之甚，故曰责其极虚。以虚阳而受阴邪之击，故为心痛。"因此张仲景是直接指出了阳气受损的问题。在《医门法律》里面也谈到了胸痹是出于阳虚，故邪得乘之。这里所谈的实邪是阴邪。《诸病源候论》也谈到"寒气客于五脏六腑，因虚而发，散乎胸间，是为胸痹"。也指出寒这个阴性的致病因素。《类证治裁·胸痹》也指出："胸痹胸中阳微不运，久则阴乘阳位而为痹结也……由胸中阳气不舒，浊阴得以上逆，而阻其升降……"《灵枢经》总结了疾病发病的一般规律是"旦慧、昼安、夕加、夜甚"。从自然界规律而言，平旦阳气升，日中阳气隆，日西阳气已虚，气门乃闭。就临床冠心病心绞痛而言，冬天和夜晚心绞痛发病多，为什么？这就是随着自然界的阳气和人体阳气的变化，在阳气相对虚弱的时段容易出现病症，也正好说明冠心病心绞痛和人的胸阳和心阳息息相关。

从以上病机分析不难明白，冠心病胸痹证的基础治疗原则，也就是治法中，温阳固本和活血化瘀、宣通心脉二者必不可少，也可以说采用扶阳抑阴来固护心脉在该病治疗中有积极的治疗效果。我们在研究温心通胶囊的处方设计中认为胶囊以附子为君，肉桂为臣，三七为佐使。附子、肉桂、三七的药用功效都非常清楚，靶点性强，综合药效，对心阳受损、阴邪上乘是有针对性效果的。所以我们就把该实验处方拟定为阳虚型冠心病的观察方药。毕竟中医绝不能离开辨证论治，仲景就强调"观其脉证，知犯何逆，随证治之"。作为研发中药，要提倡辨病与辨证结合。现在我们的不少上市中药不讲辨证，奢望一个中药（复方中药）能把西医的一个病种的治疗全部覆盖，这是一种不切实际的思维，是不可能实现的。包括现在六味地黄丸的宣传非常多。有病、无病、康复、预防似乎都可以服用六味地黄丸，结果怎么样？大家都是搞临床的，我相信你们会有体会。现在说中药也有副作用，也有毒性。其实为什么不断报道中药出现副作用的问题，包括龙胆泻肝汤伤肝损肾，等等。其实就是缺失辨证，没有个体化的针对性治疗。这不能怪中医，是怪我们把握这些东西的人思想模糊、糊涂的原因。

温心通胶囊实验显示：第一，它可以提高冠脉的流量。第二，可以改善心肌的供血供氧。第三，可以增强心肌收缩力，同时降低心肌的耗氧量。我们知道要增加心肌收缩，必然导致心肌耗氧增加。如果能增加心肌的动力，同时又降低耗氧量，这是非常可贵的药效。再有就是能够调整心律，提高和恢复心功能。在抗脂质过氧化的方面，能提高超氧化酶活性，拮抗脂质过氧化（如升高歧化酶 SOD 的含量，降低 MDA 丙二醛的量）。第四，可以改善血液流变学的多项指标，降低血黏度，还表现出一定的调整脂质代谢的作用。

以上这些说明该药具备有效防范冠心病的相关危险因素或降低其危险性的多靶点药效。

急性毒理试验和长期毒理试验的结果也非常理想。在急性毒理试验中，以临床用药量按公斤体重折算喂养小鼠 7 天，最终给药总量相当于原生药 30g/kg，折合临床用药剂量的 267.8 倍。且 LD_{50} 没有出现小鼠死亡，生命指征平稳。其长期毒理试验结果也非常理想。以人的体重折算，分别为临床给药剂量的 16 倍、32 倍和 64 倍，没有出现实验动物生存指征改变及主要靶器官的毒性损伤。毒理实验结果证实，温心通胶囊有可靠的临床安全性保证。这也从另一个侧面显示为什么有的"附子先生"临床用大剂附子治疗能够起效，能够治重病，却没有对患者的生命造成损伤的道理。

另外，从临床对比观察结果来说，第一，对于中医所说的胸闷、心悸、气短的改善，治疗组优于对照组，疗效有显著性差异。从中医的舌象和脉象的比较观察，实验组也优于对照组。再注意对心功能的改善，鉴于整个实验用药仅是 16 天，疗程比较短，对心功能的改善总体来说只是表现出具有一定前瞻性的希望。对心电图的改善也可以反映出治疗组跟对照组是有明显差异的。另外对 SOD 和 MDA 等超氧化物歧化酶指征的改变也是理想的。

从温心通胶囊的临床效果我们可以看出，由于它不仅是对冠心病患者心脏冠状动脉、心肌有治疗作用，而且对冠心病患者的超氧化物歧化酶活性的激活、对脂质代谢的问题、对血液黏稠度等的有效调整治疗都有良好作用，说明该药除了治疗之外，对冠心病的预防及康复都有作用，是比较理想的中药复方制剂。

国内著名心血管学者胡大一教授特别强调在冠心病的防治过程中要树立"上游"治疗思想，也就是说不要只关注心梗的治疗，应该在冠脉堵塞以前就积极采取应对相关危险因素的治疗措施，主动出击，这叫"上游"治疗思想。"温心通"药物的实验结果应该是理想的，有明显的"上游"治疗理念及效果。按照中医传统来说，上工治未病，中工治其已成，下工治其已败。该病对冠心病的预防、治疗、康复的综合药效十分可取。

中医药，特别是中药复方治病，是取多种原生态药用部位（根、茎、叶、花、矿物等）经水解溶出组合后备用（汤剂），其作用非单味中药，更非单味中药所谓"有效成分"的药效，其混合药液中存在有增效、添效、减毒等药效学变化，这是目前研究手段所无法搞清楚的。它与化学合成的西药、单味植物药有效成分提取有质的差异。正因为如此，学术界提出了中药复方多靶点、多层面的整体药效理念，也就是区别于西药、植物提取药的单一靶点药效。例如人参皂苷、三七皂苷等与人参、三七原生药药效不等同的问题，包括所谓"双向调节"药效的问题，如对血压的升高与降低，对血小板的活性激活与抑制，从"温心通"的实验研究也说明，多靶点、多层面的整体药效正是中药复方的优势所在，值得我们共同发掘研究。

接下来就从中医理论谈一谈阳虚型冠心病的发病机理。前面说过，冠心病（胸痹）是人的心阳受到损伤，这是它的基础病理。因为"心者，为阳中之太阳"，心阳是不应该受到损伤的。心阳越振奋，你的身体越好。如果心阳一旦受了损伤，你就会出现疾病。

可以说心阳受损是冠心病的重要病机。前面我们已经做了论述，也引证了一些古代前贤的说法。那么损伤人体阳气的因素有些什么呢？它是多元的。如代谢紊乱形成累积性的阻塞因素，即冠心病的危险因素，比方说血黏度过高、血脂高引起的动脉壁粥样病变等因素使血流缓慢不动等，从中医的角度来讲，动是靠阳气。人体血脉的流通靠的是什么？靠心阳和肺气。所以有"心主血脉""肺朝百脉"的说法，故可以说阳气的损耗是心肌缺血、冠脉梗阻的重要因素。

再说年龄因素。刚才说过随着年龄的增长，老年人各方面的病就多了，为什么中华人民共和国成立初期临床较少提到冠心病呢？因为那时候我们国家人口的平均寿命就是 36 到 37 岁，再加上营养状况较差，没有导致冠心病的发病条件。

还有一个因素就是体重超重现象。由于膏粱厚味、过量饮食、不科学的饮食以及缺乏运动这些情况，静则生阴，痰湿阴邪滋生等导致损伤阳气的因素、现象普遍存在。

从中医角度看，心阳是最忌损伤的。心阳、心神、心气如果一旦受损，就会留阴，就会导致阴霾上乘。《内经》里面说过，"少阴之上，热气主之"，是什么意思呢？大家知道有手足少阴，包括手少阴心、足少阴肾，心肾是人体重要的生命轴，生命轴的运转靠的是什么？靠的就是阳气。所以也可以说心肾阳气是人体生命的根，是元气的能源所在。

《金匮要略》里面有这样一段话："师曰：夫脉当取太过不及，阳微阴弦，即胸痹而痛，所以然者，责其极虚也。今阳虚知在上焦，所以胸痹心痛者，以其阴弦故也。"怎么理解呢？我认为是一种邪实正虚的表现。"阳微阴弦"的弦脉主风，主痛，主痰饮，主气滞。阳微指心胸阳气不足，阴弦主痰、瘀、气滞而致的痛症。所以冠心病的本虚标实病机，张仲景早已经做过了阐述。

既然《内经》认为"少阴之上热气主之"。那么什么是热气（或者说阳气）？热气或者阳气与少火有没有区别？我觉得有区别。为什么说少火生气？其实少火就是我们的命门火，也称命门元阳。作为形成的状态，气是一种水火交融包容的结果，火能化水才能产生热气。热气腾腾是如何产生的？靠火在水下的热能作用，然后水才能化气，二者缺一不可。按照中医理念来说，命门火潜于肾水，蒸动肾水，肾气或者是肾之阳气就能通过三焦布于全身。所以说"热气主之"其实就是水火的包容交融状态下的气化作用。

我今年在广州做了一次叫作潜阳法的研究讲座，也谈到这个火。为什么阳要潜？既然阳根在下，为什么阳要潜而不能浮动？很多医家，特别是郑钦安等的医家都谈到这个问题。所以说心肾为生命主轴、是三阴之枢、是先天之本。我们知道六经开合枢分阳枢和阴枢，阳枢是少阳，它是阴阳经进退的关键，是表里出入的枢机。但是少阴之枢是生死之枢。所以《伤寒论》中为什么少阴病死证多，为什么厥阴病也有死证？原因就是伤及元阳和命门或心阳，从而导致吐、利、厥逆而死亡。

所以我把《伤寒论》少阴叫作生命之枢，是生死反掌的关键地界。一旦失治、误治，邪入少阴损及元阳之气就是关系到患者生死的救逆问题。在厥阴篇里也特别谈到，阳回则生和阳不回则死的问题，是以手足厥逆的天数长短来决定厥阴病的生死。

我认为，阳热之气统于手少阴心，但根于足少阴肾。这就是扶阳学说一直强调的"阳根在下"的观念，但是从统摄角度来说还是要以心为主。下面我还会讲到"心者，君主之官"，心为什么会那么重要？

下面讲一讲水升火降的问题，讲一讲对升降的理解。古人是通过观察自然的升降来观察类比人体的气机升降，叫"人与天地相参"。《内经》里面有很多篇中都谈到这一方面，如"生气通天论""四气调神大论""阴阳应象大论"等都讲到大量的研究升降的问题。这里谈一个乾坤化坎离的过程。古人认为，乾（☰）为天，坤（☷）为地，乾中一爻落于坤宫化而为坎（☵），坤之一爻交于乾宫化而为离（☲），称之为天地交而后有水火，再化生万物。这里面就透出了天气下降、地气上升、水升火降的自然界的升降问题，由此升降带来了一年四季春、夏、秋、冬的轮回无端的"圆运动"规律。

现在临床上有很多学生，还有一些研究生，他们觉得"圆运动"非常抽象、不容易理解，感到困惑。其实我觉得"圆运动"的实质就是一个阳气的升和降的过程。我跟他们讲，地球是不是圆的？大家都说是圆的。但是在古代、在西方还没有发现地球是圆的时候，我们中国就认为地球是圆的，中医讲到太阳"昼日行于阳二十五度，夜行于阴二十五度，五十度一大汇"，其实就是环周一个圆。西方求圆有这样一个特点，他要坐船走，一直走很长时间，最后又回到原地方。他才发现地球是个圆的。从方法角度来讲，西方的思维和我们中国的思维有明显的差异。中医所说的"交泰"也好，"既济"也好，实质就是一个水升火降，离火要降，坎水要升。但是离火坎水的升降要靠什么？没有阳气是不可能的。由于阳气能够升发肾水，化为津液，上济于心，心火就能凉降，下交于肾。这个升降同时带来了肝木的温升和肺金的凉降。

郑钦安先生在《医理真传·离卦解》中说："坎中真阳，肇自乾元，一也；离中真阴，肇自坤元，二也。一而二，二而一，彼此互为其根，有夫妇之义。故子时一阳发动，起真水上交于心；午时一阴初生，降心火下交于肾，一升一降，往来无穷，性命于是乎立。"这就是一个以升降为核心的"圆运动"态势。

所以中医说这个升降运动是如环无端，这就是圆。四季轮回升降的有序就是圆。由于以阳气为主的圆的运动，导致了生长化收藏、生长壮老已的不断轮回，这就是圆运动态势的思想。如果从"人与天地相参"，"与日月相应"，结合现代的天文学星体轨迹角度看，太阳是圆的，地球围绕太阳转也是圆的运动，地球的自转也是圆的，月亮围绕地球转也是个圆的。所以我们把这个圆运动作为学中医的一个基本的、应该了解或者努力领悟的内容，那学中医就上了一个层次。李可老把彭子益先生的"圆运动的古中医学"称为"中医的灵魂"也正出于此意。比如现在中医临床谈肝病更多的就是升之太过，很少论述升之不及。其实临床上既然有太过就有不及，在临床上肝气温升不足的病很多，而现在在临床上采用温肝、升肝、达肝治疗的却见之甚少。

我以为临床中肝失温升并非少见，因为肝属于东方，东方什么？东方就是春，春天就是温暖！如果我们从人与天地相参的角度理解，"冬去春来"，冬天的寒冷没有被春天的温暖取而代之，万物绝对不会萌发。如果倒春寒出现，会使初生的植物嫩芽死亡。所以肝寒失升的不及不应该被忽视。现在更多的是谈肝阳上亢，肝火盛，特别是带状疱疹，统统都用龙胆泻肝汤来治疗。这就忘了"不可太过，也不可不及"的辨证思路了。为什么呢？因为已离开了"阴阳者，天地之道也"。离开了"道"就不行，因为不符合"带状疱疹"的客观现实，就会堕入主观随意性。

我们再回到圆运动上，太阳系以外有一个星球叫彗星，彗星为什么70年一遇呢？其实70年也是一个轮转轨迹，也是一个圆呀！所以这个圆运动是自然的现象。我们人与自然相参，我们学中医能理解升降，能够理解生、长、化、收、藏，能够理解以脾胃为轴心，对于理解中医，提高临床辨证论治水平，会有帮助。

《内经》云："升已而降，降者为天；降已而升，升者为地。天气下降，气流于地，地气上升，气腾于天，故高下相召，升降相因而变多矣。"正因为有了气的升降，最终才带来变生万物。这就是升降以后变水火，水火以后变五行，然后才有万物演变。所以古代医家认为：地球始起乃是一团混沌之气。然后轻者升，浊者降，轻者为天，浊者为地，才为天地，天地相交才产生水火。由于水火的产生，开始有四象。这个秩序都说明了升降在地球万物始生时的重要性。正因为它重要，所以进一步指出："出入废则神机化灭，升降息则气息孤危。"又云："故非出入则无以生长壮老已，非升降则无以生长化收藏，是以升降出入，无器不有。"所以从这个角度来看，升降在我们中医的治疗、康复、养生中是非常重要的。如果我们能从升降的高度去理解治疗的理念，去用方。我觉得你的中医境界或者你临床的疗效就会有一个跨越。

下面还有一个"清阳为天，浊阴为地"，"地气上为云，天气下为雨，雨出地气，云出天气"。就因为这个思想也反映在易经的一些卦学里面，我后面再讲。

接下来我讲一讲温心通胶囊药物组成的合理性。我们用了三七、附子、肉桂。

首先简单谈谈附子。我们研究的论文集里面，讲了附子的很多功效，包括现在的一些药效学的数据，以及各方面的报告。我这儿都不讲了，还有中医对附子传统的一些文献，我也不说。我就谈谈附子在我们这个"温心通"里面的作用。因为附子补命门、强心。我反复讲附子这个药是水中蕴火。水中蕴火就非常近似于我们的坎卦。为什么说附子是水中蕴火呢？大家知道"取类比象"是中医研究过程中的重要方法，也称同构思维。比如从药物的生长环境、形态来说它的药效是中药学中非常精华的类比部分。现在讲中药的老师对这方面的讲解显然不多了。就以附子为例，在四川栽附子有个说法，称之为"江油附子隆安种"。每年的附子种都要去隆安引进，不能就用江油产的附子留种，若是则绝对影响第二年的附子品质。为什么呢？因为隆安这个地方就比江油海拔高得多，气候也冷。从比较冷的地方引来一个火种，然后到江油播种。大家去过江油没有？江油那个地方就在成都平原，非常热，湿度很大。它的土质都是黑沙土。按照这个环境来说，黑沙、水湿，其实属性都是水，江油就是在江边，就在一条河的两边，那里的附子是最好的。把一个火种放到这儿来进行栽培，是不是很像一个坎卦？这个坎卦，从附子本身来看，它的皮是黑的，它的肉是白的，一黑一白也是一个水火包容。所以附子必然是补命门火，生态使然。我祖父经常说附子确实热，但它不燥。为什么不燥？因为它是水中之火。运用把握得好，在用附子的时候，从来不会出现燥相。用得好，阳气足了，少火旺了，少火能生气，阳生阴就长，那绝对是非常好的。

下面接着谈命门火的问题，如果出现坎卦之象，命门火就能潜伏蒸水化气，水气上交于心，心火凉降而下交于肾。水升火降，水火既济，则火不上炎而水不下寒。就是一个泰卦的状态。"泰卦"应是一个上卦，国家也求国泰民安，"泰"在中国文化中也是一个吉祥的意思。那么泰卦的特点就是水在上火在下。

再谈肉桂，其有强心、温肾、纳气归肾之力，能引火归原，使肾水温升上交于心，其色赤而善暖血中之气，寒则凝，温则通，通则不痛，为温寒暖血通瘀之要药也。就像冠心病是阻塞，是痛，是由寒气的阻塞或者痰饮等其他原因导致的阻塞。在温的过程中就能使它通，从而改善梗阻，重建供血。在北方，滔滔黄河之水，到了冬天都结冰不动，当春暖花开的时候，冰化水流，滔滔依然。这个现象很合乎中医寒凝温通的病机。

三七是一个活血化瘀的要药，它专入血而退瘀滞。其味苦入心，其性温而善走，它是一个走动之药。这三味药共同发挥交济水火，补坎益离，振奋心阳，通其心络的功效，对少阴阳虚、胸痹不宣、心络瘀阻的阳虚型冠心病，必然是有效的。实验和临床研究也证实了这一点。我们对"温心通"的研究，重在什么呢？就是紧扣"少阴之上，热气主之"的这个理论法则，这也是温阳法的重要内容。

少阴为三阴之枢，为什么叫"枢"呢？因为它是枢转阴阳生死的机枢，少阴阳复则生，阳厥而死。我称之为生死之枢，关乎生死。"少火生气"，"气食少火"，"人活一口气"，其核心全凭心肾阳气的功能。所以我们温阳大法特别强调心肾之阳气。阳气的根究竟在哪儿？郑钦安先生说得十分透

从扶阳法角度探讨阳虚型冠心病之病机

彻，若读懂了那你在临床上就会慧眼识病。我认为"温心通"是手少阴正药。我是这么称呼它的。因为手少阴的正药主要是四逆汤，也是三味药。这个是张仲景的，他重点是在肾，在下焦。我这个方子重点是在心，在上焦。由于少阴心肾是生命轴，君相二火，阳根在下，水火交泰，热气治之。所以四逆汤也好，"温心通"也好，都是以温阳的首选药附子为君药，不可缺之。这是我临床治疗的体会，供大家参考。

我们再看看这个药方。肉桂是温阳的，是阳药；附子是阳药；三七是血分药，按气属阳、血属阴，它在这个方子里面属于阴药。这三味药的组合很像我们的离卦，离卦就是心卦。所以离卦又称丁火。从扶阳这个观点看，它正切中阳虚型冠心病之要害。

这个药的加味方衍生覆盖的病种是非常多的。我们临床有时候就以这个方为基础进行加减。以后在座的各位临床大夫也可以考虑这一用法。比方说我们在一些脾胃虚的病人，在慢性胃炎、慢性肠炎、慢性胆囊炎这些消化道疾病的治疗过程中，我们采取补火生土的方法，就是以"温心通"作为基础方，在这个方子里边再加一定的药物来配合治疗。当然治肾病、心病更不用说了。既然冠心病是一个多发病，我一直认为冠心病是以心阳受损为主。现在冠心病治疗上有芳香的、开窍的、活血化瘀的，还有的是虫类药，我觉得这些治疗方法确实有效，但毕竟是在枝末上用药，没有在根上用药。而这个温阳法是从根本上、从心的生理功能和它的病理变化的基础里面来考虑设计的。

《素问·灵兰秘典论》云："故主明则下安，以此养生则寿……以为天下则昌。主不明则十二官危，使道闭塞而不通，形乃大伤，以此养生则殃，以此为天下者，其宗大危，戒之戒之！"这里强调说明保护心阳的重要性。针对冠心病的治疗，让心阳得到保护，切不可少。现在我们把它深入中医的藏象核心来考虑，我觉得这个思路对我们身体的健康，对疾病的防御，尤其是闭塞不通这一类的疾病，是非常有益的。我曾经说过，中医治疗的终极目标是什么？就是说中医治疗要达到一个什么地步才是最好的？其实《内经》里面讲得很清楚："必先五胜，疏其气血，令其调达，而致和平。"

前面李里老师讲到的"致中和"就是这种意思。"中和"是什么意思？其实就是一个调和。现在什么乳房的肿块呀，甲状腺结节呀，还有囊肿、息肉等这些疾病很多。我常跟病人说，为什么会长这些肿块？其实就是一种流通障碍。就像交通，到了下班时由于汽车很多，阻塞了，是流通不了才会堆积、才会堵塞。这个表现在人体就是形成包块的病因。治疗就一定要疏导，要使气血流通，最后包块或肿块才能软化消散。这是中医的治疗思路。

我最近治疗一位淋巴癌（淋巴肿瘤）患者，他化疗和放疗后胸部淋巴结肿大，人非常消瘦。经中医四诊，提示这个患者是属肝寒气滞，痰瘀互结的病机。治疗以四逆汤为主，温阳固本，散寒解结，再辅以疏通气血，酌加软坚化浊。这个病人的效果非常好。不仅这些包块得到一定消散，疼痛减轻，而且饮食、睡眠、大小便、气色、脉象得到全面的好转。"阳主动，阴主静"，动则通，静则滞，故在上述病证的治法中，扶阳抑阴、温通除滞应在临床中引起重视。

《吕氏春秋·尽数》中说："流水不腐，户枢不蠹，动也。"动就是生命的象征。为什么人年轻的时候，能蹦能跳，思维敏捷；到中年40岁称之为"阴气自半，起居衰矣"；60岁进入老年，上下高的楼梯要挪动挪动身体才能上下，明显迟缓；耄耋之年就要拄手杖，这就是阳气逐渐衰弱而出现动作思维的衰减使然。

记得吴佩衡先生曾向学生提了一个问题："人活着有五脏六腑，人死了也有五脏六腑，这活人的五脏六腑跟死人的五脏六腑有什么区别？"当时我们还不怎么理解，不知道如何回答。先生却说："是动与不动，有功能与无功能的差别。"中华人民共和国成立前在云南有一所法国人开的医院，请先生去会诊，他专门要求看一看腹部外科手术，他想看看活人的五脏六腑的状态。在那个年代他专门穿着隔离衣去看了整台手术过程，其专注的精神令在场的法国医生为之钦佩。他认为活人的内脏在动，有功能；尸体解剖的内脏不动，无功能，其实关键就是阳气的有无。有阳气有功能则生，无阳气无功能则死。"人活一口气"就是阳气周流贯注的结果。

所以中医的扶阳思想，是强调人的动，强调人的阳气，必须保护而不宜轻易损伤它！这是养生要诀。当然这并不排斥疾病过程中存在热证、火证、阴虚证、血虚证。刚才会下有一位同道问，阴虚火旺和阴盛格阳临床怎么鉴别？我觉得这位同道的思考还是有一定深度。我回答要从脉、舌、症去鉴别。因为今天不是讲这个问题，我就不详细讲了。

虽然以上我讲的是一个项目的问题，但是从扶阳的角度来看，强调了要重视阳气，重视心阳。我觉得在临床上应思考两方面的问题：第一是从辨病辨证的角度来考虑；第二是为什么这个药物它会有多元的临床疗效？

其原因就是中医认识到了心阳的地位、作用，肯定了心阳的重要性。心阳和肾阳的关系是什么？肾阳为根，心阳为统，心毕竟是君主之官，它是统人体一身阳气的。但是在心阳受损的时候，我们在强心温阳的过程中，必须重视肾阳。

我认为在搞中医药科研时能够上升到"理"的方面去思索探究，去设计项目，就能够站得高一些，那他的临床实验结果往往会收到比较好的效果。"温心通"这个基础方，我们在临床上也常常用作汤剂。附子的用量一般是30g、60g、100g，就在这个幅度上把握。肉桂是在10g、15g、20g。三七用15g、20g。

例如我曾治疗一个顽固性失眠的病人，这个患者失眠已经十多年了，睡觉全要靠大量的舒乐安定（编者注：即艾司唑仑），或者其他更强烈的镇静剂。吃了以后能稍睡一点，然而整个消化系统功能迟钝，厌食，大便也不通畅，口干，口苦，似乎有热。其实一分析则是升降失调。水不升的原因是什么？是命门火不足；火不降的原因则是心阳受到阴霾的干扰。我们就用"温心通"的基础方加生龙骨、牡蛎治疗以后，疗效非常好。十多年的失眠，吃了十多剂药，他开始能睡了，而且除了能睡觉以外，阳虚胃寒的慢性胃炎也逐渐改善，畏寒肢冷的现象缓解，胃肠蠕动也得到改善，饮食也香了，大便也通畅了。

"温心通"这个基础方大家可以去实验一下，扩大它的临床观察。根据不同临床病种，只要辨证属阳虚寒证，除了使用四逆汤以外，温心通这个方子也可以考虑，看看临床上的效果怎么样。

好！我今天的讲座就到这儿，因为有关温阳和吴佩衡先生的经验在前两届扶阳论坛都讲过，这次讲座主要讲的就是能不能用现代科学实验方法设计，用实验研究结果去证实"温阳大法"的确切效果。而不是仅仅靠嘴说、靠悟性、靠经验来证实。

主持人： 吴荣祖老师刚刚用很生动的例子，有理论、有实践地给我们做了一个很好的讲座。下面我们再次以热烈的掌声感谢吴老师。

扶阳论坛 ❸
（第二版）

从扶阳法角度探讨阳虚型冠心病之病机

从对称性原理谈扶阳理论内核
结构的完整性及若干临证思考

唐 农

刘平（主持人）：首先我简单向大家介绍一下唐农教授。唐农教授是广西中医学院副院长，广西中医学院经典中医临床研究所所长，博士研究生导师，中华中医药学会广西分会内科专业委员会主任委员，从事中医教学临床工作25年。先后师从李阳波、曾邕生、李可、卢崇汉、彭中善等名家，为中医火神派卢门正式入门弟子，也是《开启中医之门》的编著者之一。刚才唐教授说吴老师是扶阳论坛的三朝元老，我们唐院长虽然年纪年轻，但也是连续三届扶阳论坛的参与者和主讲老师，下面让我们以热烈的掌声，欢迎唐农教授为我们授课。

唐农：非常有幸今天有这个机会和大家做交流。我和大家交流的题目是——"从对称性原理谈扶阳理论内核结构的完整性及若干临证思考"，分四个部分来讲。

一、问题的提出

任何理论的提出都由三部分组成，就是概念、判断和推理。一门学说首先一定是由概念系统所支撑和构建的。因为理论的发展，入手处就在概念上。扶阳理论原本就有，今天重新挖掘整理，提升出来，我们需要做的是什么？我们需要做的就是首先必须明确它与原有的经典理论是相一致的，无歧义的。到现在为止，扶阳理论作为一个学派也好，作为一个学术上的重要力量也好，已经是一个客观存在，扶阳论坛也已经开展了三年，搞了三届，其最重要的理论支撑就是"阳主阴从"。这样重要的概念，它是否符合应有的原则，这个原则是什么呢？我们提出一个理论概念，提出以后应该自觉用一个基本原则来审视、来校正，然后这个概念才可能有生命力。这个概念所支撑的理论才比较可靠，这个理论才具有"自洽性"。否则不管你从感情上怎么偏颇，怎么喜爱，怎么传承相续，这个理论都是走不远的。

1. 中医理论概念发展与建立应该遵循的两条基本原则

我们谈第一个问题，中医理论概念发展与建立应该遵循的两个基本原则。第一，该概念必须是无矛盾地同先前由确定意义引出的阴阳概念相协调；第二，该概念必须是无矛盾地同直觉形象相协调。因为概念思考是建立在直觉形象之上的。这两个原则是两条基本原则，是我们发挥发展中医理论的一个基本的限制，也是一个有效的原则。同时也是我们对所给出的概念及其引导出的理论信赖的基础，是我们深入认识天地自然运动图景和规律所必须坚守的意志。

现在中医搞扶阳似乎很时髦，但是中医的扶阳学术理论是救命的，是显示尊严的，不是单纯的一种学术文化现象。它有很合理的内核和很严密的操作系统。易经说"一阴一阳之谓道"，阴阳是互根的。凭什么说是"阳主阴从"？我要是说"阴主阳从"呢？凭什么你要重阳不重阴？中医里有分量的一句话，相信也是在座的每一个人印象深刻的一句话是："阴平阳秘，精神乃治。"周易说"一阴一阳之谓道"，它没有说"二阴一阳之谓道"或"一阴二阳之谓道"。我不管你怎么样重视扶阳，感情上怎么倾向扶阳，你不可避免地必须回答这个问题。它一定要遵循一个基本原则，它必须与原有的已经有确定意义的阴阳概念的内涵兼容，无歧义，无矛盾，否则其行也艰，其流也末矣。

昨天主持人梁冬先生说，扶阳学派现在在国内的影响非常非常大。我同意这样的看法。但到现在为止，扶阳学说的重新提出发挥，仍然没有很明确地提出"阳主阴从"是否和先前由确定定义引出的阴阳概念相协调？这个理论是否无矛盾地与直觉形象相协调？比如我们生活的地球，内部地核反应的温度和太阳表面温度大约相当，约5000℃，但地表温度普遍地要远远低于这个温度，按照阴阳的定义来说，地球地核热为阳，地表凉为阴，是一个对立统一体，是一个阴阳平衡体，当然是一个动态的平衡，是一个相对稳定的动态平衡。《道德经·四十二章》说："万物负阴而抱阳，冲气以为和。"阴静而阳动，地球这样的一个相对的平衡状态，这样一个"和"的状态，没有阴的作用能平衡吗？能保持"和"的状态吗？也就是说，你说"阳主阴从"，那阴对阳的作用又是怎样的呢？

所以针对问题的提出，首先必须提出这两个基本原则，面对质疑，解决质疑，只有如此，我们的理论和学术观点才能够见深行远。这次会议之前有些代表善意地发短信给我，说为什么这次会议交流的理论多，临床少？我说你暂时不要管这次会议理论多还是临床多，要相信我们的主办单位一定会对这个会议负责。再说了，一门技术实践，特别是中医学虽然是一门带有很强技术性的学问，但是如果理论跟不上，它肯定是走不远的，大家也不踏实，不要自己骗自己。情感代替不了理性。我们永远是在理性的光辉照耀下，去完成我们的实践的。

2. 扶阳理论的基本内核及核心概念

扶阳理论的基本内核和核心概念是什么？我们先将其提出来然后再套入以上两条原则以衡量确定它是否符合检验。扶阳理论的内核是"生命以火立极"，有三条条文或文字支撑。

第一条是《素问》里的："阳气者若天与日，失其所，则折寿而不彰。"

第二条是《医理真传》里的："人身所持以立命者，其为此阳气乎。阳气不伤，百病自然不作；阳气若伤，群阴即起。"

第三条是《扶阳讲记》里的："人身立命在于以火立极，治病立法在于以火消阴。"

这就是扶阳学派的理论内核，核心概念就是人体的"阳主阴从"。这一理论支撑源于《素问》《医理真传》《扶阳讲记》等。扶阳理论、扶阳学派，不管你怎么称呼，现在重新挖掘发挥，主要一个因缘就是从郑钦安、卢铸之、卢永定到卢崇汉他们这一条线发展起来的。所以除了《内经》的支撑观点，我还引用了《医理真传》和《扶阳讲记》，都是有书作证。后面的文献我全部引用《内经》和《伤寒论》等经典，其他不引用。"阳主阴从"作为核心概念有三个基本支撑，最有名、最刚性的就是《素问》的"阳生阴长，阳杀阴藏"；《医理真传》中的"阳行一寸，阴即行一寸；阳停一刻，阴即停一刻。阳者，阴之主也"；还有《扶阳讲记》中的"阴阳学说存在阳主阴从的关系，阳气是机体生命活动的原动力。"

3. 问题的提出

回到我们刚刚开始的时候提出的观点，既然"阳主阴从"，那么如何理解"阳杀阴藏"？阴静而阳躁，阳是升的。阳主阴从，意味着阴始终是从阳的。这几天的主要话题之一是天地圆运动，那么阳如何降呢？阳的本性是升的，它为什么会降？它靠什么降？这个问题你无法回避，回避了这个问题，你始终不踏实，始终会有别人找你交流、质疑，甚至后面还会有更多更尖锐的对抗行为。学术上有冲突，如果有机会交流，就有可能走向融合，走向深刻，走向新的起点。由冲突到交流，由交流到融合，但最终能否实现融合，这就要看我们做的工作了。如果这个问题能够很好地给予解释和回答，再有很好的实践经验来证实和支撑它，这个理论我看行，不行也行；否则不行，行也不行。阳主阴从，阳本性升，但是如何引导阳潜降呢？在回答这个问题之前，我们先来看一个现代物理学的原理，一个基本性原理，即对称性原理。

二、关于对称性原理

在这里我无意展示自己在现代物理学方面有什么造诣，不可能也不现实。但我们毕竟是现代人，是现代医务工作者，现代物理学的一些基本思想，尤其是带有普遍指导性的思想，我觉得我们还是应该有所了解的。正所谓"他山之石，可以攻玉"。从 20 世纪以来，现代物理学已经有了很系统的理论和技术成果。现代物理学有两大支柱，是相对论和量子力学。而量子力学的一个思想基本法则，就是互补原理，这一原理的创始人尼尔斯·亨利克·大卫·玻尔（Niels Henrik David Bohr，1885—1962）曾说：互补性原理将来一定会在中小学生的课本里面出现。我想只要受过一定教育具备一定知识结构的人，对互补性原理一定略有了解。而互补性原理是现代物理学一个非常普遍、非常普适，对人类文明有深刻影响的一个现代物理学的原理。现在互补性原理的影响和它在现代物理学上运用的广泛性，不亚于对称性原理。从另外的角度说，互补性原理也可以说是在对称性原理的支撑下的一种表述或一个法则。

1. 对称性

我们先简单地谈一下对称性。什么叫对称性呢？生活经验告诉我们，以某一点或某一条线为中心，其左右前后或上下形状一样或基本一样的现象，我们就说这个现象或这个东西是对称的，或是比较对称的。如雪花的形状，斑马的条纹，人类身体中线的左右对称，等等。现在物理学对对称性的表述是这样的：对称性乃是人们观察和认识自然的过程中，所产生的一种信念和方法，它包括对称性与对称破缺两种形态。一个是对称性，叫symmetry，另一个是 symmetry breaking，就是对称破缺。

我们先看对称性。对称性是现代物理学理论的最本质的特性，比如说有作用力必有反作用力，其大小相等，方向相反。在粒子物理学中，每一粒子都对应有一个质量相同、性质相反的反粒子。又如我们刚才提到的雪花的对称结构，镜内看和镜外看没什么区别，就是说雪花的结构是完全对称的。我们这样简单地说吧，我们的胳膊以肘为中点的手臂这两段基本是对称的。那么我们看这个手掌，从掌部到手指你从中间画线它就不完全对称，这是五个手指，这是实心的手掌，它们是不完全对称的，这就是对称破缺。有这样一个基本感觉以后，下面就好谈了。

对称有三种类型，一种是左右对称，用 P 表示，左右对称也就是镜像对称，也称为"宇称"。上面说的雪花就是这种对称。第二种就是电荷对称，电荷对称用 C 表示，我们说的粒子的质量相同、性质相反的对称，就属于这种对称。第三种是时间对称，用 T 表示，比如放个影片，放了几分钟，我们把它倒过来放，我们一般能察觉得出来，这是倒着放的。但是在物理界，特别是在微观粒子的讨论中，有时候会有这样一个现象，就是这个影片你放过几分钟后，你倒回来放，它没有区别，影片顺着放几分钟和逆着放几分钟，你看不出哪个是头，哪个是尾，它完全一样，这就是时间对称。就是这三种类型：左右对称、电荷对称、时间对称。大家可能比较熟悉左右对称，即宇称，1956 年美籍华人杨振宁和李政道两位教授，发现了弱相互作用下宇称不守恒原理，获得了 1957 年的诺贝尔物理学奖，他们的工作在物理学的意义上证实了宇称在弱相互作用下不守恒，就是它存在着不对称的现象。

对称破缺就是原来具有高对称性的系统出现了不对称因素，其对称性程度自发降低，这种现象叫作对称性自发破缺，就是它不完全对称了。就像我们这个手掌，我们从中间划分下来，这个掌部和这五个手指你看它是不完全对称的。但是它们的形状轮廓上都是半圆的，大致上还是对称的，同时它们两部分存在不对称也是显然的，就是它对称的程度降低了，这就叫对称破缺。

2. 对称与对称破缺的关系

对称与对称破缺的关系，关系到我们后面要回答的阴与阳的关系问题。其一，是这三种对称均有某种形态的对称性自发破缺，这已被现代物理学所证实。其二，是对称和破缺互补，但破缺的背后孕育着新的对称。一个事物它有不对称的因素，但是这个不对称的后面有新的对称来支撑着它。其三，需要特别描述的是一个很重要的定理，即 CPT 定理。P 表示宇称对称，T 表示时间对称，C 表示电荷对称，CPT 定理是指这三种对称，在全部联合变换的情况下，实际上所有的相互作用必然不变，即 CPT 过程总是守恒的。

这是什么意思呢？是说同一个事物，我们从左右看，从微观水平看其电荷情况，从时间演进看，分开单独看它某一方面都有某种形式的不对称，即存在对称破缺，但是三个过程同时发生的时候，即宇称对称、时间对称和电荷对称三个方面同时发生的时候，它是守恒的，从总体来说是对称的，这就是 CPT 定理。

这一点太重要了，它是现代物理学的金科玉律，如果没有它，整个量子力学的理论都要垮掉。每个事物里面都有这三个对称，单独的某一个对称，是有破缺现象的，但这三个对称同时发生的时候，它整个过程最后的结果，即在全部联合交换的情况下，所有的相互作用必然不变，CPT 过程最后的结果总是守恒的。这一点太重要，太玄妙了。在物理学中，低层次对称性的破坏，意味着较高层次对称性的建立，这是物理学的进化规律，是整个物理学发展过程中所表现出的规律。这在我们的物理书，特别是现代的物理学书里面，几乎每一本里都能找到。低层次的对称破缺，后面是一个高层次的对称来支撑它，最终它还是对称的，真是妙极了。

3. 对称性已经上升为现代物理学的一个基本原理

对称性已经上升为现代物理学的一个基本原理。这与 20 世纪现代物理学发展的几件大事有关。第一是爱因斯坦创立相对论，第二是诺特定理的提出，第三是量子力学的建立，第四是规范对称性理论的建立。

现在介绍爱因斯坦的专著里面常常有这么一句话：对称性使爱因斯坦找到引力理论只是一蹴就的事情，只需一次俯冲就捕到了他所要的引力理论。爱因斯坦就是在对称性原理的指引下，建立了相对论理论。诺特定理的提出，我们只简单提一下，诺特定理是 1918 年一位女数学家诺特提出的。大意是说物理运动规律具有不变性即对称性，必然相应地存在一个守恒定律。即是说宇称对称、电荷对称、时间对称，它们后面都有一个守恒定律。这一定理的意义是什么呢？它使我们对物理现象，特别对深层次的物理现象，认识得更加明晰。也就是说大自然物理事件的对称性的后面是它的能量守恒。我们可以联想阴和阳难道不是两种根本能量的体现吗？再提一下量子力学的建立，整个量子物理学大厦就是在对称性原理的支撑下建立起来的。杨振宁教授说，如果没有对称性原理，整个量子力学都是不可想象的。最后一个就是规范场理论，规范性对称理论的建立，杨振宁教授和他的学生米尔斯（R.L.Mills）搞了一个规范场理论，试图建立一个互相作用的统一理论。总之，20 世纪对称性上升为现代物理学原理和这几件大事有关系。

顺便说几句，最近有影响的一本书叫《可怕的对称》，是美国科学家阿·热（Anthony Zee）写的。里面说到，基础物理学家持有这样一种信念，最终设计中将充满对称。我们这个时代的物理学家不在对称引导下将无法工作。杨振宁教授的物理信念是：对称性决定相互作用。我们这个大千世界，存在于关系中，这种关系就是一种相互作用。这种相互作用是由谁决定的？是由对称性决定的。这是杨振宁教授在各种演讲和他的各种著作里面反复强调的一句话。

下面的结论是，现代物理学认为对称性原理完全是可以信赖的，它已基本具备了公理的特征，运用对称性原理是一种基本的素质。这样重要的知识和原理，或者说是一种思想，我觉得我们是应该了解的。我们整天关注易、太极、八卦、河图、洛书、阴阳、五行，这些东西你很深入地了解研究当然很好，但不妨了解另一种文明，了解一下用另一种方式对自然运动规律进行的刻画和描述，并与你所熟悉的中国传统文化基本思维模式进行参照，进行沟通交流，会大大有助于你对原本概念的进一步思考。

三、人体阴阳关系的协变性

前面我们把现代物理学的对称性原理作了简要的介绍。这个介绍当然不能和专业人员的讲解相比，但大体的意思不会错。这个原理对我们深入探讨阴阳的关系有什么直接或间接的参照和启发呢？根据前面的讨论，自然物理事件在不同的形态下是对称与对称破缺并存，但总体作用的结果是对称的、守恒的，即物理事件最后是协变的，是不平衡中的平衡，是对立中的统一。那么中医的阴阳关系总体上也存在这种宏观的协变吗？答案是显然的。

（一）人体阴阳关系的协变性

其实早在《内经》的时候，中医理论就有这样的表述，即在宇宙范围里，在六合内，天地总的变化结果应该是对称的，我们看这样一段文字："夫五运之政，犹权衡也，高者抑之，下者举之，化者应之，变者复之。此生长化收藏之理，气之常也，失常则天地四塞矣。"这是《素问·气交变大论》中讲的。意思就是：阴阳五行的作用，就像一个权衡之器，其高者它就抑，其下者它就举，其化者它就应，其变者它就复，生长化收藏就是这样一个道理。这段话言简意赅，非常深刻，参照对称性原理的讨论，我们可以得出如下表述：人体阴阳关系的协变性是指人体阴阳关系在一定的变

扶阳论坛③（第二版）

从对称性原理谈扶阳理论内核结构的完整性及若干临证思考

99

换条件下保持对称关系的不变和守恒。保持了阴阳关系的协变性，也就保证了扶阳理论内核结构的完整性。

这段表述就是说，人体的阴阳关系在一定的变换下保持着其相互作用对称关系的不变和守恒。任何对阴阳有所侧重的理论，如果最后能解决好这个阴阳的协变性，它就可能成立，就能一直深入下去，就能静水深流。认识到这一点，我们前面的讨论也有了特殊的意义。我不是杞人忧天，不把这个道理讲清楚，你是走不远的，始终会招来质疑和对抗，会有不必要的各种内耗。我们本来也应该说清它，完善它，这是一个很艰难，同时也是很有趣、很有吸引力的事情。

保持阴阳协变性，应该同时满足两个条件：一个是阴阳互根，一个是阳主阴从。阳主阴从我们前面已经提出来了，即阳为阴主，阴从阳动。另一种就是阴阳互根，二者是平等的，我作用你，你作用我。一阴一阳之谓道，万物负阴抱阳，冲气以为和。我们的扶阳理论，必须从其内核结构出发，保持阴阳的协变性，满足这两个条件。满足了这两个条件，我们就能够很好地完善这个理论，它的内部结构才能够完备。我们习之用之也就踏实得多了。

（二）如何证明人体阴阳关系的协变性

我们认为，对一个理论或支撑这一理论的核心概念的完整性与合理性进行深入考察，应该从"外部的文献证明"和"内部的直觉形象或内部完备性"两个方面来展开。

1. 外部的文献证明

很显然，阴阳是天地人体最根本的两种力量，关于这一点，《内经》已做了很好的说明："阴阳者，天地之道也，万物之纲纪，变化之父母，生杀之本始，神明之府也，治病必求于本。"那么，阴阳的基本关系是如何的呢？我们下面几段引文就是描述这个关系的。

"一阴一阳之谓道"。（《易经》）

"阴平阳秘，精神乃治；阴阳离决，精气乃绝"；"谨察阴阳所在而调之，以平为期"。（《素问》）

上面这两段引文谈的是阴阳的对称，阴阳的互根。一个"一阴一阳"，一个"平"，说明了阴阳的对称、对立和统一，这种互根性很好理解。

大家再看下面两段引文：

"大哉乾元，万物资始，乃统天。至哉坤元，万物资生，乃顺承天。"

地属坤属阴，天属乾属阳，地顺承天，就是阴顺承阳，就是阳主阴从。这一段可谓是"阳主阴从"最经典的表述，出在《周易》。

"阳予之正，阴为之主。"这可以说是与其相应的，出自《素问》。如果你觉得这句话还说明不了问题，再看后面说："生因春，长因夏，收因秋，冬因藏。"一个"因"字说明有了天的春夏秋冬，才有地的生长收藏。地和天是相应的，但这个相应是个顺承相应。"阴静阳燥，阳生阴长，阳杀阴藏"；"凡阴阳之要，阳密乃固"，也可以从阳主阴从上理解，讲的是阴阳对称上的破缺。

上面这两段条文就深入一步了，它们说明阴阳既是对称互根的，同时还存在对称的破缺。

再看下面的引文就更玄妙了："寒暑燥湿风火，天之阴阳也，三阴三阳上奉之；木火土金水，地之阴阳也，生长化收藏，下应之。天以阳生阴长，地以阳杀阴藏。天有阴阳，地亦有阴阳，故阳中有阴，阴中有阳。""所以圣人春夏养阳，秋冬养阴，以从其根，故与万物沉浮于生长之门。"这是《内经》讲的。这段话说明什么呢？它清晰地说明天与地这两个同在自然层次的阴阳是同构的，即"天有阴阳，地亦有阴阳"。作为天地合气的人更是阴阳同构了。舍此阴阳，其言也难。

那么，这不同层次的阴阳又存在什么关系呢？这是非常关键的地方。答案是天地人不同层次的阴阳在纵向上存在着必然的递属关系。请看以下经典文献的支撑：

"人法地，地法天，天法道，道法自然。"这是《道德经》讲的。

还有我们刚才举例的："大哉乾元，万物资始，乃统天。至哉坤元，万物资生，乃顺承天。"这是《周易》讲的。

"夫四时阴阳者，万物之根本也。所以圣人春夏养阳，秋冬养阴，以从其根，故与万物沉浮于生长之门。"这是《素问·四气调神大论》讲的，这个"以从其根"讲的仍然是递属关系。

2. 内部的直觉形象或内部完备性

刚刚我们讲的是从外部的文献来证明阴阳的关系存在对称和对称破缺，即对称上的不平衡两种情况。下面我们要讨论的第二点是从内部的直觉形象，或者说是从理论的内部完备性来进一步探讨这种阴阳关系。关于内部的直觉形象，我们仍然从以下几段经典引文谈起。一是《周易》的"易有太极，是生两仪，两仪生四象。"这里的"两仪"是指阴阳，"四象"是指

扶阳论坛 ❸（第二版）

从对称性原理谈扶阳理论内核结构的完整性及若干临证思考

101

太阳、太阴、少阴、少阳，自然界万千气象皆乃此"四象"衍生而成。所谓"万千气象，不离两仪所育"，说明阴阳是一切象的基础。

一是《庄子·田子方》里的："至阴肃肃，至阳赫赫；肃肃出乎天，赫赫发乎地。两者交通成和，而物生焉。"大家看这个"至阴肃肃"，它是从天而下——"肃肃出乎天"；"至阳赫赫"，它是从地而上——"赫赫发乎地"。上面的阴自然本性的走向是往下走的，下面的阳自然本性的走向是往上走的。两者上下交合后呢——"两者交通成和，而物生焉"。我们再看看老子《道德经》四十二章所说的："万物负阴而抱阳，冲气以为和。"万物负阴，背即负，抱是阳。"负阴而抱阳"，可以理解成上阴下阳，里面是阳，外面是阴。这个和庄子前面那段文字是一致的。那么我们就有了一个直觉形象的统一——即一个运动中的阴阳的统一体，是阴在上阳在下，阴在外阳在内。倘若阳主阴从，"阳生阴长，阳杀阴藏"，似乎阴阳活动的一切都是阳主动的，包括升与降，但是归根结底阳自身本性是不能降的啊，是什么力量使它降呢？单就阴阳自然属性来说，如果阴在上面，阳在下面，这好办，因为阴的自然本性是下降的，阳的自然本性是上升的。阴一降阳一升，就能够交感。

如果阳在上面阴在下面，阴的本性是降的，阳本性是升的，它就会趋向分离。这是很基本的直觉的形象。这里想说明的是需要什么样的力量使阳升的时候适时地降下来。由于阳的本性是升的，其本身是不能降的，那么它靠什么力量来降呢？我们知道，阴阳为之道，这个道可以系列展开吗？可以的。"人法地，地法天，天法道，道法自然。"我们前面还有一段文字，即"天有阴阳，地亦有阴阳"，现在我们可以得出一个非常明晰的思路和推理。人是法地法天法道，人的上面有地有天有道，就是说人的上面有天地，人是根据天地而变化的。阴阳的一切事情，你说阳主阴从，都是阳说了算，阴是顺从阳的，那么当人面对天地时，你不能说人的这个阳气只服从天地的阳，不服从天地的阴吧。比如说这个地，阳主阴从，地是法天的，地不会只服从天的阳，而不服从天的阴吧，因为天有阳也有阴呀。前面我们已经介绍过《黄帝内经》中的"寒暑燥湿风火，天之阴阳也"，你能说天只有阳没有阴吗？它肯定有阳有阴。地这个层次是法天的，那地的阳气，只法天的阳吗？难道它不法天的阴吗？地这个层次，它必须同时法天的阴阳，也就包括了法天的阳和法天的阴。那天阴的本性同样是降的，那就意味着地的阳法天之阳的时候则升；当它法天之阴的时候它就降。同理，人的阳法地的阳的时候它就升，法地的阴的时候就降。这样我们就很好地解决了人法地，地法天，天法道这个纵向关系，又很好地解决了阳是依靠什么来降的，它是依靠它上一个层次的地或者天来降的，更确切地说，它是依靠它上一个层次的地或者天的阴来降的。人的阳气不仅依靠它上一个层次的地和天的阳气而升，而且依靠它上一个层次的地或者天的阴而降。这样我们就圆满地解决了这个问题。在纵向层次上，人与天地的阴阳关系解决好了，在横向层次上人的阴阳关系上的阳主阴从也就好理顺了。

（三）结论——反者道之动，弱者道之用

无疑，下面这个图是一种自然而逻辑地流露，它没有任何勉强性。它既符合人法地，地法天，天法道，道法自然，又符合阴阳之互根互用，同时也符合了阳主阴从。讲到这里，我们有什么样的感觉和结果出来呢？在天地人的阴阳时空结构中，其横向对称破缺、纵向逆破缺，横向纵向联合变换形成互补，体现出对称与互动，即在自然运动过程中天地人的阴阳关系是由对称与对称的破缺互补构成的，而天地人的阴阳关系在全部联合变换的情况下，两者的互根性即相互作用不变。借用现代物理学理论一个术语，人体的阴阳关系不是"内禀"的，而是天赋的，也体现了中医理论的简单性、统一性和和谐性。什么叫"内禀"？是指现代物理学证实了的一种情况，即微观粒子的内部时空和外面普通三维空间的运动没有关系。微观粒子的内部时空，不是由外面的时空决定的。外面的普通三维空间的运动，不能决定微观粒子内部运动。这是它的内禀性。而人不是这样的，人的阴阳关系不是内禀的，是天赋的。它是一以贯之的，是从天地人一以贯之的。

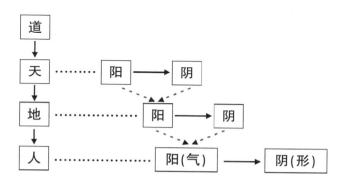

《老子》言"反者道之动"，《周易》言"一阴一阳之谓道"，怎么理解呢？反者，返也，复也。阴阳的运动作为道的体现，主要体现在这个"返"、这个"复"上。温习下面两段引文，也许我们就会有温故而知新的

感受。"阴阳者，天地之道也，万物之纲纪，变化之父母，生杀之本始，神明之府也"（《素问》）。"夫物芸芸，各复归其根。归根曰静，是谓复命。复命曰常，知常曰明。不知常，妄作凶"（《道德经》）。这个"归根"、这个"静"、这个"复命"、这个"常"是什么呢？"明"就是明白了。我们可以从"微观""宏观"层面理解，也可以翱翔在深邃的"宇观""胀观"层面上理解，但我当下的理解是着眼于它们与前面讨论的阴阳的协变性有关，与阴阳变化总的平衡趋向有关。

也许有人会问，你如此用心地揭示天地人阴阳运动总的趋势是"归根"，是一种大平衡，是否意味"阳主阴从"的观念没有存在的必要了？我的回答是，恰恰相反，"阳主阴从"的观念不仅有必要，而且也要进一步强调。首先，正如作为现代物理学原理的对称性所揭示的是一种动态的对称，总的对称是由不同形态的对称破缺互补构成的。天地人阴阳大平衡的趋势也是一种动态的平衡，是由系列不同层面的阴阳关系互补构成的，即同一层面（横向）体现"阳主阴从"，不同层面（纵向）阴阳的互动关系体现出阴阳整体关系的互根性，对这一机制的理智把握使我们从容得多、坦然得多、淡定得多。这种把握对我们准确地理解天地人的阴阳关系，准确地把握和运用不同层面的阴阳递属关系以及同一层面的阳主阴从关系是非常必要，也是不可或缺的。如《素问·四气调神大论》的"所以圣人春夏养阳，秋冬养阴，以从其根。"即提示作为天地合气的人，必须遵守"春夏养阳，秋冬养阴"这一规则，这样才能"从"天地这个"根"；但我们在人这个具体的层面上，必须立足于阳，因"阳"势而利导，阳把握在手，阴的从属便是自然之事。这个把握是主动把握，比起被动地模糊地调节人体的阴阳关系，无疑更为根本，更为精准，因而也会更加有效。

（四）一波甫平，一波又起——在"道"的层次上，阴与阳谁主沉浮

那么在"道"的层次上，阴和阳谁主沉浮呢？真是一波甫平一波又起。我们先说说天地之上的道是什么呢？"有物混成，先天地生，寂兮寥兮，独立而不改，周行而不殆，可以为天地母。吾不知其名，字之曰道，强为之名曰大。"这是《道德经》二十五章里的。在"道"的层次上，阴和阳谁主沉浮？我们再看两段引文，《系辞》有："法象莫大乎天地。"《庄子》有："六合之外，圣人存而不论。"前一句引文是说，最大最大的象是在天地范围内讨论的。中医包括在整个传统文化之中，它观察事物的立足点，是从象入手的，是以象为着眼点的。《内经》里面至少有两条以上的条文说了：

"天地阴阳者，数之可十，推之可百，数之可千，推之可万,万之大不可胜数，然其要一也。"这个"要"是什么？是"阴阳不以数推，以象之谓也"。就是说我们认识事物不是从一个小粒子来认识的，是从象来认识的。这个象包括阴象和阳象两个方面。我们前面介绍过"易有太极，是生两仪，两仪生四象，四象生八卦"，指的就是这个象。最大的象就是天地了，所以说"法象莫大乎天地"。"变通莫大乎四时，悬象诸明莫大乎日月"是接在它后面的话。那么"六合之外，圣人存而不论"呢？它后面接着的是"六合之内，圣人论而不议。春秋经世先王之志，圣人议而不辩。"这几条说明，在天地之外，圣人是不讨论的。在现代物理学的对称性原理里面，CPT守恒是个定理，如果CPT守恒定理也被打破了，即总的对称被打破了怎么办？李政道教授说，那必须还有个力量让它对称起来，才能维持总的平衡，那就是真空。试问真空怎么去讨论呢？

大家看，人法天地，天地之上是道。那么道这个层次上是阳决定阴，还是阴决定阳？圣人不讨论。因为道是超越天地的。天地是六合，六合之外，圣人是存而不论的。我们只讨论天地之间的事情。因为天地是最大的象，既然是最大的象，你还超越天地去讨论阴阳，显然是没有意义的。

因此在"道"这个层次上，阴与阳谁主浮沉？我只能说——不可说，不可说！到现在为止，我们感受到一种深邃与神圣，我们实实在在地获得了中医关于阴阳关系的一种信赖感，这是一种从人体到大尺度的天地阴阳关系的信赖与把握。人与天地阴阳本来就存在着一种阳主阴从的关系，而这种阳主阴从的关系就系统而言与阴阳互根互用关系并不矛盾。阴阳这种二重关系可以在相关经典文献中找到刚性支持。因此，从人天观出发，扶阳理论的内核结构是完整的。阳主阴从这个横向关系背后，隐藏着新的高一层次的相互作用和高一层次的互根对称。这样我们就解决了一个重要的理论问题，阳主阴从作为中医扶阳理论的核心概念，很好地符合了前面所提的两条基本原则，即必须是无矛盾地同先前由确定意义引出的阴阳概念相协调；必须是无矛盾地同直接形象相协调。这时候我们感觉非常踏实，因为以上的讨论应该是充分的、严谨的。这一问题的解决，对我们正确理解、把握和运用扶阳理论意义重大。

四、若干临证思考

下面我们在这个基础上谈谈临证思考。天地阴阳对人体阴阳的决定作用，即横向的阳主阴从和纵向的递属互根关系，完整地呈现出了天地人阴阳关系的整体协变，这不仅具有原理的高度，而且对中医临床有着一以贯之的指导作用。

（一）从人体的本土性谈人体先后天的互根关系——道无孤气

1. 人的本土性

（1）人在天地大（外）五行中的属性

在中医经典里面和临床实践都讲到这个"土"如何重要，但是你是否从根本上来认识了这个问题呢？我们现在就来深入探讨一下这个问题。只要把人的本土性谈清楚了，我们就可以说，中医其实就是本土学说。天地是个大五行，人是小五行，人在天地大五行的属性是属土的，为什么？第一，我们看看什么是平人？"阴阳匀平，以充其形，九候若一，命曰平人。"这是《素问》对平人的定义。在五行中，土性属"平"。第二，我们再看在《素问·五运行大论》和《素问·五常政大论》里面有关"五虫"的论述，哪五虫呢？就是毛虫、羽虫、倮虫、介虫、鳞虫。这五虫是包括了人在内的。那么人是属哪一"虫"呢？属"倮虫"，我们看理由是什么？《灵枢经·阴阳二十五人》中说："天地之间，六合之内，不离于五，人亦应之。"人不离于"五"，那么人是"五"里面的哪一项呢？我们再看这有《大戴礼》的一段话，"有羽之虫三百六十而凤凰为之长；有毛之虫三百六十而麒麟为之长；有甲之虫三百六十而神龟为之长；有鳞之虫三百六十而蛟龙为之长；有倮之虫三百六十而圣人为之长。"

《大戴礼》与《礼记》属于同时代或者略早，是西汉一个史学家叫戴德的编著的。它是总结秦汉以前或秦汉的有关"礼"方面的一个重要思想文献集，是修治中国传统文化很重要的参考书，是考察秦汉或秦汉以前的祭祀文化的很重要的资料。重要性几乎与《礼记》等同。在《大戴礼》里就很明确地提出了："有倮之虫三百六十而圣人为之长。"总之人在天地六合之内，不离于"五"，属于这"五虫"里面的一种。人属于哪一种呢，人不可能是毛虫，不可能是羽虫，不可能是鳞虫，不可能是甲虫，人当然是倮虫。

（2）人体五行属小（内）五行

天地五行属大五行，人体五行属小五行。天地大五行决定着人体的小五行。人体从属于天地，人体小五行从属于天地的大五行。人在天地大五行中属土，即整个人都是土，人体本身又分为五行，故人体的小五行就是建立在这个"大土"之上的五行，可以定为土之木、土之火、土之土、土之金和土之水，这个土很形象，人之五行非土不成，我们可以用下图来表示人体的小五行。

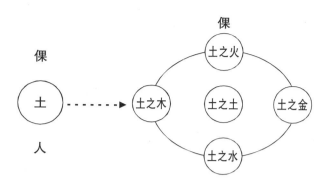

俣

土 ----→ 土之木

土之火

土之土

土之金

土之水

俣

人

我们说中医文化或者中国的子学文化里面，有它的数学表述和数学支撑。主要就是河图数和洛书数。河图是："天一生水，地六成之；地二生火，天七成之；天三生木，地八成之；地四生金，天九成之；天五生土，地十成之。"洛书是："戴九履一，左三右七，二四为肩，六八为足，五居中央。"在这里是水数一，火数二，木数三，金数四，土数五。它们都加上一个土的生数五，结果就成为六七八九十，六是水的成数，七是火的成数，八是木的成数，九是金的成数，十是土的成数。也就是五行的成数都以一个土的生数为基础，意味着都寓有土的元素，意味着人之五行非土不成。

这个很有趣，也很有深意。关于洛书，主要是谈时空的阴阳关系的。有河图为体，洛书为用之说，今天就不展开讨论了。

2. 从人的本土性看人体先后天阴阳的隶属关系

从天人合一出发，天地阴阳的升降决定着人体阳气的升降。由于人体在天地大五行中属土，故先天土之阴阳在自然过程中决定着后天人体小五行阳气的升降。根据前面对人与天地的阴阳递属关系的探讨，我们可以特别强调，是先天土之阴决定着人体小五行阳气的降。

我们稍微展开讲一下。当天地阳气升的时候人的阳气就跟着升，那人的阳气如何降呢？天地的阳气管升，天地的阴呢？就管着人的阳气的降。人的阳气一降呢，人的阴也跟着降，人在天地大五行属土，所以先天大五行中的土之阴必然决定着后天人体小五行阳的降。我看这个逻辑关系应该很明晰。人体整个属于土，这个土自然是个先天，在这个先天土基础上生成的木火土金水小五行自然就是后天了，先天决定着后天的升和降，这是纵向的递属关系决定的。

因此，天地大五行里头土的阴决定着小五行里阳气的降，这是给出的必然的结论。

3. 关于土的气味及阴阳偏性

我们再看看土的气味和阴阳的属性。"天食人以五气，地食人以五味。"土的气味，其气平，其味甘，其阴阳之性为匀平。人之饮食对阳气具有自然的营养作用。《素问·经脉别论》里说："食气入胃，散精于肝，淫气于筋。"后面又说："饮入于胃，游溢精气，上输于脾；脾气散精，上归于肺；通调水道，下输膀胱。水精四布，五经并行，合于四时五脏阴阳，揆度以为常也。"那么，这段话给我们一个什么提示呢？饮食吃下去以后，它分为阴和阳两部分。饮食主要为甘平阴阳匀平之物，其中阳的部分自然就发挥了阳升的作用，阴的部分就自然发挥着阴降的作用。有人提出，扶阳学派老补阳补阳，人哪有那么多阳要补，你为什么不补阴呢？其实我们每天吃了那么多，它不但补了阳，而且补了阴，更多的是补了阴。大家看，"清阳出上窍，浊阴走下窍；清阳发腠理，浊阴走五脏；清阳实四肢，浊阴归六腑"。饮食入胃以后，经过腐熟运化，分为清阳和浊阴两个部分。浊阴不但包括糟粕，还包括精的部分。《素问·经脉别论》讲到的"食气入胃，散精于肝"，肝是五脏之一，是属于阴，属于藏的。"淫气于筋"，筋是五体，是属于用的。你就以这个为切入点推下去。这是肝，那么到心呢？到脾胃呢？到肺呢？到肾呢？这都有对应的关系。

所以我们吃进去的东西，其中有清阳升的作用，也有浊阴降的作用，浊阴以精的形式储存了下来。由于同气相求的原理，升的部分和人的元阳就一起升发出去以发挥动的作用，阴的部分就以精的形式储存下来了。我们一日三餐天天都在吃，都在进食，而我们吃药的时间有多少？所以你根本就不用担心人体的阴是不够的。

4. 人之饮食对阳气自然的收养作用

我们以大米、小麦、大枣、水、盐为例来讲。为什么讲盐？因为盐是"小五行"里的先天肾之味，任何系统都是离不开先天的。小五行是天天都要补的，大米、小麦、大枣、水这些东西气味都是甘平为主的。我们的主食不可能是以酸为主，或者是以苦为主，或者是以辛辣为主，或者以咸为主，都是以甘平为主的。因为人本性属土嘛。甘平是阴阳匀平，我们吃下去以后，我们吃饱以后，饮食物不可能全部都化为清阳升发了，更多的是以精的形式储存下来。在下一餐到来之前，储存的精一部分慢慢地转化，慢慢地在元气的引导下，变成清阳升发出去发挥动的作用。

这些话不是无用的，都和我们下面的讨论有直接的关系。我们一日三餐都在自然地收养着阳气。

5.补土阴药物对人体阳气的收降作用

补土阴药物对人体阳气有收降作用。土，气味甘平，阴气的本性是寒凉的，所以补土阴药即为土的自然性味加上阴气的本性，即味甘，气微凉微寒，如人参、甘草、黄精、薏苡仁等。人参是补阴的，《神农本草经》里面就说它："味甘微寒，主补五脏，安精神，定魂魄，止惊悸，除邪气，明目，开心益智。"《本草纲目》中说甘草甘平，没有说微寒，但它的作用："主脏腑寒热邪气，坚筋骨，长肌肉，倍力，消金疮肿，解毒。"我们按照其作用分析，它应该是向清热解毒这个方向倾斜。黄精和薏苡仁性味亦主要是甘淡平微寒，因为时间关系我们就不多介绍了。

我们再举参附龙牡汤的例子来看看。这个方是峻补人体元阴元阳的大方，附子就不用说了，肯定是壮人体的元阳的。阳是躁动的，它一定是走动的、升发的。那么，用什么办法把它约束住呢？这里用人参，用龙骨，用牡蛎。龙骨是埋在土中，牡蛎是长在水中的，二者气味皆甘平或咸平微寒，借水和土里面的阴气来固束附子，再加上人参。人参的生长地主要在东北，甘草在西北，都得那一方的阴气。《医宗金鉴·增补名医方论》中记有："补后天之气无如人参，补先天之气无如附子，此参附汤之所由立也……二药相须，用之得当，则能瞬息化气于乌有之乡，顷刻生阳于命门之内，方之最神捷者也。"这个地方如果参透人参补的实际上是大五行中"土"的阴气，具滋养潜降作用，附子补的是小五行中肾的元气，则理解上自有一番天地。基于参附龙牡汤药物组成的特殊性，所以该方是峻补人体元阴元阳的大方。因此自然地补养先天土之阴，是为了收养人体五行的阳气以疏涤五脏，实现人体五行活动过程中阳主阴从的作用。

6.从天地大（外）五行看人体先后天关系的根本性

人本土，五行关系中火生土，此亦为人之生命以火立极之一支撑也。然五行中是土乃火之用也，火之体即真火，终为坎水中一阳，此一阳乃大（外）五行中生土之火的根本来源。即火之用，其本其源在水，其化其成在土，水土合德，人其立焉，火贯其中矣。此即根本意义上的先天与后天，亦为根本意义上的水土合德。综合前论，土于大（外）五行中谓后天，于小（内）五行谓先天，先后天并，次第使然也。这里的"水土合德"，不是《素问·运气七篇大论》里讲的"水土合德"的意思。比如《素问·运气七篇大论》讲的辰戌丑未这四年，是太阳寒水司天，太阴湿土在泉，或者太阴湿土司天，太阳寒水就在泉。司天在泉互动即是此处的"水土合德"之

扶阳论坛 ③（第二版）

从对称性原理谈扶阳理论内核结构的完整性及若干临证思考

意。另外，"年之所加"不同，还有厥阴风木司天，少阳相火在泉，是"风木合德"。阳明燥金司天，少阴君火就在泉，是"金火合德"。我们不是在这个意义上讨论，我们是从根本意义上讨论"水土合德"，是从火这个角度来考虑。火到了生土这个地方，它的用，便生了土。那么它的体在那儿呢？在坎水中，即火的藏所。那么综合前论，土于大五行中是后天，这个大五行的土对于小五行来说就是先天。因为人本身属土，在土的基础上生出了小五行，因此该土是先天的。当然，对于在大五行中土的基础上产生的人体小五行来说，肾水仍然是先天，小五行肾水这个先天，与大五行土这个先天有着天然的联系，只不过小五行肾水这个先天主要针对小五行其他脏而言，而大五行土主要是针对整个小五行而言，从次第上讲前者根于后者。不管怎样，它们都具有先天的属性，这也是这里"水土合德"的另一深意。

总之，人体本土性的探讨对于我们深刻理解土对人体阳气升降的影响及指导临床扶阳的思想有着不可忽视的作用。

因此，不管是在扶阳的时候，还是在养阴的时候，在整个中医的临床实践中，有了这样一种探讨，对土的重要性怎么强调都不过分了，因为人本身整体就属土。我们怎么样扶阳呢？我们就是在这个土的基础上来扶阳的。

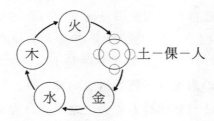

（二）从冬泳人体血管的舒缩效应谈三阴病发病机制的共性——龙之涵泳，水寒不潜

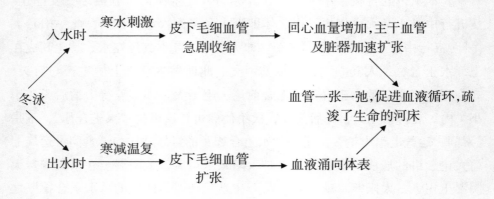

冬泳是大家非常熟悉的一个现象，冬泳入水的时候，寒水刺激，皮下毛细血管急剧收缩，回心血量就增加，主干的血管和脏器就加速扩张。出水的时候寒减温复，特别是穿衣服的时候，皮下毛细血管因为遇到温暖，皮下毛细血管就扩张，扩张以后血液就涌向体表。血管的一张一弛，促进了血液循环，增加了血管的弹性，促进了新陈代谢。血液中的血脂、蛋白，通过一松一弛的流动和循环，就不容易沉淀下来。

好，下面有一个很有趣的问题提出来，或者说我们做一个"思想实验"。就是说如果人体里面的脏器弹性下降，硬化收缩了，主干血管也硬化缩小了，血容量变小，这种情况下遇到寒冷刺激，怎么办？我们用直觉思维，答案就是：在这种情况下，皮下毛细血管收缩时，血液向内回流，由于里面的脏器和大血管已经硬化收缩或萎缩了，弹性下降，血液回流阻力就会增加，血液回流缓慢，回流血液量减少，血液将瘀滞在脏器和大血管的外围血管层面。理性的答案就是血液回流障碍，也能影响血液的外流。

这个问题很关键。如果我们的内脏已经很寒了，各种各样伤阳的情况时有发生，内脏收缩，血管变硬，里面空间减少，血液怎么回去？血液是需要阳气来推动的，回流阻力增加，增加了阳气的负担，就会耗气，血液回流不好或障碍，意味着阳气也回归不好或障碍。我们中医是通过"象"来认识阳气的，气是看不见的，我们是以象来观气的。我们说外面的树叶动了，怎么动了？是风吹动它，你是看不见风的，对不对？通过树叶的动你就能判断有风存在，有风吹动它，否则你说不是风是什么？是鬼呀？又比如，人体出汗是怎么回事呢？汗怎么出来的？汗是液体，它自己怎么会出来呢？那是阳气把它带出来的，阳气一鼓动，毛孔一开，汗自然就出来了，所以中医讲"阳加于阴谓之汗"嘛。这样，我们就能通过出汗判断体表有阳气流动。所以血液要往里面流，但是流不回去，是因为阳气没办法往回走。那里面的脏器为什么会硬化收缩呢？唯一的原因就是阴气太重，寒气太重，阴静则阳躁，热胀冷缩嘛，这是最简单的解释。《内经》说"阳化气，阴成形"，里面硬化了，收缩了，不就是阴寒太过，成形太过吗？当然这种成形有一个过程，如果发病急，也是一个内外合邪的性质。阳气没办法很好地进去，它又怎么能很好地出来呢？比如拳头没办法很好地收缩，又怎么能很好地打出去，或者收了一半怎么打？力量就不够。很好地收缩才能很好地打出去。有很好的瑞雪，就有很好的丰年，所谓"瑞雪兆丰年"。阳气回拢，回拢得很紧很密实，"蓄势待发"，来年的春天它哗啦啦发出去，结果自然是欣欣向荣，丰收自可期待。所以直觉的答案是阻力增加，血液回流缓慢，阳气回不好或回不去；理性的答案是阳气不但回不好而且出不好或出不去。

把这个问题引申开来讨论，如果人体阳气虚，五脏阳虚，比如《伤寒论》里面三阴病之虚寒证的状态，阳气如何收藏？答案是非常显然的，阳气的收藏必然出现障碍，同时又影响阳气的升发。我们来引证一段经文："帝曰：阴盛生内寒奈何？岐伯曰：厥气上逆，寒气积于胸中而不泻，不泻则温气去，寒独留则血凝泣，凝则脉不通，其脉盛大以涩，故中寒。"这是《素问·调经论》的话。阳气在表面没办法很好地回流，阴气（寒气）积聚在里面不泄，阴气不能发泄出来则温气去而寒独留，里面的血就会凝泣，血液凝泣则脉不通。血液留在阳的部位回不来，导致阳气留在阳卫这一层回不来，所以表现出脉盛大以涩。我们在跟师学习的时候，老师经常说关脉紧、关脉涩、关脉滞等。什么叫紧脉呀？脉如牵绳转索，脉僵硬又比较大，但是你按他的尺脉是弱的。这里讲得太形象了，我觉得这一段经文，简直就像是为了回答我们前面提出的问题而讲的。《素问·调经论》里还说："阳虚生外寒，阳盛生外热，阴虚生内热，阴盛生内寒。"这是相对而言的，"阳虚生外寒"多指伤寒表证，"阳盛生外热"多指伤寒阳明证，"阴虚生内热"就是我们讲的"阴火"，"阴盛生内寒"就是我们讲的虚寒证。一点不会错的，所以我们把这个问题一引申，一下就非常明白了。《伤寒论》里面阳在外回不来造成内部虚寒的这个机制，我们没有必要把它搞得太复杂，把中医的理论搞得太复杂，把别人搞糊涂了，也把自己搞乱了。我们可以用直觉的思维、直觉的形象来把它搞明白。

我们看《伤寒论》告诉了我们什么？

1.关于三阴三阳病的欲解时

我们先看看这个六经病欲解时图，三阳病欲解时是指寅至戌这一段，那么三阴病的欲解时呢？太阴欲解时从亥至丑上，少阴欲解时是从子至寅上，厥阴欲解时是从丑至卯上。从图中看到，就一年来说，三阴病欲解时这一段主要以冬季为中心，并向春季延伸。或者从一天来说，这个时段主要在夜中至黎明，这对我们有什么提示作用呢？我不想把这个三阴三阳六

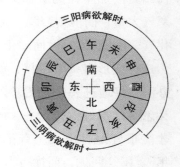

经病病欲解时图展开讨论，刘力红博士在他的《思考中医》里面有很详细的讨论，大家可以看看。

在这里我只想说明一下在三阴病解释的时候，要考虑阳气的流动状态。这阳气呢，从这左边升，从这右边降。它降到亥这个地方，对一年来说，这个时候慢慢入冬了，阳气慢慢潜藏。冬天不是寒吗？冬天是寒。那阳气跑到哪儿呢？不是说没有阳气了，是阳气藏起来了，藏到里面去了。所以在冬天这一段时候，阳气是藏在里面并拟发出去，当然慢慢藏又慢慢开始升发。如果里面阳气不足的话，那阳气往里面收拢，藏在里面，归藏到内脏里，内脏的阳气就得到很好地补充。所以太阴病欲解时，少阴病欲解时，厥阴病欲解时，都在这一时段内，三阴病在这个时候得到欲解。

2. 矿井内冬暖夏凉的提示

日常生活经验，夏天矿井里面很凉，而冬天矿井里面是暖和的。为什么呢？直接的思考就是冬天的时候，阳气收敛在里面，所以冬天里面暖和。所以矿工冬天下井的时候，穿的衣服较单薄，夏天的时候穿的衣服反而较厚，甚至穿上棉衣。我上网查了，网上说，矿井里面的冬暖夏凉是个假象，矿井的深部的温度一般有 4 ~ 5℃，是相对恒定的。但我是不完全相信的。因为按照理论来说，矿井的冬暖夏凉是有道理的，哪怕是相差 0.5℃ 也是区别啊。比如说连续十年测量夏至这一天和冬至这一天矿井内的温度，然后找出均数，它们肯定会来自两个不同的正态总体，如果你做统计学分析的话，只不过是均数的标准差小一点。离散趋势小一点，集中趋势比较大。但它的均数所代表的总体肯定是不一样的，肯定是冬暖夏凉。不会有错的。同样的道理，我们人体的温度正常时是 36℃ 多一点，你降低 1℃ 看看。变成 37℃ 或 35℃ 你都会觉得不舒服。1℃ 对人体是很大的差别了。所以矿井的冬暖夏凉，对我们理解冬天阳气归藏，理解三阴病的虚寒机制是有帮助的。

三阴病发病机制的共性就是内部的虚寒，内部的虚寒导致大器官、大血管、主干血管的虚寒，导致器官和血管硬化、收缩，弹性下降。世界卫生组织做了统计，目前人类最大的健康杀手是什么？是中风，就是脑中风，脑血管病。进一步的流行病学调查又发现，中风的病人里面，有 80% 的病人颈动脉是狭窄的。我曾和国家卫生部王副部长专门交流过这个问题，他建议今后干部体检时应该加上颈动脉"B超"这一项，因为颈动脉狭窄很容易造成脑中风。颈动脉狭窄，供血不够了，这跟我们所讲的内部虚寒导致大动脉硬化狭窄的情况是一致的。

3. 三阴病相关条文群例

前面我们讲了冬泳的血管舒缩效应，并在此基础上作了假设分析，推理出寒气积于内出现的情况，即脏器及大血管硬化、弹性下降，萎缩或收缩了，阳气浮在表层，归藏受阻。那么在《伤寒论》里面有哪些条文可以对比印证呢？有了前述的"思想实验"后，原来记不住或很难记的《伤寒论》条文，就一下子全部记住了，获得了一群。我们这里说的"群"的概念是传统文化讲的"方以类聚，物以群分"的群，指有共性的物象群。

我们不但可以找到这群条文，而且还能给出它们的解释。我们以下面两条条文作为介导。

第293条："少阴病，八九日，一身手足尽热者，以热在膀胱，必便血也。"第281条："少阴之为病，脉微细，但欲寐。"这是少阴病提纲证。在此提纲证基础上，首先是"但欲寐"，有"但欲寐"以后，出现"手足尽热""热在膀胱""便血"等热证，须知手足为阳之末，膀胱为腑脏，都是阳位，少阴病本质是里虚寒证，这里描述的正是表热里寒，阳气不能回归的四逆汤证，这和我们前面讨论的脏器大血管太寒，引起收缩，弹性差的情况非常相似。

第380条："伤寒，大吐大下之，极虚，复极汗者，其人外气怫郁，复与之水，以发其汗，因得哕。所以然者，胃中寒冷故也"。这是一个厥阴病的条文。大家看这个"外气怫郁"，在外面的气怫郁，"复与之水，以发其汗，因得哕。所以然者，胃中寒冷故也"胃和膀胱同样是腑，但是胃这个地方相对于外气来说它就是里了，而且这里还可能深入脾土。为什么"外气怫郁"呀？你看，伤寒大吐大下后，又"复极汗"，已经重伤阳气致"极虚"，阳气外泄，一再重创，这时候又遇用饮水的方法以取汗，终于成呃逆干呕之变。这是怎么造成的呢？"所以然者，胃中寒冷故也。"外气怫郁，胃中极寒，阳气不能回归温煦了。

有了这两条条文的介导，后面的一系列大段的条文，说心里话，我原来很多记不得，但在搞懂冬泳血管舒缩的原理以后，我在瞬间就全部搞懂了这些条文。下面一系列条文都是这样的情况。

第277条："自利不渴者，属太阴，以其藏有寒故也。当温之，宜服四逆辈"。这一条是太阴病的。

第315条："少阴病，下利脉微者，与白通汤。利不止，厥逆无脉，干呕烦者，白通汤加猪胆汁汤主之。服汤，脉暴出者死，微续者生。""脉暴出者死"，说明阳完全发露于外，彻底回不去了，故预后极凶；"微续者生"，说明服药后阳气慢慢回归，小命捡回来了。第317条："少阴病，下利清谷，里寒外热，手足厥逆，脉微欲绝，身反不恶寒，其人面色赤，或腹痛，或干呕，或咽痛，或利止，脉不出者，通脉四逆汤主之。"上面这两条是少阴病。

再看厥阴病里面的第353条："大汗出，热不去，内拘急，四肢疼，又下利，厥逆而恶寒者，四逆汤主之。"还有第354条："大汗，若大下利而厥冷者，四逆汤主之。"第370条："下利清谷，里寒外热，汗出而厥者，通脉四逆汤主之。"第364条："下利清谷，不可攻表，汗出必胀满。"第372条："下利，腹胀满，身体疼痛者，先温其里，乃攻其表。温里宜四逆汤，攻表宜桂枝汤。"这些条文都是指阳气怫郁在外面或上面，回不了家了。阳气回不了家就会怎么样呢？《素问·生气通天论》里面讲："阳不胜其阴，则五脏气争，九窍不通。""气争"发生时，气就会找出路，找什么出路啊？出路就在大肠，从大肠排泄出去，这时会肠鸣音暴响；或者在胃，这时会吐；或者在皮毛肌腠，这时就会出汗甚至大汗不止，等等，不一而足。凡此种种，原因就是阳气无法回归家了。这些全部都是因为虚寒，就是里面太寒，血管收缩了，血液回不去，明确地说就是里寒外热。

《伤寒论·辨霍乱病脉证并治》也是一样的，第388条："吐利汗出，发热恶寒，四肢拘急，手足厥冷者，四逆汤主之。"第389条："既吐且利，小便复利而大汗出，下利清谷，内寒外热，脉微欲绝者，四逆汤主之。"太妙了！我觉得每一条文都太亲切了，可以说对这些条文我们和张仲景是心心相印的，像同学，像同事，可以坐在一起讨论和交流。仲景远乎哉？吾欲近，斯人近矣。

回过头我们再来看第20条："太阳病，发汗，遂漏不止，其人恶风，小便难，四肢微急，难以屈伸者，桂枝加附子汤主之。"这里病人虽然有恶风，但汗漏不止，表示阳气不断外泄，这时你用桂枝汤时，便要加附子温暖一下里面了，否则随着你的汗源源不断地流出来，阳气不断地外泄。你温一下里面，让阳气回一下家，风也止了，汗也止了。

第91条："伤寒，医下之，续得下利清谷不止，身疼痛者，急当救里；后身疼痛，清便自调者，急当救表。救里宜四逆汤，救表宜桂枝汤。"如果里面太寒了，阳气回不去，脾肾等深部脏器失其温煦，外面的卫表也有外寒，阳气偏弱，不足以宣发以散之，寒气郁在中焦，这时怎么办？这就要

115

看具体的情况，如此处为伤寒表证，本应汗解，待表解再议攻下。但医者不察，误先用下法，伤了脾肾阳气，这时表里并病，如果"清谷不止，身疼痛者"，应该先温一下里，再发表。如果是"后身疼痛，清便自调者"，要先把表散开，再温里，应先用桂枝汤再用四逆汤。这是一个次序问题。这个次序是以阳气能正常消长出入为圭旨的。

最后再举一条阳明病，第 225 条："脉浮而迟，表热里寒，下利清谷者，四逆汤主之。"这是指阳明病攻下太过，伤了脾肾阳气，内寒甚，阳不归宅，则"气争"在大肠，致"下利清谷"，仍宜用四逆汤主之。

所有这一切你都可以用前面介绍的冬泳的血管舒缩原理的"思想实验"的结果做出解释，实在是太好了，全部都能解释。

我们从这个思路，从这一点出发，反过来就可以解释三阳病。如果人体外周血液循环、微循环不理想，有障碍，血液在很短的时间内迅速涌向体表，会出现什么情况呢？比如做熏蒸浴（如桑拿浴）、热水泡浴，如果人体微循环出现上述的问题，会怎么样呢？在这种情况下，血液进入开放得不充分的外周循环就会出现障碍，外周血循环的压力会比较大，会出现头晕、心悸、气喘等现象，所以有高血压、心脏病的人不宜热熏蒸或热水（特别是烫水）长时间泡浴。实际上这个问题就相当于阳气迅速地由内向外涌动，向外宣发，如果人体体表、肺卫有寒湿或痰饮等伏邪，或本来就有郁热，如饮酒太过时，当做熏蒸或热水（尤其是烫水）泡浴时，阳气就可能会郁滞在肌表，或郁滞的阳气与寒湿、痰饮、食积等伏邪互结，就会出现三阳病的种种情况，如小柴胡汤证、大青龙汤证、白虎汤证等，不一而足。如此刻复感寒邪，则麻黄汤证、桂枝汤证、小青龙汤证或太少两感等诸多表证亦可立马出现。上了年纪的人，身体阳气处在"生长收藏"的"收"态，如果做熏蒸浴或泡太烫的热水澡，也容易产生上述三阳病的状况。其实在三阴病或三阳病中，还存在一个从里到表，从表到里，从阴到阳，从阳到阴的发病的过渡空间，搞伤寒研究的常称其为"枢"病，这个"枢"障碍了，就会出现半表半里、半阴半阳的病证。这个"枢"病让我们认识到六经病的发生、发展和治疗有一个次第问题。由于时间关系，这个次第问题我们今天就不展开讲了。这样三阴三阳病的发病机制就可以和盘托出了。

因此我们说，从一点出发，举一反三，引而申之，整个《伤寒论》你很快就全部都能搞懂了。一言以蔽之，《伤寒论》的三阴三阳病，就是阳气的出入升降发生障碍了。抓住这一点就抓住了要领，尤其在我们以上讨论的背景下，这一结论就显得不是泛泛而谈了。

4. 如何辨群中之殊——观其脉证，知犯何逆，随证治之

我们看前面的条文是一群有着共性的条文，那么我们如何从共性里面找到它们各自的特性呢？即它们有什么区别呢？中国传统文化本来就是一本万殊的，这个本就是道，就是一阴一阳，所谓"万象森罗，不离两仪所育"，两仪者，阴阳也，亦其本也。本是相同的，我们怎么见殊呢？有道是"大将示人以规矩，不示人以巧"。我们如何辨群中之殊呢？尤其三阴病共性比较明显，在《伤寒论》中三阳病欲解时是从寅至戌上，覆盖了十二时辰的大部分，其症状形形色色，千变万化，而三阴病欲解时是从亥至卯上，覆盖的时辰比较集中，而且各欲解时辰兼有重叠，脉证往往相似，又同中有异。如何实现精确辨证，从容把握，提高疗效呢？

首先，要从具体脉证入手，细观脉证，辨清为何经何病。这一点《伤寒论》第16条讲得很明白："观其脉证，知犯何逆，随证治之。"

其次，要尽量抓住病机。病情症状纷纭复杂，虚实相参，似有似无，要善于明察各种脉证的内在联系，抓住发病的始动环节及病程变化，巧施妙手。这样很多症状的虚实有无，你就能见微知著，清晰把握。关于病机的重要性，《素问·至真要大论》里面有一段话很能说明问题，即："谨守病机，各司其属，有者求之，无者求之，盛者责之，虚者责之，必先五胜，疏其血气，令其调达，而致和平。"你若能于各色脉证中做到"必先五胜"，寻找疾病的始发环节，你就能辨证求因了，你就能成竹在胸，妙法在手了。

最后，就是正确地运用直觉。医者，意也。捕捉病机也好，在纷纭的脉证中抓住要害，抓住"用神"也好，这种感觉的运用都是必不可少的。关键在于怎样才能保证在临证时你的直觉是正确的，或者说如何让你的直觉尽量接近真实。这是一个有趣的话题，也是一个严肃的话题，今天没有时间展开谈了，但我认为至少有三点是一定要讲的。一是正确的理论观念，如人体阴阳的体用关系（这一点我在后面要详细谈到），人体阳主阴从的关系，等等。现代物理学有这样一个观点：有什么样的理论你就能观察到什么样的现象。这个观点很深邃，我以为甚是。移植到中医处理一些理论与实践问题，颇具指导性。二是一定要有丰富的临证经验，临床时从经验堆里出来的感觉往往比较可靠。当然我指的经验主要是指有自己心得的经验，不是简单的临床经历。还有就是第三点，道在心传口授，个中道理自不待

117

言："运用之妙，存乎一心。"三阴病如此，三阳病亦如此。

我们还是举一个病例来说明吧。这是我的老师卢崇汉教授的一个病例。我去年中秋节去看他老人家，他手上正好有一个刚刚看完的完整的病例，我觉得很好。现在拿出来，以飨在座诸君。我干了 26 年的临床，我也可以拿出像样的病例，但拿师父的病例来讲，可能更能说明问题。

病例：刘某，女，74 岁。

初诊 2009 年 8 月 24 日，低热伴少腹灼热疼痛，大便稀溏反复发作 3 年。刻下：全天低热（37.8～38.2℃），神疲欲寐，畏寒（着厚衣），咳嗽，痰少，食欲不振，少腹灼热疼痛，喜热敷，痛甚则欲便，大便稀溏，每日 4～5 行，苔白，脉浮大而劲，尺脉沉取无根。三年来反复住院中西医结合治疗未愈，中医治疗或用清热泻火凉血方，或用麻附细鹿茸龙牡等均未效，反致畏寒发热等症更甚。

方一：桂枝 25g，苍术 15g，白芷 15g，陈皮 15g，法半夏 20g，茯苓 15g，吴茱萸 15g，川连 12g，小茴香 20g，炙甘草 5g，生姜 50g。

7 剂，水煎服，每日 1 剂。

二诊，2009 年 9 月 1 日。少腹灼痛感明显减轻，低热亦显著减轻（36.7～37.2℃），大便减为每日 1～2 次，基本成形，苔白，脉紧。病人自述服药后很舒服。

方二：原方去白芷、川连，加制附片 60g，淫羊藿 25g。

7 剂，水煎服，每日 1 剂。

三诊，2009 年 9 月 8 日，症状全面改善，少腹灼热疼痛感消除，体温基本正常，大便日 1～2 行，苔薄白，脉沉缓弱。

方三：前方去吴茱萸，加砂仁 15g。

7 剂，水煎服，每日 1 剂。

四诊，2009 年 9 月 16 日。诸症已平，但稍有畏寒，脉沉缓弱，沉取较前有力。

方四：制附片（先煎）75g，干姜 60g，桂枝 12g，白术 15g，砂仁 15g，淫羊藿 25g，益智仁 20g，茯苓 15g，陈皮 15g，炒麦芽 20g，炙甘草 5g。

7 剂，水煎服，每日 1 剂。

病人前后诊治四周，从成都返深圳，之后报平安。

这个病人的主要症状是低热伴少腹灼热疼痛，大便稀溏反复发作三年。整个三阴病的症状她都兼有。这个病人 3 年来反复住院，中西医治疗都上过，没有用。因为这个病人的经济条件好，所以全国各地飞遍了，找了十几个名中医，病情没有好，反而还加重了。在这些中医里面，包括有些处方里经常用麻附辛的扶阳学派的中医，就是麻黄、附子、细辛、鹿茸、山萸肉、龙骨、牡蛎都用上了，都没有效，恶寒发热反而更加厉害。那我们来看卢师的治疗。

第一诊，桂枝、苍术、白芷、陈皮、半夏、茯苓、吴茱萸、川连、小茴香、炙甘草、生姜，7剂药。大家注意病人治疗的次序。卢师是从太阳和太阴入手，兼顾厥阴。

第二诊，病人吃了药非常舒服，而且少腹灼痛感明显减轻，发热也减轻了，大便也基本上成形。病人由脉浮大无根变成了脉紧。这时候卢师讲紧脉是病人的本脉，脉浮大无根还带数，会让医者以为是热象。病人吃了7剂药以后脉紧了，这才是其本脉。第二诊在第一诊的方子上面去白芷、黄连，加附子、淫羊藿，也是7剂。

第三诊，症状全部改善，少腹灼热完全消除，体温基本正常。上方去吴茱萸加砂仁，再吃7剂。吃完药以后全部症状已经基本消除了，仅余少许畏寒。病人刚开始来的时候，是八月份，还穿着厚厚的衣服，而成都那时是很热很热的。

第四诊，病人稍微还有点热，又稍微有点恶寒，处方是干姜、桂枝、附子、白术、砂仁、淫羊藿、益智仁、茯苓、陈皮、炒麦芽、炙甘草，又7剂。病人吃完药以后就回深圳了，电话报喜，完全康复了。

卢教授谈本病的治疗要点及本人的体会：

（1）本病初诊众说纷纭，三阴证都具备。病人脉浮大无根，食欲不振，又拉稀，还有厥阴少腹灼热疼痛，神疲乏力，三阴病都具备了，怎么办？从哪一阴入手呢？要紧紧抓住主要矛盾，从太阳和太阴入手，兼理厥阴。

（2）治疗的先后次序分明。先拨动中上焦为主在前，以温化中下焦为主在后。

（3）在倡导扶阳的前提下，扶阳的辨治过程一定要精准，而不是一味单方面地扶阳。我觉得卢师讲得非常到位。一个人里面的阳气很虚时，寒则收引，里面的空间就缩小了，大血管收缩，弹性下降，大器官萎缩硬化，发展下去连血压都量不到，就是亡阳了，休克了。我们可以先用附子来温里面的阳。但是里面很寒，阴会产生格拒，阳气被格拒在外，这时候怎么办？而且当里面很寒的时候，会"成形"太过，即凝结成瘀积，因为"阳化气，阴成形"嘛。秋冬天的时候是很干燥的，因为寒凉引起气的收敛，湿随之收之凝之，所以空气会很干燥。我们用附子、干姜这些很温燥的药物，一下子就会被阴气格拒出去。这时候怎么办？首先要用人参，人参是味甘微寒的，与附子同用，像是在里面包裹着附子，使元阴元阳能够在里面协调。我们跟师学习用干姜的时候，老师说你要用点儿参，用参什么意思呀？他说干姜太燥了，用参能够温润一下。一般说"寒者热之，热者寒之"。"热者寒之"，倒也罢了，你说"寒者热之"，那还要看具体情况。因为五行里是水克火，火克不了水，是土克水的。火是热，水是寒，土是湿。土是温润的，就是说土不但是热的温的，它还是湿润的。因为寒必然包含着燥，那么土的温润正是对治水的寒燥。四逆汤里面炙甘草是2两，干姜1两半，附子一个劈8片，炙甘草比干姜用得多。前段时间还在争论，四逆汤中的君药是炙甘草，还是附子，这没有什么可争论的。土是克水的，肯定炙甘草是君药。或者说有了炙甘草，附子才能做君药。土克水，炙甘草和附子、干姜合起来用的时候，就变成了不但温而且还润。好比沟渠里面的污泥已经很干燥了，用锄头、铲子刮很费力，你加点水一下就刮掉了。所以寒伴随的变化就是燥。寒者热之，燥者润之。所以用人参，人参是甘微寒，安精神，除邪气。安是安定，是阴的，还可以再加龙骨和牡蛎。龙骨是埋在地下的骨头，骨头就是往下走的，又埋在土里那么多年；牡蛎是水里面的东西，咸寒。所以单是用附子来温里寒的话，里面的寒肯定把它格拒出去。那怎么办，在用附子的时候，需要加用龙骨、牡蛎。我们在治疗脱阳证、戴阳证、亡阳证时，因为里面很寒，阳气浮越在外面，治疗时把里面一温外面一收，问题就解决了。

昨天倪海厦老师讲的疾病发展的过程是从阴虚到阳虚到阴实。我觉得很有道理。前面反复讲了，阳本身是不能降的，必须靠阴来降。如果阴虚，阳气降不下来，就老飘在外面。因为阳气没办法很好地从外往里回归的时候，里面阳气就不够用了，不够用了怎么样？阴寒就内生了，阴寒内生的结果是什么？就是成形太过。就会产生倪海夏老师讲的"阴实"。宽泛地说，中医的任何"阴实"现象，不就是积和聚吗？聚就是气的不通，积就是血凝。气的郁滞是聚，血的郁滞是积。

前面讲到参附龙牡汤是补元阴元阳的大方，是因为壮元阳无如附子，滋元阴无如人参，二者相须，附子在里一温，人参在里一润，龙骨、牡蛎在外面一包涵，让阳气散不走，很好地固定在下面，温煦里面。如果寒在肝脏，出现了肿瘤，那怎么办？首先确定肿瘤肯定是寒引起的，是"积"，是"癥"，乃阴异常成形之产物，说是阴实也行。参附龙牡汤在肝脏完全可以把阳气引入回温。龙骨、牡蛎是收敛的，从土这个地方往回收，从水这个地方往回敛。肝脏回收阳气可加用什么药？天食人以五气，地食人以五味。肝属木，其味酸，所以可以加用白芍，或者山楂，或者萸肉，或者乌梅。这样我们就能去肝脏的积。同样，如果心脏有积怎么办？心属火，其味苦，可以加川连，当然是适量。那肺呢？肺属金，其味辛色白，要把肺的阳气拢回来，就加用石膏。昨天倪海夏老师介绍用石膏治疗乳腺癌应该与此有关，石膏自然能收敛阳明燥金，乳腺癌与阳明经有关。如果觉得附子还不够热，可加"火中精"——硫黄。脾胃的积可以加白果、莲子、薏苡仁、芡实等，味皆甘淡也。

下面我们把问题再深入一点，如果里面的寒是单纯的寒，我们是可以把它温散的。如果寒天长日久了，变成陈寒痼冷，成形了，在里面生痰生瘀，生癥生积，怎么办？怎么化瘀血？怎么化痰瘀？怎么消癥去积？不但要补元阳以扫荡无形阴霾，还要能够化掉这些陈寒阴积。阴的东西肯定要靠阳来化，但是又不能太猛。这就是我们要思考的。所以在大辛大温的药上加咸寒的药就能够软坚散结。因为结在里面，肯定很坚硬，我们必须从里面用阳气把它向外推出去。向内是没有出路的，五脏主藏，脏者藏也，故阴邪积塞在五脏是没有出路的，一定要推到相应的六腑，再从六腑推出去，从汗、从下（大小便）、从吐。汗下吐只有邪积滞在六腑才能实现，六腑以通为用，在六腑才有出路。推出去，必须先使阳气往里面走，比如拳头要打出去必须要先收回来。引起肿瘤的寒气闭得很深，阳气补在里面的时候还不够，必须拿东西把阳气往深处引。所以当出现肿瘤的时候，可以用阳药如附子、硫黄在里面温，再用阴药将阳拢住，这时候再加引导药将它推出去。牡蛎等咸寒药为什么能软坚散结，盖以其能将阳气拢住，发挥其温化的作用有关。这就是我们治疗肿瘤的一条很重要的思路，治三阴病很多情况下又何尝不是如此呢？

那么我这里强调什么呢？就是强调阳气的作用，怎么顺从、控制和主导阳气的方向。仅仅是用辛温的药，它里面太寒了，陈寒痼冷，温药一进去就会被格拒出来浮在外面。因为它里面很硬，有人说是"阴实"。阳药补进来推它，推不动。五脏积聚，阳不胜阴造成气争的情况，就会出现恶心、头痛、出汗、烦躁、腹泻等症状，是不是？你要在里面慢慢温润它，像太极拳一样，先把阳气送到位，一定要补到位。肝的问题加白芍，心的问题可以加川连，肺的问题加石膏，肾的问题加牡蛎，或者在参附龙牡汤的基础上分别加上这些药，我师父还喜欢用砂仁，曰"纳五脏之气归元"，就是把阳气拢住。里面用附子、硫黄、补骨脂、葫芦巴、益智仁等温阳药温之化之。拳头收不回来你怎么打出去呀？

所以介绍这个病例就是提示大家，在倡导扶阳的前提下，一定要注意辨证精准，讲究次序，更重要的是要明明白白地知道为什么要扶阳，怎样才能实现各种情况的扶阳。

（三）从泰否二卦之消息变化谈人之生长壮老过程扶阳的重要性——生命之树常青

1. 关于否泰二卦

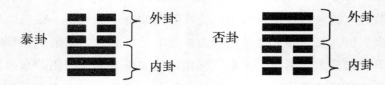

青在哪里？在春天这个地方。我们能否把我们的生命永驻在青春这个阶段？青春这个阶段阴阳的基础是什么？可以说就在泰卦，这个卦象表现为阳在下面，阴在上面，乾内坤外。谈阴阳离不开气，前面我们说过，我们古人传统的方式是通过望象观气的。而象可以通过阴阳五行来描述，也可以通过"易象"来描述。《周易》里面有八个经卦：乾坤坎离巽震艮兑。八个经卦相互重叠，组成八八六十四卦。"圣人设卦观象，系辞以明吉凶。"圣人通过观察象的变化，就很智慧地发明了两个基本符号，一个连续的横和一个不连续的横，它们分别叫阳爻和阴爻，然后用阳爻和阴爻变化重叠组成卦象。《系辞》说："古者包牺氏之王天下也，仰则观象于天，俯则观法于地，观鸟兽之文，与地之宜，近取诸身，远取诸物，于是始作八卦，以通神明之德，以类万物之情。"又说："八卦成列，象在其中矣。""引而申之，触类而长之，天下之形类毕矣。"八经卦相互重叠，组成六十四别卦。我们看其中的泰卦、否卦，泰卦内乾外坤，否卦内坤外乾。我们想象一下，如果阳气在上边，阴气在下，而阳本性向上走，阴本性往下降，阴阳不就离决了吗？如果发生这种情况便叫否象，否卦就像这样，主凶。反过来呢？阳下阴上，阴阳便能自然交感，这是好的卦象，叫泰卦，主吉。

2. 关于十二消息卦

我们再来看"十二消息卦"，西汉大易学家孟喜依此演绎了一个卦气说，很有意义。他以"复、临、泰、大壮、夬、乾、姤、遯、否、观、剥、坤"十二卦，配合一年十二个月，用这十二卦阴阳二爻的变化，体现一年阴阳二气消长的过程。所以这十二卦也叫"十二消息卦"，或叫"十二辟卦"。其来源甚古，首见于《归藏》，这也是一部易书。泰卦，配合正月，表示开春，泰卦内乾，属阳，外坤，属阴。如

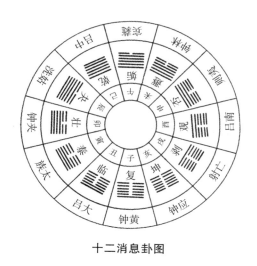

十二消息卦图

果我们能永远保持阳在里面，阴在外面，这种阴包阳的状态，我们怎么会死掉呢？不可能的。我们的地球，外边是凉的，里面是热的，起着地核反应，温度高达5000℃。我们想象一下，如果地球表面很热，里面是很坚硬的石头，会怎么样啊？这个热会飘到太空，石头呢会因为引力越变越小。一颗恒星，热核反应，热量逐渐散发，待散发殆尽，就会崩陷，崩陷后就收缩成白矮星，继续辐射，最后就变成了黑洞，变成了死寂状态，变成了彻底的否卦，甚至否卦都不是。再回过头看看，否卦在十二月中的什么位置呢？在农历七月，入秋了，是"老"的状态，远离青春，生命在走下坡路了。

了解了否卦、泰卦，我们就要考虑如何保持泰卦状态。要保持泰卦状态，阳一定要保持在里面。在十二消息卦里，依其阴阳爻构成，泰卦配合的是正月，正月是开春的光景，如果你亲近"泰"，保存泰卦的状态，里面的阳与外面的阴保持相对平衡，你的生命如何不常青呢？

3. 人体阴阳的体用

关于人体的阴阳结构，我们从体、用两方面来展开。首先我们讲阴阳之用——内阴外阳。《内经》有："阴在内，阳之守也；阳在外，阴之使也。"这个跟刚才的泰卦不一样啊，这个是阴在内阳在外，和泰卦正相反，但这是讲人体阴阳的用，阳永远是往外走的，阴永远是向内收的。这个用主要是说明阴阳的自然走向。我们再来说说人体阴阳的体，明白了体，用自然

扶阳论坛 ❸（第二版）

从对称性原理谈扶阳理论内核结构的完整性及若干临证思考

123

就好说明了。阴阳的体，就是内阳外阴，阳从里往外走，阴从外往里走，阴阳交合。"万物负阴抱阳，冲气以为和"，这不就是泰吗？经云："阴不胜其阳，则脉流薄疾，并乃狂；阳不胜其阴，则五脏气争，九窍不通。"这段经文只有通过人体阴阳的体用关系才好解释。其体为外阴内阳，看"阴不胜其阳"，阴弱了，阳强了，阴制约不了阳，阳往外急动，脉肯定"薄疾"，并且"发狂"。"阳不胜其阴"呢？阴包在阳外面，阴胜阳，破坏了平衡，则阴在外面就收缩，阳顶不住了就在里面挣扎，五脏就"气争"，九窍就"不通"。

　　明白了人体阴阳之体是内阳外阴之后，这一切的理解是多么流畅啊！而对于一个生命个体而言，离开了这个内阳外阴体，作为阴阳走向的内阴外阳这个用，显然就没有意义了，离开了这个体，用就失去了基础，就不会有这个"势能"了。人体阴阳的体用关系应该是体用一源，舍体无用的。

　　我们跟师学习，有桂枝法、四逆法这两法，都经常加用石菖蒲，石菖蒲这味药在《神农本草经》中是辛温的，其"主风寒湿痹，咳逆上气，开心孔，补五脏，通九窍，明耳目，出音声"。从石菖蒲的主治功效来看，我们知道它主要有补五脏，温通经脉九窍的作用。师门为什么在桂枝法、四逆法这两大法中都喜欢用这味药呢？按师门钦安卢氏的说法，石菖蒲的作用可以入海底，引微阳通清窍。我们在四逆汤中用附子、干姜、益智仁、补骨脂等温补里面，如果阳气在里面不积极动起来，阳气就有闭郁之虞，这时就要加一味能进入五脏并能使阳气积极动起来的药，这味药就是石菖蒲，该药既能深入又能浅出，颇具补益五脏，温经通窍之功。经常用的还有一味药——淫羊藿，卢师说这味药也能入海底，但是不能通九窍。所以桂枝法、四逆法也用淫羊藿，其配合石菖蒲更能深入进去，发挥其温通的功能。这里举运用石菖蒲、淫羊藿的例子，是为了更明了人体阴阳的体用关系。

4. 近泰远否——生命之树常青

　　《素问·上古天真论》说："饮食有节，起居有常，不妄作劳。""外不劳形于事，内无思想之患。"《灵枢经·寿夭刚柔》说："风寒伤形，忧恐忿怒伤气。气伤脏，乃病脏。寒伤形，乃应形。"外面的寒进来了，伤形，里面的伤呢？则是内伤先伤心啊，忧思恼怒是通过心来伤的。心为五脏六腑之大主，心动五脏六腑皆摇。心为君火，内在的伤，肯定伤阳伤五脏。外面的伤呢？由于阳气是从里面向外发的，外面寒气要伤它，就要层层向里逼，最坚强的真阳真火在里面，因为里面是阳的司令部，是阳的根本。不论是

扶阳论坛 ❸（第二版）

从对称性原理谈扶阳理论内核结构的完整性及若干临证思考

外感，还是内伤，还是饮食，都能够伤害你的阳气啊。生命之树常青就是要保持"泰"的那个状态，即里面的阳能平衡外面的阴，要保持这个平衡，当然是一个动态的平衡，就一定要呵护好这个阳，这是生命的本钱啊！否则阳受损乃至衰微，离位在外在上，就是"否卦"的状态，就是生命的尾声了。有道是"九十春光在何处？古人今人留不住"。生长壮老已是生命不可避免的过程，但是我们可以把这个过程延缓延长，甚至逆着修，"反者道之动"也，逆着修之，永葆青春。

（四）从人体阴阳调治的侧重谈人体健康的相对性——法天行健，君子以自强不息

现在谈谈从人体阴阳调治的侧重探讨人体健康的相对性。我们先举个例子，一个风湿病的病人，肢体关节很疼，碰到这种情况，很多医生给他打长效青霉素，疼痛会缓解。但是症状的改善并不等于病就痊愈了，因为病灶没有消除。痛者，不通则痛也，病人的肢体关节或身体某个地方变狭窄了，堵塞了，阳气就过不去而郁在那个地方，郁在局部通不过去的时候，它就会往外撑，压迫神经就会很疼。那我们要使它通，有两个方法，一个是把堵塞的因素消除，让阳气流通，通则不痛也；一个是把阳气压下来，让它不发生冲突，疼痛也可以缓解。举个现象，人老了，阳气虚弱，受寒感冒时，常常是发热发不起来的，或发热也不高。而小孩子受寒感冒时，发烧发到 39℃，他还到处跳。小孩是纯阳体质的，对热的耐受性和调节性比较好。能否说老年人发热低，就病情轻，小孩发热重就病情重呢？那就不一定了。

这里就存在一个治病时对阴阳调治的侧重性问题。我们用阴寒药，常常可以让病人症状改善或消除得比较快。用阳热药呢？很多病特别是慢性病，里面是陈寒痼冷，刚开始服用阳热药时，他不见得舒服，甚至疼得更厉害，反应更剧烈。但是当服药服到一定程度的时候，量到了，由量变到质变，突然就打通了。是选择花时间最后把发病因素消除掉好？还是选择一开始就把阳气拉回来，压住，不让它发出去好呢？显然是第一种方法好，因为它从发病之本着眼，治病求本嘛。第一种方法往往是扶阳的，第二种方法往往是清热滋阴的。

我们看卢崇汉教授最近治的一个病案。一个很简单的病例，但病人身份特殊，也想看看卢师治疗感冒的完整过程，所以请卢师出手治疗。

扶阳论坛 ③（第二版）

从对称性原理谈扶阳理论内核结构的完整性及若干临证思考

125

1. 病案

何某，女，52 岁，恶寒发热 1 天，伴咽痛，无汗，小便拘急不畅。舌苔白，脉紧。

方一：桂枝 30g，苍术 15g，白芷 15g，石菖蒲 20g，南山楂 20g，橘红 15g，法半夏 20g，朱茯神 20g，甘草 6g，生姜 60g。

3 剂，水煎，2 日内服完。

问题一：咽痛小便不利为何没有利咽药和利小便药？

服后汗出热退，小便畅，但咽仍痛，咳嗽，痰声重，脉仍偏紧。

方二：广紫菀 15g，苍术 15g，石菖蒲 20g，木蝴蝶 20g，法半夏 20g，杏仁 15g，苏子 15g，南山楂 20g，陈皮 15g，桔梗 15g，浙贝 15g，黄芩 15g，朱茯神 20g，炙甘草 6g。

3 剂，水煎服，每日 1 剂。

服后咳缓，汗出津津，疲乏，动则气喘，痰少，苔白，脉微紧，尺弱。

方三：制附片（先煎）60g，白术 15g，法半夏 20g，石菖蒲 20g，淫羊藿 20g，紫菀 15g，干姜 45g，苏子 15g，木蝴蝶 20g，炙甘草 6g。

3 剂，水煎服，每日 1 剂。

问题二：为什么此时不用人参？

服后咳平，汗减，气促平，仍疲乏，痰声微，脉关部略紧，尺弱。

方四：制附片（先煎）60g，白术 15g，干姜 45g，法半夏 20g，石菖蒲 20g，淫羊藿 30g，木蝴蝶 20g，砂仁 15g，菟丝子 20g，炙甘草 6g。

5 剂，水煎服，每日 1 剂。

2. 用方分析

患者症状：发热、恶寒、无汗、咽痛、小便拘急一天。第一条方用的是桂枝法，标准的桂枝法。我问：第一个方子为什么不加利小便药和利咽药？病人咽喉很疼，小便拘急不畅，怎么样也要用一点木蝴蝶、茯苓之类的药吧。卢师答曰：加用利小便、利咽药物，势必影响肺气宣发，等到肺气宣发，汗出热退，小便则自利。然后再治喉咙疼痛，是很简单的事儿。这是师父的原话。

服药三剂以后，汗出热退，小便畅通了，但是咽喉还疼，还咳嗽，痰湿很重。又用第二条方，就是用治咳嗽方，广紫菀、苍术、石菖蒲、木蝴蝶、法半夏、杏仁、苏子、南山楂、陈皮、桔梗、浙贝、黄芩、朱茯神、炙甘草，服后咳嗽缓解了，但是出汗很多，疲乏，动则气喘，痰少。

扶阳论坛 ③（第二版）

从对称性原理谈扶阳理论内核结构的完整性及若干临证思考

再用第三条方，这个时候加用了附片、白术，用附片量比较大了。用了附片、白术、半夏、石菖蒲、淫羊藿、紫菀、干姜、苏子、木蝴蝶、炙甘草。因为以前我看过《岳美中医话集》，这集子很好看，文采也很好，我年轻时记忆很好，很多都能背下来。岳老在谈咳嗽治疗时说过：一旦咳嗽、汗出、疲乏，用人参勿疑。这时候我问卢师，病人汗出，疲乏，动则气喘，痰少，脉微紧，尺部弱，这时候为什么用附子而不用人参呢？卢师答：加人参必会留痰，虽然它可以把汗止住，也可以止咳，但是痰留滞在里面，会影响肺气宣发。痰留下来会造成伏邪隐患，易导致内外合邪，以后必多外感或内伤成咳。反复多次，痰滞于肺，咳会愈发难治。就是说此类病症用清热药和养阴药，也许症状会缓解，汗一下子就收了，但是会留下隐患。第三个方药服完后，咳缓，汗减，气亦平顺，人仍疲乏，脉沉微，关部略紧，尺弱。之后的方子没有太大的变动，去紫菀、苏子，加入砂仁、菟丝子，服完这个方子，病就好了。此病案症也了了，却也能发人巧思；答也了了，却也是金针度人。

3. 体会

综上所述，我有这样的体会：

第一，"治有先后，除邪务尽"，把表邪先解尽，病在阳经时用阴药要慎重、要精准。

第二，"五阳已布，疏涤五脏"，这是《素问》中的话，就是说阳气只要升降正常，宣发舒畅，它会把里面的积滞，把里面不该有的东西全部都能扫荡出去，肯定就会有一个好的预后，不留隐患，不留伏邪，不留伏痰。也应了《金匮》里面讲的一句话，即"五脏元真通畅，人即安和"。

第三，《灵枢经·寿夭刚柔篇》里面讲："形与气相任则寿，不相任则夭……血气经络胜形则寿，不胜形则夭。""形与气相任则寿"，这是不用怀疑的，但是这个命题要成立有一个基本的前提，就是"气治前行"，也就是说，不管形如何，走在前面的一定是气的上下升降通行无碍，气不能消极地适应形，必须保证在气主动的前提下"气形相任"，两相平衡。气圆满前行，形自然亦步亦趋，阴邪何处留之、滞之、藏之？所以《灵枢经·寿夭刚柔篇》中紧接着说："血气经络胜形则寿，不胜形则夭。"此处着眼点当在"血气"二字，即可谓血气胜形则寿，妙乎哉斯言！此处应重下圈点，此处应重起掌声，不啻惊艳一瞥。这难道不是经典中"阳主阴从"思想的具体体现和应用吗？前面我讲了风湿病，痹者闭也，是经络狭窄，气血不能很好流通。但是通过扶阳治疗，使阳气振奋起来了，推闭冲关，冲突加剧了，就可能造成暂时的疼痛复发或加剧。如果适应了这个狭窄而把气流调小，把这个气泄出去，冲突暂时缓解，症状不明显了，或消于无形了。这行不行呢？这是不是"气与形相任"了呢？显然不行。这也不是正常的"气与形相任"，这样会留下隐患伏邪。症状的消除和缓解并不等于疾病的痊愈了。更确切地说，症状减轻，有"效果"了，未必是治疗方向正确了，整体正确了，更不能说指导理论一定正确了。正确的治疗方向、正确的指导理论一定是在整体观的指导下完成着"气治前行"的"气与形相任"，一定是因气势而利导的过程，严格地说也应该是脉证相应的。

倪海厦老师昨天讲得很好。关于一个人的健康标准，他认为一个正常人应该具备六个方面：一是睡眠可以通宵；二是正常的胃口好；三是口渴与出汗的比例正常；四是大小便正常；五是符合正常体力的定义；六是常年头面觉冷，手脚温热。应该说概括得比较全面。但是我认为还要加上一条：脉一定要正常。当患者治疗后症状不明显了，胃口好，吃饭香，二便也调，是不是已经痊愈了呢？真不一定。可能是痊愈了，也很可能把寒气痰瘀等伏邪留在里面。伏邪往往是误用寒凉药留下的，或者是用温热药治疗的表里次序不对。所以倪海厦老师讲的正常人的标准如果加上正常脉象，就比较全面了。余邪未尽或留有伏邪这一点一定会在脉象上有所反映，比如或紧或滞或涩，不一而足。尽管一些疾病经过治疗症减轻或消除了，但就脉与证两者而言，我认为脉象相对反映得更为客观。只是脉诊掌握起来困难一些，所谓"在心易了，指下难明"。脉诊的掌握最好有师传，有真正的师承关系，手把手地教，这是老经验、旧经验。目前还没有新经验证明脉诊可以自学成才。我原来是搞中医诊断的，熟悉正常的脉应是不浮不沉，不快不慢，节律一致，和缓有力，有胃有神有根。但我真正对脉象有体会是按传统的方式跟师学习之后的事情。中医治病强调"必伏其所主，而先其所因"，这个"所因"，如果我们的着眼点在于气的失调上，在阳的失调上，然后疏之、顺之、调之，以达到升降出入的正常，那么获得的康复就比较根本，"含金量"就会比较高。《素问·至真要大论》所说："谨守病机，各司其属，有者求之，无者求之，盛者责之，虚者责之，必先五胜，疏其血气，令其调达，而致和平。"强调的正是血气的"调达"。

今天我们讲了许多，有理论的也有临床的。作为扶阳理论的倡导者和实践者，我觉得有义务和责任真诚地和大家做个交流。因为现在网上、杂志上、会议上对扶阳学派的责难和质疑是非常多的，有的还非常尖锐。这在一定程度上说明大家之间的沟通与交流还不够。我们的工作、我们的努力、我们的执着，一个重要的目的就是把这些责难、这些质疑解释清楚，描述清楚。你说"阳主阴从"，那阴对阳有没有作用呢？今天上午"长衫先生"李里老师还讲了北宋周敦颐的"太极图说"，里面有："无极而太极，太极动而生阳，动极而静；静而生阴，静极复动。一动一静，互为其根。分阴分阳，两仪立焉。阳变阴合，而生水火木金土。"这个两仪，就是阴阳。作为两仪的阴与阳，他们是互为其根的。一直都是沿袭着这个观点下来，你突然说"阳主阴从"，有人质疑和责难自有他们的道理。但是如果我们像今天这样，把核心问题从横的方面和纵的方面都交代清楚，分析清楚，这种责难和质疑完全是可以通过交流和沟通消除的。也许可能有人继续有质疑，继续有责难，这只能促使我们更好地把工作做得更细致、更深入、更全面，更好地"如切如磋，如琢如磨"。

就像现在物理学家对对称性原理的信念一样，我坚信将来中医学中扶阳理论的内核对认识和调整人体生命现象一定会是个主流。相对地说，生命本身就是阳的一种表现，是阳的一种存在形式，只不过阳存在的时候有一个条件，就是阳要成形的话，必须要有阴，但立足点一定是阳。《易》云："君子有攸往，先迷后得主。"其中"君子"就是指阳气，与阴相"迷"、相"朋"，方能"得主"。我们各种各样的疾病，终究就是不通，不通的结果就会有积与聚，气的不通曰"聚"，血的不通曰"积"。经云："阳化气，阴成形"。积聚就是"成形"异常的不同程度，就是阴的问题，阴的问题一定要用阳来对治，用阳的调达与舒畅来对治，这会有什么错呢？

所以，今天我很真诚地把我的所思所想和大家做了个交流。我们的祖先有一种非常深远和合理的思想，这些思想是完全可以加以描述的。但是还需要假以时日，还需要做艰苦的工作，还需要有大胆的直觉与想象力，当然这个工作有时候是很悲壮的。大海的浪花虽然美丽，但是稍纵即逝。我们着眼的应该是大海深处的呼吸，那就是文化的传承和延续，那就是经典的传承与延续，其实就是龙的传承与延续。今天在龙华医院讲这个话也是自有因缘，谢谢，非常感谢。今天和大家就交流到这里。

主持人：唐农教授用两个多小时为我们做了一场很精彩的报告，大家可以体会到唐农教授在这个报告中充满激情，而且富有诗意。他首先运用了现代物理学公认的对称性原理，进一步论证了我们扶阳理论的核心理念，就是阳主阴从。然后在这个基础上又引领我们对扶阳理论的临床应用方面的若干重要问题进行了深入的思考。相信这两个多小时的报告，会使我们在座的各位受益匪浅，所以让我们再次以热烈的掌声感谢唐农教授为我们带来的精彩报告！

脊柱健康与阳气

高圣洁

刘力红（主持人）：今天晚上由圣洁脊柱养生馆的馆长高圣洁老师，为大家讲正脊疗法。我现在先向大家简单介绍一下高老师的情况。

高圣洁老师今年52岁，她不是中医科班出身，原来她在文化馆工作，源于她对传统文化的热爱，加之平素她的身体非常不好，有肺病，有哮喘，所以她毅然放下一切工作，辞职到西安去跟师学习传统文化，并进行修炼达十年之久。高老师没有中医的文凭，不能开药，而做按摩这个职业相对门槛比较低，所以她在跟师的同时，凭自己的天分，自己的领悟，埋头在按摩领域进行深度和广度的探究，形成了自己的一套很独特的脊柱诊疗、养生体系，在十年之后她回到郑州创办了圣洁脊柱养生馆。

在跟高老师的接触中触动我的是她的人格，她是一个很了不起的人，一点都不保守。她在很多学术理念上和我有不同观点，她有自己的学术理念和研究体系。但是她不保守，不是怕你知道，就怕你不知道。正因为这些因素，学会就决定请她到这里来和大家分享她的经验。

另外一点，确确实实与我们扶阳论坛有相当大的关联。因为正脊所正的脊柱是督脉所在，督脉是诸阳之会，阳脉之海，这就跟我们扶阳有很大关系了。矫正脊柱实际上就是矫正督脉，这跟我们扶阳有很密切的关联。她的正脊理论体现了很多我们中医《内经》的学术理论，不单单是一种康复养生的手法。高老师的现身说法对我们会有所帮助。可能我们不一定去走这条路，但是她可以给我们提供一个理性思维，可以帮助我们的临床诊疗。所以今天很高兴能请高老师来给我们讲课。大家欢迎！

高圣洁：各位老师，各位尊长，大家好。在座的各位可能都是"正规军"，而我是"游击队"。但是我愿意把我的一些体会和感受拿出来跟大家分享，让那些有这种脊柱疾病的人确实能得到帮助，有什么不对的地方，也请大家都提出来，共同参考，也促使我进步。

中医讲八纲辨证，首讲是阴阳。阴阳平衡者为平，失衡者为病（任督二脉也就是人体的阴阳）。这个内容《黄帝内经》上讲得比较清楚，我就不在这儿浪费时间了。

就在今年 8 月下旬的时候，我们接了一个病例，我把这个病例拿出来供大家参考。这个病人是个小女孩，13 岁，她从 4 岁开始看病，去过我们河南的很多医院，还去过北京、石家庄等地的多家知名医院，但是至今没有找到疾病的原因。那她得的是什么病呢？她得了这种病以后，开始出现的是滑囊炎，就是膝盖上有毛病，做过两次手术，多次把滑囊积液抽出来，还有严重的头晕。到今年，病情又严重了，准备再做第三次手术。她爸爸的同事是我的病人，就告诉他，说你可以找高大夫去看一下。他爸爸就打电话问我能不能治滑囊炎？当时我说能不能治疗滑囊炎咱先不说，我看一下她脊柱有没有问题？他就问滑囊炎和脊柱有关系吗？我说应该是有关系的。这个小女孩她爸就领着她去我那里检查，我发现这个小女孩的颈椎、胸椎问题很严重（颈椎片显示颈椎明显侧曲错位，这会导致头晕），她的滑囊炎是膝盖部位，但是我给她的诊断是，她的根本病因是因为颈椎、胸椎问题。她爸爸一开始不相信，他们又去了一趟北京，从北京回来又到石家庄，然后又到了洛阳。去了几家医院，几家医院的说法是一致的，还是说没有办法治疗。他爸爸就给小姑娘说，既然高大夫说你颈椎有问题，你拍出来的片子也确实是颈椎有问题，你也有颈椎部位疼痛，那么咱们就去治疗颈椎吧，无论膝关节能不能治好，先把头晕治好也行。就这样他们又到我那儿去了。

在给她治疗颈椎的同时，我就问她，你们要不要治疗其他的病？她妈妈就问我还有什么疾病？我跟她又讲了一下我的诊断，胸椎问题会影响膝关节，她妈妈就说那就都治吧，结果我就把她这些头晕、膝关节病都治了。这个小姑娘来的时候，脸色苍白，没有一点血色，也不爱说话。每次来了就治疗，治疗完就走，我就没有和她交流的机会。治疗了四五天后，她自己感觉挺好的。她妈妈就要求说：你们这儿不是能正脊吗？孩子马上要开学了，能不能先给她做正脊？我就给她先做了正脊。正脊治疗以后，小姑娘的身体越来越好，她开始跟我交流说话了。她说她 4 岁就开始看病了，经常会一下子眼睛就看不见东西，耳朵也听不到声音，要很长一个过程，才会慢慢恢复过来。在正脊治疗后，小姑娘天天来了以后，就阿姨阿姨地叫，很乖的小女孩，特懂事，让人看了很心疼。她说原来是时不时地说晕倒就晕倒了，她们老师都知道，背着她往医院去是常事。自从正脊治疗以后，她所有的病都没有了，包括头晕、头痛、颈椎疼、心慌、气短、胸闷、胃不好，还有她膝盖的滑囊炎。现在她开学以后，基本上就是一个星期做两次治疗。

人在胚胎发育过程中，首先形成的就是脊柱，然后才是人的内脏肢体，从这个现象上，也提醒我们应该关注脊柱健康问题。

讲扶阳，就要讲到命门，命门是生命之门，是任督二脉的起点。从督脉的循行路线上看，督脉是夹脊而行，贯脊而上，这就说明督脉和命门与我们的脊柱问题密切相关。

前一段时间我收了一个病人，也是个小孩子，他在小便的时候，有柳絮状的东西漂浮在小便里面。他吃过很多药，也用过很多方法来治疗，但都没有什么效果。膀胱主气化，小便出现那样的情况，一定是膀胱的气化出现了问题。但用了那么多药不见效，我感觉他的疾病应该与脊柱有关。他们是外地人，所以在他们给我打电话的时候，我就说我没见到病人不好说，要么就把病人的片子寄过来，要么就让病人过来。因为见到患者我可以不用看片子，见不到患者的时候我就得看片子，而且这个片子必须是 X 光片。因为 CT 片是显示不出来脊柱正后位的排列顺序的，核磁共振则是拍身体脊柱的侧位的、多方位的片子，里面也没有正后位的片。我通过多年的经历发现，在临床上如果你腰椎间盘不突出的时候，脊柱的侧弯和错位是没有医生给你诊断的。我也问过一些医生为什么不诊断？他们说诊断了也没办法治疗。所以这个病人就寄来了片子，我一看，脊柱确实有问题。后来他们就过来了，做了脊柱矫正。回去以后，尿液有了很大的变化，他自己说，小便里的那种棉絮状物质已经没有了。

从这个病例上我们可以看到，督脉和命门与我们的脊柱是密切相关的。大家都是扶阳高手，如果你用药的时候，能够达到预想的效果，这个时候督脉就应该没有问题，或者问题很小。如果你在用药的过程中发现用药没有达到预期效果，这个时候就应该检查一下他的脊柱，看是不是存在脊椎问题。

《内经》里面有一句话："骨正筋柔，气血以流。"大家可以想一下，所有人体内的骨骼，除了外伤的摔伤、摔断以外，只有脊柱是最容易出问题的，所以我认为这个"骨正"的"骨"应该指的就是脊柱骨。

第二个问题我们讲一下膀胱经与脊柱的关系，或者说膀胱经与督脉的关系。膀胱经是人体最长、腧穴最多的一条正经，是唯一一条拥有对应全身所有脏腑腧穴的一条经络，也是唯一一条有双条循行线路的经络。它的内线通脏腑的腧穴，外线有很多与情志相关的腧穴，如神堂、魄户、魂门、意舍、志室，全都在膀胱经的外线上。打个比方说，你在高速路上行车，

脊柱健康与阳气

如果是中间隔离带出现问题的时候，那么隔离带弯曲的这个地方，汽车就容易拥堵。膀胱经也是这样，如果脊柱出现问题，督脉也出现问题，那么在脊柱所偏离的那一面的膀胱经的气血也会发生堵塞。膀胱经出现堵塞，就会发生气血方面的问题，所对应的腧穴脏腑同样会有问题。这样我们在望诊的时候才能看到所表现出来的症状。这就是我们能通过望诊知道病症所在的关键。寒气进入人体，首先进入的是膀胱经。足太阳膀胱经跟脊柱的络脉，从大杼以下是一致的。从这一方面也能说明脊柱和膀胱经的密切关系。所以我们在调理疾病的同时，更应该重视平行于脊柱的督脉。脊柱是否正常与内脏的正常运行有很大关系，对人的情志也有很大的影响。

最近治疗了一位老太太，她告诉我说她很郁闷，心里特难受，都觉得活不下去了。检查的时候，用手一摸，脊柱弯曲得很厉害，因为颈椎所导致的头晕也特别严重，应该是外伤导致的，但她自己也不记得了。经过脊柱矫正治疗以后，她说："我现在心情可好了，也不想死了，活着多幸福呀！"所以可以看出，脊柱是否正常与情绪的关系真的是很密切的。

我所看过的《道德经》版本比较多，但是我认为最接近老子本人的那种注解的，可能就是黄元吉注解的《道德经讲义》。他在《道门语要》中讲："学人有此真阳之火，任他外而肢体，内而脏腑，多年顽残宿疾，真火一逼，自然化为汗液，从遍身毛窍而出，如有不能化者，只是他火力尚微，未得真阳之气。盖阳者刚也、健也，其性原来至动，身中疾病多阳弱阴强，积成沉疴痼疾。一得真火之候，犹之冬雪坚凝牢不可破，到春日载阳，其气温和，任他久凝而坚之冰霜，无有不见阳而消者，人身之疾，无非因其凝结而成，有如此阳气，亦焉有不化者哉。"我对这段话感受特别深，觉得这段话对扶阳应该有一定的帮助。

另外，我要给大家提一个很重要的问题，就是有的人会说我的肌肉可好了，你看硬硬的。有一个老太太，是我好多年以前的病人，她就告诉我说："你看我身体可好了，我肌肉可结实了。我姑娘那肌肉软软的，还没有我身体好呢。"我认为这是一个误解，因为肌肉应该是在你用力的时候才坚硬，在你放松的时候它就应该是柔软的、有弹性的。你打人，你是用拳头来打，拳头用力打出去后，如果僵硬就缩不回来，那你怎么可能再次出力呢？这个老太太的脊柱是旋转性侧弯错位，经常就是歪着头，不能把头放正，也不能面朝前方。她的颈椎导致胳膊肌肉僵硬，没有一点点的弹性。当时我给她诊断完以后，我说："你的颈椎导致你肌肉僵硬。你胳膊应该还没有劲。"她说："你怎么知道我没劲？我掂一斤菜都有点累，我的手不能用力。"就是说两只手已经没有力量，没有束缚之力。上肢肌肉已经没有弹性，没有张力，怎么会有力量去提拿东西呢？在我这儿给她治了大概20多天吧，她就完全康复了。她说："原来肌肉应该是软的，我还一直以为硬了好呢。"

肌肉硬有硬的不好，软也有软的不好，这很容易被人误解。前一段时间有一个病例，她是我的一位朋友。因为胳膊肌肉疼（小肠经位置），她到广东某知名医院去做的诊疗。她去广州是为了照顾姑娘生孩子，检查完以后，医生说是她的肌肉与骨头分离了，治疗是打上石膏，把肉跟骨头固定在一起，固定1个月到3个月，就好了。当时她一听，说我是来照顾姑娘坐月子的，要是这样治疗的话，那我不是白来了吗。她就没有治疗，给我打了个电话，我就让她到我那里去。到了以后，我一看颈椎问题非常严重。我只给她做了两天的治疗，她的胳膊就一点痛感都没有了。所以我认为观察脊柱情况对诊断一个人的疾病非常重要。僵硬是寒邪瘀滞导致的气血不通引起，无力和疼痛也是同样道理。

下面就开始讲脊柱的诊断与治疗。正常的脊柱在从正后方看，应该是一个直立的整体，从侧面看是一个S形状。脊柱如果出现问题，就不是这样了。脊柱的问题分为以下几类：侧弯，侧弯又分为斜侧弯、抛物线状、S形状、耳朵状（3字形）；再一个就是错位，错位有Z字状、折角状、对勾状、前凸状、后凸状、楼梯状。下面是一些脊柱异常形状的示意图。我选几种典型的给大家讲一下，图1是侧弯型。

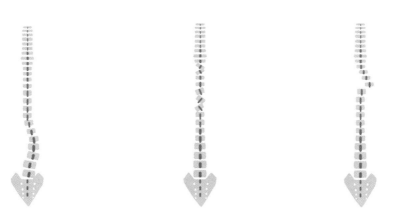

图 1　脊柱异常形状示意图　图 2　脊柱异常形状示意图　图 3　脊柱异常形状示意图
　　　——侧弯型　　　　　　　——折角状　　　　　　　——楼梯状

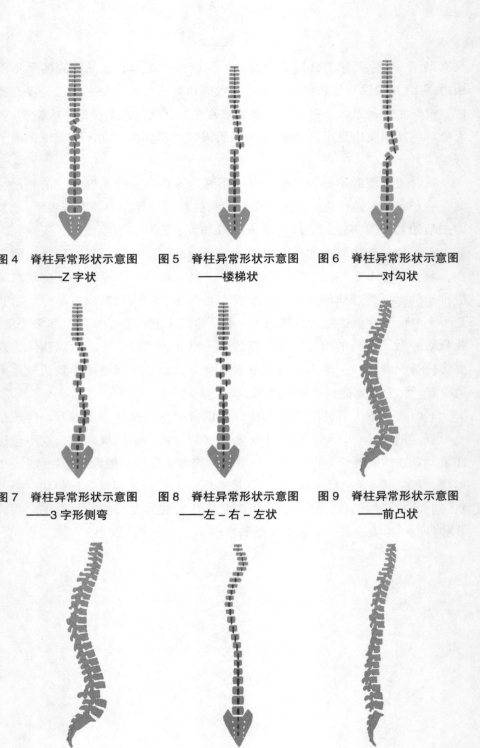

图 4　脊柱异常形状示意图
——Z 字状

图 5　脊柱异常形状示意图
——楼梯状

图 6　脊柱异常形状示意图
——对勾状

图 7　脊柱异常形状示意图
——3 字形侧弯

图 8　脊柱异常形状示意图
——左 – 右 – 左状

图 9　脊柱异常形状示意图
——前凸状

图 10　脊柱异常形状示意图
——后凸状

图 11　脊柱异常形状示意图
——S 形侧弯

图 12　脊柱异常形状示意图
——反弓形

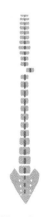

图 13　脊柱异常形状示意图　　图 14　脊柱异常形状示意图
　　　　——外出状　　　　　　　　——斜卧状

　　大家看一下，图 2 就是我们说的折角状，本来应该排列得很整齐的，就是这个地方，折成一个折角。图 6 这一个就是对号状，就是对勾状。这两种情况从临床上来讲，对人的伤害是比较大的。

　　图 4 是 Z 字形脊柱异常形状，图 5 是一个斜线状的异常形状。再一个，图 7 就是耳朵状，也就是 3 字形。需要说明是，耳朵状这个形状往往会被人误解。比如说有一个人的脊柱是抛物线状，就是只有弯曲没有错位，但是人上一百，形形色色。他就认为你说我有抛物线状，往哪儿弯呢？往左弯。那好了，我的脊柱不是往左弯吗，那我就练习往右侧弯，不是就能把往左弯曲的脊柱给它弯过来了吗。我就遇到过一个抛物线状弯曲的病人，开始他脊柱自身的弯曲是一个抛物线状，病情是比较轻的。结果他自作聪明，经常做一个相反方向的侧卧，或者说是一个侧弯，结果就成了一个我们说的阿拉伯数字"3"的形状，就成为耳朵状的弯曲，也就加重了他脊柱弯曲，使这个病症更加严重。所以这一点是必须引起大家注意的，不要自以为是。

　　下一个是错位，图 8 这个就是左－右－左状错位，图 13 这个叫外出状，如果在医院拍片子诊断的话，会诊断为几度滑脱。图 3 这个我称之为楼梯状，楼梯状与侧弯不同，侧弯的边缘上下要长，横着短，是呈现一个圆圆的一个曲线下来，不存在错位；而楼梯状存在着对应不齐，从而出现楼梯状态的这种错位。图 14 是斜卧状，斜卧状是对内脏影响最严重的一种症状。

　　就疼痛来讲，折角状的脊柱疼痛问题是比较严重的。如果脊柱出现折角状的错位，不小心的话，很容易就在你起床的一刹那就不会动了。曾经有一个病人到我这里，跟我说："高大夫，我给你说你可能不会相信，我就咳嗽了一下，你看我就不会动了。"他比较胖，比较高大，到我那里几乎是两个人拖着他进来的，自己走不了。他就是脊柱出现折角状错位，咳嗽或打喷嚏时姿势不对，一下子就不会动了。你如果觉得对着人打喷嚏不礼貌，你可以把脚像我这样扭一下过来（脚做向左或向右转动作），打完喷嚏再转回来，就不会出现这个问题了。但是，有的人就是懒得挪一下他的脚，结果一打喷嚏，脊柱错位了，一下子就不能动了。还有人就是早晨起床的一刹那，就不会动了。我说："你肯定是侧身起床的。"他就会问："你怎么知道的？"我就告诉他说是从他的症状上看出来。所以很多的生活习惯决定着你的健康。有些人就觉得那样活着多累呀，累是累，但对于你的健康来说就不能算累了。时间久了养成习惯就好了，习惯决定健康。

图9这个图片的脊柱是往前凸的，图10这一个是相反的，是往后凸的。图11就是S型异常，它呈现像一个抛物线一样的形状。图12就是腰椎的反弓。从临床上来看，反弓对人的影响并不是太严重。可能大家都常常听到有一个术语，叫作生理曲度消失，也就是常说的"直板腰"或者是"颈椎强直"这样的术语。但是从经络学来讲，经络是上下而行的，如果是直板腰的话，不会太严重影响人体经络气血的运行，所以对人体造成的影响较小。我在临床上碰到这样一个病人，他爱人曾经在我这儿治疗颈椎病，挺严重的。因为颈椎问题导致五官失常，眼睛是胀的，鼻子是酸的，常年流鼻涕，像是得了鼻炎一样的，耳朵嗡嗡地听不清楚，吃饭时嘴张不开，觉得咬肌无力。我就给她治疗颈椎，效果很好。她就让她丈夫来我这里看，她丈夫当着我的面就说不，他说他是直板腰，我就笑了，我说："你年龄多大了？"他看看我，我说我没别的意思，就是问你年纪多大了？你是60多岁也行，你是30岁还是40岁都行，那么你腰疼多少年了？他说他腰疼有七八年了。我说要是直板腰引起疼痛的话，怎么你小时候不疼呢？他一下就愣住了。直板腰是天生的，不可逆的，要是真能让人疼的话，那应该从小时候就开始疼痛啊。然而反弓是后天形成的，我给他检查以后，说他是外伤引起的，他说他没有受过外伤啊。结果过了半个月，他又找我去了。他说："我想让你给我治疗，我确实受过外伤。"他说有一次他们开会他正往下坐的时候，别人把凳子突然给撤走了，他一下摔在地上了，痛得他半天没起来。这个疾病就是因为这个外伤引起的，外伤导致他的骶椎是斜的，

然后腰是侧弯的。但是医生诊断的时候不管你那个，就像是这个脊柱，他不管你的左右弯曲，他拍片的时候只管你的生理曲度，看你的生理曲度有没有消失，不考虑你本来应该是直立的脊柱有没有左右的弯曲。另外西医拍片诊断还有一种弊端，就是如果脊柱错位 3mm 以下不诊断。我在临床遇到过，有的错位 3mm，他什么感觉都没有，你可以不诊断；有的错位 2mm 就疼得哎哟哎哟受不了了，你就不能不下诊断了。人的疼痛的阈值不同，不能以数字来描述人该不该疼痛。所以我们应该根据人的感觉，要根据病人的症状反应来确定，而不是根据错位的多少来判断。

刚才有一位女士让我给她检查了一下，她的颈椎和胸椎真是弯得挺厉害的。但是我问她心脏有问题吗，有没有胸闷气短的症状？她说没有。所以有时候脊柱弯曲得厉害，但是气血运行没有问题，就不会出现症状。你不能简单根据脊柱弯曲角度的大小，来判定病症的轻重。曾经有个病人错位其实很小，身高一米八多的人，体重将近 200 斤，那么壮，他告诉我说："高大夫，我现在都想把我的腿砍断。"你说他那个大老爷们能说出这样的话，他该疼得有多狠，但是他的脊柱错位真是不足 3mm。

另外还有一种现象，去年夏天我治疗了一个病例，他是因为车祸造成了小腿的骨折。小腿骨折，腿肿得那么粗，骨折的地方疼痛尚可忍受，但是膝盖上方疼痛，痛得他痛不欲生。他爱人曾经在我那儿治疗过，就给我打电话。我说骨折我可没办法，因为我治疗脊柱病对骨折可能没有太好的帮助。她爱人说不是，因为他骨折的地方不太疼，但膝盖上面疼得受不了。一听我就知道怎么回事了。我说那你等我，我就趁着晚上下班时间赶过去给他看了一下，帮他处理了一下。他骨折的部位确实没有疼痛难忍的感觉，但是膝盖的内上方很疼，我就帮他把脊柱处理了一下，结果他一下子就不疼了。他说当时他疼得很厉害去跟医生说，医生说："一个大老爷们那么没出息，有多疼呀？你这么喊着哎哟哎哟，那个地方也没骨折。"我说医生怎么不想一下，没有骨折的地方那么疼，肯定是那个疼痛盖住了骨折的疼痛了。

图 15 是一个正常的骨盆，正常骨盆的两个上沿应该是平行的。

大家再看图 16，图 16 中骨盆的一边比另外一边高出来这么多，这就是骨盆倾斜。

扶阳论坛 ❸（第二版）

脊柱健康与阳气

139

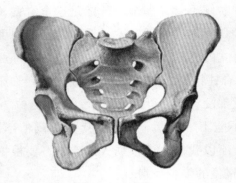
图15 正常骨盆

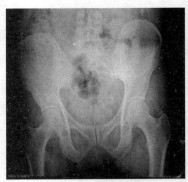
图16 骨盆倾斜

那么脊柱问题引起的疾病怎么去诊断呢？从理论上说，脊柱引起的部分疾病，一般腧穴所对应的脏腑或者是脏腑所对应的反射区出现问题的时候，内脏就会出现问题。大家都知道，手部有反射区，面部有反射区，耳朵有反射区，整个背部也有反射区。背部的反射区从肩部开始到骶部，从上到下排列下来，人体的五脏六腑在背部都有相应的反射区，整个人体的内部脏器都会在背部脊柱区反映出来。那么这些反射区出现问题的时候，对应的脏腑也会出现问题。比如，脾出现问题的时候，在脊柱的胸12椎和10椎之间就会出现问题，可能就会出现糖尿病的症状，因为脾和胰是在一起的。如果在脏腑没有出现器质性病变的时候有糖尿病的症状，治疗完以后，糖尿病马上恢复正常的概率还是比较大的。

颈椎所引起的症状，就是头痛、头晕、五官不适，有时候会出现颈椎疼、肩部疼痛，有时候是上肢疼痛、麻木无力，还有高血压，特别常见的是脑供血不足和脑痉挛。我遇到过一个脑痉挛比较严重的病例，他告诉我，他头疼的时候，就想撞墙撞死算了。当时几家大医院给他的诊断是脑神经痉挛。他是大年三十那天给我打电话说："大过年的，真是不好意思打扰你，但是我确实受不了了。你能告诉我脑神经痉挛怎么样治疗吗？"我听了以后说："没问题，你到我那儿去吧。"他的病实际上也是脊椎引起的，治疗一次便痊愈了。

讲到颈椎引起的头痛，我再给大家介绍一个病例。我在2007年，治疗过一个新乡的老太太，她妹妹在我那儿治过腰疼，治疗效果很好。她妹妹给我打电话说："高大夫，我姐姐的头要掉了，她用一个很长很长的毛巾拧起来，拧起来围着脖子转两圈，一个手拉着毛巾这个头，一个手拉着毛巾那个头，就是这样拉着拽着，那个毛巾只要一松，她就说她脖子要断了，头要掉了。疼得已经一个星期没睡觉了。70来岁老太太，新乡的医院看遍了也没办法，你能不能给治疗呢？"我说："这也很难说，我不在你身边，没见到本人，又没看到病人的片子，不知道能不能治疗你姐这种病。"她说："那我们现在赶过去。"新乡到郑州还有一段距离，我说："要是来了我不能治怎么办？你不是白跑了吗？"她说："没问题，我们不怪你的，我们现在就去。"她们来了以后，我一看，她的颈椎就是我们刚才所说的抛物线状，弯曲特别大，阳气根本不可能输送上去支撑她的头部。当时我来不及做其他的诊断，就扶着她的头，先把她的颈椎矫正过来。也就是几分钟的时间，我把手松开让她慢慢地动，她的头没有要掉的感觉了，也不那么疼了。由此我们能够看出，颈椎问题导致的疾病特别多。我们见得最多的是头晕病。

还有一个五官不适的病例，她说："高大夫，我的下颚一张嘴就掉，还有就是吃饭觉得怎么也合不上嘴。"实际上这就是颈椎出了问题以后，气血到达不了这个地方才会出现这种病症。还有上肢无力或者麻痹等，我见到的病例也比较多。其中有一个很特殊的病例，患者的症状就是小指麻木，用力掐都不知道疼。他在北京很多大医院都看过，没有诊断出什么疾病。我告诉他是第三个颈椎的问题，他不相信。我先给他检查，他告诉我是哪个手，我就知道是哪里出现的问题，然后找来 X 光片，我指给他看，他一看傻了，确实是颈 3 错位，在我们那里治疗了一次，就好了。

如果主要是颈椎问题引起的高血压，脊柱矫正治疗效果会很好；如果不是颈椎引起的，脊柱矫正治疗是不会有什么效果的。

胸椎引起的上肢不适症也比较多。上肢不适症，肋间神经痛，胸闷气短、心律不齐、心肌缺血等心脏疾病症状，还有肺部的疾病，有很多是因为胸椎问题引起的。在胸椎问题方面我治疗过几例比较严重的病例，尤其是半夜突发性疾病，也就是晚上睡觉的时候侧着身上下床，拧了一下，把脊椎拧坏了，突然就不能动，严重到不能说话，呼吸困难，无法言语。检查以后发现他是胸椎错位，就是刚刚咱们讲的那种对勾状的，在给他做完矫正以后，他马上就可以起来，任何问题都没了。治疗前的情况是四肢冰凉，心阳严重不足，不能言语。我给他治疗完以后，他从六楼下来送我，一点问题都没有了。所以说这一类的疾病如果你处理得当的话，效果也是蛮好的。

像心律不齐的，我也有很多很多的病例。上次我在广西刘力红老师那里给他们讲过一个病例就是一个比较特殊的病人。这个老人大概是 20 年前车祸引起的胸椎和颈椎问题。他的右手逐渐出现麻痹，不知道疼痛。他心

扶阳论坛❸（第二版）

脊柱健康与阳气

脏出现问题以后，到医院去做心脏搭桥手术。检查的时候说是做两次手术，放两个支架就行了。结果他做了两次手术以后，心电图还是不行，医生就说要做第三次搭桥手术。他在做心脏造影和搭桥手术的时候，几乎没有疼痛反应，医生还给他开玩笑说他是最坚强、勇敢的病人。他女儿在我这里治疗过，就说让他也来看看。等他到我这儿看了以后呢，我发现他的颈椎和胸椎都有问题。当时他女儿就说："我们是从医院偷跑出来的，你能不能直接给矫正呢。"我说做胸椎矫正没有问题，但是不知道能不能对心脏起到缓解作用，做完胸椎矫正术以后第二天，他回到医院，心电图的检测结果是正常的。他就和他女儿讲，也不知道这是搭桥手术的效果还是脊柱矫正的效果。半个月以后他的病情又复发了，又去医院的时候，医院告诉他必须再做搭桥手术。这位老先生想了想，决定还是先到我这里来再做一次治疗。如果做完后有效就证明是矫正手法有效，如果不行就再做搭桥手术。结果他到我那儿做完矫正后心电图一检查好了，没事儿了。

脊柱合并骨盆问题的时候，就会出现脊椎复合病和大小便问题。足部的病跟骶部是有联系的，比如说有一位运动员脚跟疼，脚跟疼基本上是骶椎问题。有的人是骶椎不钙化的问题，会错位。骨盆倾斜就会引起长短腿，两条腿不一样长了。

所以脊椎疾病的诊断首先是望诊，望诊的时候，首先是望他的面部，就是把一个人的五官从正中间分为两半，你看他两边对不对称。你看图17这张图片这个人的鼻子歪是特别明显的。

接着看图18，这个病人的一个嘴角在这儿，而另外那个嘴角就下垂，下垂偏到这边了。

大家再看图19这个人的耳朵，他是我去年的一个病人，当时他一边的耳朵一点耳垂都没有，而另外一边耳朵很饱满，耳垂比较大。他告诉我，从小两只耳朵就不一样，这应该是小的时候得的病。所以有些时候从望诊我们就能知道病人是什么病，可以从外部表象确定疾病在什么位置。

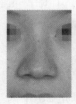 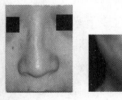 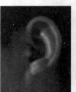

图17 歪鼻子　　　　图18 嘴角歪斜　　　　图19 耳垂大小不一

还有一种诊断方法叫作触诊，我的触诊是三位一体的诊断方法。就是从左方和右方观察脊柱是直立的还是弯曲的，还有就是用拇指放在脊柱上面，顺着摸下来，看他有没有错位地方。通过这样的手法，双手分别放在髂嵴上沿，看他的骨盆是不是倾斜，是否在同一水平线上。我见过一个小女孩，她是穿着旗袍来的，旗袍怎么拉也拉不展，这就很明确地知道她的脊柱有问题。

还有一个诊断方法就是根据患者的症状，反推他脊柱有病的位置。我可以给大家说一个简单的诊断方法，手拇指对应大椎（颈7下）的位置（上三下七，其他类推）。我们诊断的时候，患者只要说我大拇指不舒服，就是大椎有问题，就很简单。中指不舒服，那你一查七六五，第五椎有问题，很简单的一个方法，你马上可以说出正确的诊断结果。头疼头晕的一般就是颈椎侧弯。刚才咱们讲的手小指头麻，基本就是第三颈椎的问题。胸闷气短呢，就是上不来气，只想深呼吸，他的胸椎肯定是弯的。如果出现胸部憋闷刺痛，肯定是后面对应的脊椎错位。如果是膝盖疼，不管内侧也好外侧也好，都是在胸腰结合部，有时候可能靠上一点，最多是错一椎，一般不会超过两椎。只要是足太阳经麻木疼痛的，一般都是腰骶结合部。需要大家注意的是，胆经循行部位麻木的时候，有的时候是在腰4、腰5，有时候也是在腰骶部。因为膀胱经与胆经在环跳这个部位有一个交界的点。足背部麻木疼痛一般是骶椎的侧弯和错位。

在治疗上，搞按摩的人都是循经按摩。经络是仪器检测不到的，要把经络部位按摩得很正确，这个比较难。那么你怎么样治疗呢？你可以按摩经络的经筋。大家就去读《灵枢经·经筋》，学习一下经筋学说（可能就是因为按摩才发展完善的经筋学说）。经络路线是循着经筋走的，经筋和经络平行。找到他的经络，经筋的问题解决了，相对应的经络的问题也就解决了。这就是在经筋的基础上进行治疗的原理。因为你按摩的力度不可能完全达到针灸这样的效果，所以你想要好的疗效，就是要走经筋的道路。

一般治疗第一步就是进行肌肉的治疗，要进行长期的治疗，不管是哪个部位，都是要先这样的。第二个就是韧带，韧带就是经筋，经筋不通的话，韧带僵硬后治疗起来就比较难。第三步是清理渗出物。

这个渗出物是我重点要讲的，就是西医诊断的椎间盘突出的那个部分。椎间盘突出的部位形成了块状的凸起，有的像红薯，有的像土豆，有的整个脊椎已经有厚厚的一层钙化，有的上上下下都有了，什么样子的都有。

脊柱健康与阳气

这实际上是椎间盘脱出以后，因为脊柱的侧弯和错位，把椎间盘挤破以后，流出来的就像鸡蛋清一样的东西，附着于骨头上。短时间的就是柔软的，像淤泥，可看到皮肤红肿；长时间就钙化了，甚至于骨化。等骨化的时候治疗起来就非常非常困难，就需要很长的时间。

那么清理渗出物的过程实际上就是扶阳，就是祛阴扶阳的一个过程，把堵的地方打开，阳气回升，疾病就会逐渐恢复。阳气恢复以后，就可以使积液吸收，这样才能进行脊柱矫正，才会收到很好的疗效。

关于脊柱矫正的手法我也想把我所有的经验拿出来，但是脊柱矫正真是不太容易说，很多方面讲不清楚。《医宗金鉴》上面有句话："机触于外，巧生于内，手随心转，法从手出。"这就是我的心声。手下的感觉和心中的感应，这个很难说明白。如果今后有机会交流，我会把我所知道的尽可能地拿出来给大家。但是有个问题我要说明一下，就是这个脊柱矫正治疗和练功是有很大的联系的，不是一两句话就能够说清楚的事情。

那么脊柱矫正治疗的最佳时期是什么时候？脊柱矫正一定要从小抓起。就像刚才你们看的那个耳朵状的侧弯一样，从小得的病，老了再治疗就特别困难。如果他还没有出现症状，检查出了脊柱的侧弯和错位，这时候治疗起来就比较快，经过一次治疗就痊愈的也有。

下面讲一下整体治疗的重要性。搞过按摩的人就知道，按摩是按时间收费的。但不能我这个腿有病就按摩这个腿，另外那个腿没有病我就不做了。我遇到的不做整体按摩的那些人，有病的肢体一侧做了按摩，白白胖胖的，没病的那一侧没有做，都不是很健康，甚至肌肉萎缩。所以说一定要做整体治疗，有病的部位做按摩治疗，没病的部位你也要给人家推一下，打通一下，你不能只做有病、有问题的肢体。把所有的经络都做一遍，疗效是最好的。但是有的人可能是由于经济原因吧，他做不到。我们也要尽可能地按照整体治疗的步骤去给他治，而不是单一地只治疗有病的经络。

在这个地方我要特别强调的一点就是，我非常反对动不动就去做牵引。因为未做过牵引的病人来这儿治疗的时候，效果都比较好，而牵引过的人，治疗起来就特别难。因为这存在着牵引的二次损伤问题（牵引时肯定不只是有问题的椎体受力）。还有扳法，如果大夫的技术过关的话，可能不会出现什么问题。如果碰到那种似懂非懂的大夫，不按正规的方法去扳，就可能出现咱们刚才讲到的左右错位。所以出现多重错位的马上就可以断定，不是受过外伤就是牵引过。

还有就是正确的生活习惯。像今天李里老师刚才讲的时候，我一直在观察。他不但研究国学，他所运用的礼貌和礼仪，也是按照老祖宗的要求来的。大家看他讲了一上午，谁看见他跷着二郎腿了？所以中国的传统说是站如松，坐如钟，就是说要站有站相，坐有坐相，他就不会生这种病了。

有的病人问医生为什么会得椎间盘突出，医生回答不上来。有病人问我的时候，我就告诉他是脊椎错位。如果脊柱不错位，就不会得椎间盘突出症（除非外伤），也就不用治疗了。好的习惯要从婴幼儿养成，因为现在很多小孩子躺在床上看电视、玩，这样就容易引起脊柱问题。正脊疗法和咱们正常生活习惯是基本上一致的。如果你搬重的东西，你就应该蹲下去搬，东西离身体越近，对身体伤害越小。如果直接弯曲脊柱去搬重的东西，这样对身体伤害很大。提拿重物的时候，要两只手同时提拿重物，不能单边提拿，也可以抱在胸前。如果你不愿意抱着，那你就把它分成两份，两只手均衡用力来提，这样就会保持平衡，不会造成对脊柱的损伤。当然如果拿轻的东西就没有必要分开拿了。还有就是一些细节的动作，正确的穿鞋动作要从两边一起去提，把脚提得很高去提鞋子，这是不正确的。正确的上床动作就是先坐在床上，然后两条腿上去。正确的俯卧动作是面对着床上，然后转身趴下……还有我上台来说话的时候，我是站着的同时转过身来说话，我不会坐着或站着向后拧着身子跟身后的人说话，这都是不正确的姿势。

好，因为时间关系，我今天就讲到这里，还有很多没讲到的，大家有什么疑问，会后可以和我进行交流。有一个健康的脊柱，就会有一个健康的身体，所以祝愿大家都健康！

对扶阳法学术流派研究的若干思考

刘力红

吴荣祖（主持人）：能主持刘教授的这个讲座，我感到非常荣幸。因为大家已经非常熟悉，我就不详细介绍刘教授了。我想说几点供大家做一个参考。首先，我觉得扶阳的缘由以及流派的年轻性值得我们好好考虑，我认为地球生命对阳气的依赖非常早了，在地球诞生、在白垩纪等时期就有了具体的表现。但是扶阳流派却是一个年轻的流派。为什么呢？因为以郑钦安为代表的扶阳学派思想在晚清才确定下来。为什么扶阳学派能够在今天特别受到我们医林的关注，受到同道的青睐？我觉得最主要的还得落实到它的疗效。因为中医的生存靠疗效，扶阳的倡导是疗效的需要，是医疗市场的需要。在前两届的论坛中，我们都对这个问题做了深刻的阐述。疗效说明什么呢？用科学的语言说，疗效叫可重复性，郑钦安治疗好的，我们接过来沿用也有效果。各位"附子"先生治疗的经验也能提高我们的疗效。所以说疗效对我们临床医生来说是最宝贵的。为什么扶阳思维会产生这样广泛的效应？我记得《中国中医药报》上也专门提到，为什么扶阳论坛跟一般的学术论坛有一定的区别？为什么会出现爆棚现象？我觉得这就说明大家都在关注中医的生存和发展。生存发展靠什么？就靠疗效。为什么埃及医学、印度医学没有像中医这样延续到今天？除了李里老师讲的文化背景、国学背景以外，我觉得最根本的就是疗效问题。

我理解今天刘老师"对扶阳法学术流派研究的若干思考"这场讲座是思考，其实也是反思，就是发现问题并提出解决问题的一些设想。因为我们要继承发扬扶阳学派，除了对临床疗效的提高以外，还应该对它的理论以及各方面的技巧进行研究和学习。正如刘老师在《思考中医》中所说的，为什么我们现在中医的疗效在降低？为什么会轻视经典的学习研究？我觉得在这个方面刘老师通过他的思考做出了一个正确的回答，做出了一个正确的坐标和指引。所以《思考中医》不仅在我们国内，在海外也受到热烈的欢迎。我虽然没有提前看刘老师一会儿具体要讲的内容，但看到这个标题我就特别感兴趣。下面我们就以热烈的掌声欢迎刘教授做精彩的演讲。

刘力红：谢谢尊敬的吴老！各位领导、各位前辈、各位同道，大家上午好！今天是我们第三届扶阳论坛的第三天，就是最后一天。本来孙主任要我做最后的总结。我说总结应该是孙主任的事情，但是我想，不妨在这里谈一些感慨，也权作是从我这个角度对这次论坛的一个总结。

在认真地听了两天论坛的讲课后，我确实是有很多感慨。听完前面几位老师真诚的演讲，确实有很多收获。我昨天晚上主持高圣洁老师的讲座，时间虽然不长，但是散会以后，几乎有一半的人都拥到这个讲台上来了。这就说明大家确实是有收益的。看到这一幕，我内心就产生了由衷的赞叹和欣喜，感谢这些老师们无私的奉献。

中华中医药学会和我们广西中医学院经典中医临床研究所——可以说是发起扶阳论坛的始作俑者，那么我们为什么要发起这个论坛呢？搞这个论坛最大的一个目的，就是想给那些有愿力来为中医事业奉献，有愿力来帮助大家、成就大家中医事业的一些大德提供一个平台。首先是有这个愿力，有这个希望；另外就是有真才实学，有这个本事。否则光有愿力没有本事也是不行的，这个实际上就是道和术的区别。

今年，上海中医药学会举办的首届中医药文化论坛请我来做过一个演讲。我就趁这个机会到南通去向朱良春老师汇报工作，朱老给予我很大的启迪和教诲。现在还记忆犹新的是，朱老很强调道和术的关系，朱老说："没有术，道无以行；没有道，术无以久。"没有术，也就是没有行使这个道的方法，没有一个具体的技术，比如说作为医生，你都治不了病，还说要为天下的病人服务，那不成了一句空话？因此，必须有精良的医术，这就是"没有术，道无以行"。还有"没有道，术无以久"，如果没有道，没有一个良好的心愿，没有一个志向的话，那么这个术是不久远的，哪怕你有通天之术，也只是昙花一现。古也好，今也好，都不缺乏很厉害的高手，可是时代一过就烟消云散了，为什么人们没有记住他？为什么他的术传承不下来？就是因为他的术缺乏道来摄持。大家看看中医的历史就知道，至今还存在我们内心的这些人，都是道术双馨，或者说是德艺双馨的大德。我们就看看医圣张仲景，从他的《伤寒论》可以看到，从术的角度来讲，六经辨证真是历久弥新！这一次论坛，倪海厦先生、唐农教授都谈到了六经的问题，到今天我们仍然觉得它是一个很新的东西。从道的角度，我们从《伤寒论》序言里面就可以感受到一些鲜活的东西，仲景学医重医的秘

对扶阳法学术流派研究的若干思考

147

密是什么？是"上以疗君亲之疾，下以救贫贱之厄，中以保身长全"。由此可以明确看到张仲景的道行、德行，所以他可以久远，这个术可以久远，100年、500年、1000年，只要中医还存在，我相信张仲景的《伤寒论》就能发挥作用。为什么？因为他有道。

所以，我们发起构建这个论坛的真正目的就是想让那些有道、有术、有愿力的大德，能够在这个平台上面展现他平生的所学，使台下的所有同仁或者说一部分同仁能够受益。我们可以想想看，这个意义会有多大？我们学过物理学和数学，一个人能够看多少病人呢？一个人看病看不了多少的。但如果你能使另外一个人达到你的水平，使另外十个人达到或者接近你的水平，甚至是百个、千个、万个，那么这个意义又是什么呢？古人讲功不唐捐，所有这些人看病的成就、功德，实际上也都是你的，这个意义就很重大了。

大家想一想，你把你的平生所学贡献出来以后，你成就了很多人，而这些人的贡献最后都有你的一份，坐在这个台上的人，如果都能有这样一种心胸，那就真正不负你的平生所学了。如果形成了这样的局面，那我们这些"始作俑者"，辛劳操持论坛的孙主任他们，协办和支持论坛的这些单位，我们就沾光了，对不对？我们直接扶持了这个论坛，成就了这个论坛，这个意义是很大的。当然这个意义也是有条件的，第一个条件是我们被请的人要有愿力。第二个条件是我们还要有真实的才能，能够引领大家，所以这两个方面都必须具备。第三个，实际上也是更重要的一个条件，就是各位同仁的支持和参与；另外，各位同仁以什么样的心态来支持和参与论坛也是很重要的。这个论坛是2007年在广西南宁开办的第一届，最先由我跟唐农院长一手发起。发起的原因是什么呢？是因为我们师从卢崇汉老师以后，感受到了他老人家的水平。我们学医学了很长时间，但是自己知道自己的水有多深。虽然在理性上李阳波师父给我们奠定了很坚实的基础，但是真正从临床上说，确确实实有很多问题还没有解决，还有很多困惑。自从跟随了卢崇汉老师以后，在这方面有了很大的长进，我在很多场合，包括在去年的第二届扶阳论坛上，都谈到过这个经历，在从医的征途上迈过了一个很大的台阶，内心的这份感恩是难以言表的。于是乎很自然地就想到，自己有这样的收获，能够在困顿中苏醒。内心的这样一种喜悦，这样一种收获，就很想跟大家分享。想到千千万万的学子，也跟自己过去一样，或许正处在困顿之中，还没有机会饮到甘泉，那能不能利用我们现有的条件来跟大家分享？这实际上就是当时开办第一届论坛的初衷和动机，我相信这也是今后我们论坛能办下来，能够更成功地办下去的一个永恒的动力。为什么各位会认为我们这个论坛跟其他会议不同呢？就是大家都经历了困顿，比如说经过了沙漠以后，饱尝了干渴之苦，突然饮到了甘泉，内心的这份感受、这份滋味，是一直生长在井边的人无法想象的，他没有办法体会到这个滋味。这个论坛要办下去，我个人的想法，是要办成一个有品德的论坛，所有参加这个论坛的人应该都能受到一种感染和熏陶，都能提升自己的品格。应该是把这点放在第一位，其次才是医术，这样才不违背道与术的关系，论坛才能长远。如果光探讨术而没有道了，术是不能够久远的。当然，如果光谈道，光谈做人，没有具体的东西，大家也不会来，没有术，道也是不能行的。所以，我认为论坛应该在这两个方面都有体现，而大家也要有这个共识，才能够很好地办下去。我们大家都要从这两个方面来要求自己，讲课的老师们站在这个台上是不是全身心地教授大家，是不是敞开心扉、毫无保留？如果我们没有做到，那我们愧对这个讲台。如果我是这个样子，那下次我也就不来了。各位参加听讲的实际上也要有这两个标准，首先从术的方面要认真学习，提高认识；从道的方面，我们要有一个良好的医德。

讲者需要风范，听者也需要风范。龙华医院这次在报告厅楼下写的牌子是"欢迎各位同仁"。而古来把医称为什么呢？称为仁术。"仁"是什么？"仁者忍也"，就是忍耐的忍。这是仁最大的一个特征，如果没有忍耐心，没有一颗仁心，我们不可能成为仁者。所以忍耐、仁心是我们为人的第一品质，学习也是这样。

这次很有幸能够在龙华医院的学堂里举办这样一个论坛，这要感恩于龙华医院的领导。各位同仁！对于一些大德，对一些真正有本事的大师，我们一定要有程门立雪的精神，要做真正的仁者！这是我想谈的第一点，就是我们要构建什么样的论坛？这是需要我们共同参与、共同打造、共同努力的事业。

第二点，这次我的演讲题目是对扶阳法学术流派研究的若干思考，为什么会谈这样一个题目呢？因为国家批了我们一个重点研究室。这个重点研究室在申报的时候叫作扶阳法重点研究室，可是后来国家批复的时候改成了扶阳法学术流派重点研究室。我想这个改动说明国家现在很重视这一块，重视学术流派的研究。为什么国家要重视学术流派的研究呢？这是大家都要思考的问题。我也是由这个思考而生出来一些感悟，所以就提出了第二个问题，跟大家探讨学术流派研究的意义。

学术流派实际上也是宗派，首先，"宗"的意思是什么呢？尊也，主也，要也。尊是尊贵的意思，是值得遵从的意思。主呢？主是主张的主。那么要呢？就是要旨。遵从什么？主张什么？它的要旨是什么？宗是这个含义。从这个角度讲，宗就有两种，一个是依"宗"你所主张、所看重的一个理念，你进一步地努力去兑现，用佛家的话讲就是修持，通过修持你成功了，就成就了这一宗。然后又师徒相传，代代相传，就形成了所谓的宗派，这是一种。或者说这一种比较实际，有解有证。另外一种就是以你一己之见，去判诸教之宗旨，以某一方面的见解，来对所有的这些教进行批判、论述，分宗判教。这是从理性上进行判断，这也是一种宗。这一类的宗也有很多宗派。结合中医来谈，中医的诸多学术宗派，更多的是属于第一个宗，如扶阳学派即是如此。

为什么说宗派的研究很有意义呢？因为宗派是很必需的！比如从佛教的角度来看，都是佛教，为什么还要分宗分派呢？同样，一个中医就行了，为什么还要分流分派？很多人也许会反对，你们搞什么流派呢？但我们平下心来好好去研究历史，就会发现它的意义。为什么李里先生昨天很强调"史"字，史揭示的是一种方便，"经"是究竟。虽然我们的最终目的是究竟，但没有方便是不行的呀，虽然到机场直线距离是最近的，可是我们发现任何一条到机场的路都不是直直的，都要有转弯，这儿有道墙，直直走就要碰壁，所以要有弯路，这个是方便，要达到目的没有方便是不可以的。"经"指出方向，但是要达到这个方向，没有方便是不行的。而流派就体现了这个方便。我们再回头来看自己，每一个人虽然都有五官，但是长得都不一样，大家看看主持人吴荣祖老师，他像个红太阳，而有些人我们看就可能像月亮。个性各式各样，有些人是张扬的个性，有些人是内敛的个性。你要一个学问适合所有的人，行吗？有些人喜欢喝凉茶，你就得研究凉茶。有些人喜欢喝普洱，就需要一群人去研究普洱。有些人喜欢喝茉莉花茶，你给他泡上普洱茶，哪怕你这一泡是几十年的老茶，哪怕你这一泡能值好几万，对好喝花茶的人来说也是白搭。这就是个性，就必须有不同的东西去适合不同的人群，这个就是宗派的意义。

所以从这个角度来看，我们研究扶阳学派，研究这个宗派是很有意义的，不但有学科的意义，还有历史的意义，而且有根本的意义。

扶阳论坛❸（第二版）

对扶阳法学术流派研究的若干思考

很惭愧，我是不读书、不看报、很少看电视的人，在准备这次演讲的时候，我无意中却看到一段话，这有些应了唐农院长经常讲的"瞎眼的鸡天照应"，这是一句湖南话，就是说鸡若是眼睛瞎了看不见粮食了，天就来照应你，你走哪儿你的嘴边都会有粮食，都不会饿死。有一天，我这个不看报的人顺手拿起一份报纸，结果一看，哦！其中就有我要的东西，什么东西呢？我看到了今年的诺贝尔物理学奖被授予了香港中文大学的高锟教授，高锟教授是搞光纤的，我们现在的手机都有他的一份功劳。光纤通信是很专业很专业的学科，可是高锟教授有这样一段话，他说应该学习如何集中懂一样东西，专心认识，深入思维。看到这几句话我就眼前一亮，赶快叫女儿抄下来。高锟教授强调"应该学习如何集中懂一样东西，然后专心去认识，深入去思维"，这个不就是宗派研究的意义嘛！学会怎样集中精力在一个事情上面、一个观点上面、一个理念上面，然后深入地去学习，深入地进行思维，如果能够做到这一点，那成就必然是早晚的事。高教授的诺贝尔奖就是这样得来的，他就关注在这一点上。

很多人可能会认为，世界那么大你就关注这一点小的东西，这样不行吧？可高锟教授后面紧接着又说：这样做不但能够专注于一种学问，而且一定会提高对其他知识的认知能力，事事都能看得深入一点。这就是一个现代科学家、诺贝尔奖获得者的感悟心得。如果你能够专注一样东西，一门深入之后，就会提高对其他知识和事物的认识能力，事事都能够比别人看得深入一点。有古代宗派的经验，有现代科学家的经验，那我们就不会顾虑是不是走偏了，因为我们的这个偏，最后得到的是全。我们不是以偏概全，而是从偏见到全！

回顾中医的历史，为什么能够立宗立派呢？这是由中医的特性确定的，由传统学问的特性确定的。为什么传统的文化那么多都牵涉到中医？是由这门学问的整体性导致的。我们看《素问·灵兰秘典论》，实际上已经讲到了宗派，已经在讲到立宗的问题了。《素问·灵兰秘典论》里面讲："心者，君主之官，神明出焉，主明则下安，以此养生则寿，主不明则十二官危。"这里面讲到"心为君主之官"，讲的就是以心来立宗。大家听明白这一点以后，再看第一天倪海厦老师讲的内容，他就是以心来立宗的。他治疗肿瘤的经验是什么？就是以心来立宗，就是心宗。心最终立起来了，它能够作为君主之官，十二官就不会有问题。但是不是就只能以心立宗呢？也不是的。比如说以胆来立宗，行不行呢？也是行的。为什么历史上有很多柴胡派？柴胡派的根本是什么？柴胡派就是以胆来立宗，而胆是跟肝相表里的。为什么能够以胆来立宗？因为"凡十一藏皆取决于胆"，当然就可以以胆立宗，以柴胡剂来立宗。

举一个例子，大概是三四年前，我第一次参加香山科学会议，在我的记忆中，我治疗很成功的病例并不多，不像这些大德们随口都有很多成功的例子，所幸这个例子还能记住，所以提出来跟大家分享。那是一个山东的病人，要去南宁找我看病，我想正好要到香山来开会，而山东离北京要近得多，所以就告诉她直接来北京找我。这个病人是一个股骨头瘤，骨瘤在西医只有手术切除，而病人害怕，不愿意做这个手术，恰恰这时又闻到我的虚名，所以就找上我了。对于这个病，我就是以胆来立宗的，因为胆亦主骨。我给病人用了柴胡桂枝干姜汤合阳和汤，两个方子都用的原方，没有加减。方子开出去，病人也回了山东，以后只是病人的兄弟偶尔发一条短信报告情况，病人一直坚持服这个方子，中间最多可能有一二味的加减。大概服了一年左右，病人的兄弟给我发来短信，说病人不但症状没有了，拍片的结果，骨瘤也基本消失了。这是一个世界难题，是大症难症，就看这么一次，竟能达到这样好的效果，我想这里面一定会有值得大家深思的问题。

历史上有不少医家用柴胡剂加减化裁治疗天下所有病，这不就是以胆立宗？或者是以少阳立宗吗？如果没有这个宗，我们只是泛泛地去用柴胡，你的个性就很难彰显到极致，你对柴胡的功用，对柴胡剂的化裁，你也没有办法做到出神入化。我们会不会用柴胡剂呢？会用。但是你要跟这个宗派的人去比，那就小巫见大巫了。从这个角度去看，宗派对于医学的丰富和发展有没有贡献呢？那绝对是有贡献的。宗派的研究是很有意义的。金元的李东垣是以什么来立宗？他是以脾胃来立宗，以土立宗。他将脾胃的功用发挥到了极致，将这一门的东西发挥到了极致。如果我们就只有一本《黄帝内经》，就只有一本《伤寒论》，那就不能称之为中医学了。为什么中医学那么浩瀚？就是由这些宗派构成的。那能不能以肺立宗呢？一样的道理，同样能够以肺立宗，因为肺朝百脉。所以五脏都能立宗。通过一个扶阳学派，通过扶阳论坛，如果能够带动宗派的研究，大家想想看，中医今后会是一个什么样的局面？因为人是千差万别的，适合于用这宗未必适合用那宗，你不可能包打天下，包打天下就不会有万千法门，一个法门就够了，对不对？之所以必须有八万四千法门，是因为有八万四千种不同的病，有八万四千种不同的个性，所以宗派的研究是必需的。昨天高老师讲的就是以脊柱立宗，在她眼里什么病都是脊柱问题。这样好不好呢？好！我们很多人也许会诽谤，你看搞脊柱的人就说什么都是脊柱问题，那不乱套了。其实不会乱套，因为她只有这样，才能把脊柱的研究深入到极致。你一举手一抬足，她就知道脊柱哪儿有问题。为什么？因为人是全息的。现代科学证明了人是全息的，山东大学有一位张颖清教授，张教授发现了生物体的第三定律，就是全息定律。他通过第二掌骨可以诊断全身所有的疾病，他就是以掌骨立宗。我们壮医里有看眼睛诊断疾病的，啥病都是通过看眼睛，这就是以眼立宗。所以我就建议孙主任，学会学术部应该支持这些研究，不但支持扶阳这个宗派，同时也应该支持其他的宗派，这确确实实都是有意义的。

为什么有意义呢？中医的基本结构告诉我们，五行的生克制化是触一发而动万机的。通过一发都能够触动万机，何况不只一发呢？我们看何梦遥先生的《医碥》，他就清楚地谈到这个问题。梦遥先生是难得的两广医家，也是先师李阳波很赞叹的一位医家，他的一个很著名的观点就是"五行之中有五行"。所以以肝立极，以少阳立极，表面看虽然只是一个肝，一个少阳，但实际里面五行都俱全了。我们立宗立派不是胡来的，它有很内在、很坚实的理性支持。所以我希望各位，虽然我们讲同仁，那个是大同。在具体方面我们并不强调一定同，我们应该发展彰显各自的长处。各自的长处组合起来这个才叫同，否则不叫同。真正的学术是什么呢？是和而不同，这是君子的风范。孔子说："君子和而不同，小人同而不和。"小人好像样样都要一致，你吃这样，我也吃这样，最后有一天我吃这样你不吃这样，我就生气了，就拜拜了。这是小人。君子就不是这样了，他不追求这个一致，你吃这样也行吃那样也行，各有各的胃口，吃饱肚子了事。我想在学术上大家也应该以君子的标准来要求，那就是和而不同。和而不同是谓大同，那我们中医就能够真正地不断进步。这就是宗派的意义。

第三点想要谈的就是我们扶阳学派这个宗派为什么能够立宗？从这个角度我想谈一些思考。谈这个思考实际上就牵涉到对阴阳的认识，阴阳我们已经谈了很多，但是我还是要简单地提一提。前面的几位老师也都谈到了阴阳，孔子也谈到阴阳，所有的中国文化都离不开阴阳。为什么要强调扶阳呢？这个是我们要去认识的问题。一阴一阳之谓道，这个是肯定的，缺一是不称之为道的，这个是不含糊的。所以实际上我们虽然强调阳，但

对扶阳法学术流派研究的若干思考

强调阳的同时就是强调阴，因为如果阳没有阴这个对象，它就无所谓阳；另一方面阳必须通过阴才能起作用。阳的作用怎么体现呢？要通过阴来体现。如果没有阴，你扶什么阳呢？没有阳可扶。我们在理性上一定要认清楚是一阴一阳之谓道，不能够片面。这也是很多人容易批判我们的地方，实际上我认为这个批判没有错，我们应该检讨，应该反思。我们在描述这个理论的时候，心里面太急切了，所以会有这样的毛病。不过没有关系，我们可以慢慢来，我们不能够保证不犯错误，但我们应做到尽量少犯点错误。

为什么我们强调扶阳？扶阳是不是就对阴完全忽略不计了呢？不是这样。扶阳是因为阴阳的特性决定了我们在扶阳的同时，能够真正照顾到阴。所以可以说我们是以扶阳立宗，那为什么我们提倡扶阳并不违背一阴一阳之谓道呢？因为《黄帝内经》中明确指出：阳中有阴，阴中有阳。你扶阳的时候是根本没有办法逃避阴的，你说扶阳以后没有扶阴吗？一定扶了阴。因为阳中是有阴的呀！我们看太极阴阳图，阳鱼里面有一个阴眼，阴鱼里面有一个阳眼，从相上面来说这是很典型的。

我们还可以从理性上进一步厘清，昨天唐农院长也谈到了阴阳的互根，这是中医阴阳学说里面一个很重要的内容，阴阳互根互用。互根互用的基点就是因为阴中有阳，阳中有阴。这个是我们从阳立宗的根据。从阳立宗以后，就必然能够以阳来生阴，以阳来化阴，以阳来消阴。大家一定要记住，我们从阳立宗，必须能够做到通过扶阳来益阴。我们刚刚谈到从少阳立宗，实际上六经都可以立宗。现在我们是从阳来立宗，这个宗并不违背一阴一阳这个天地之道，这个万物之纲纪，这个变化之父母，这个生杀之本始。真正的不违背必须做到什么呢？就是扶起来的阳要能够生阴，如果做不到这一点，你没有办法以阳立宗。如果阳气扶起来了阴就灭掉了，当然这个阴是指对生命有益的真阴，而非阴邪，那你还扶什么阳呢？"孤阴不生，孤阳不长"，那不就完蛋了嘛。对不对？所以我们扶阳用附子、用肉桂，我们扶起的这个阳要能够去生阴，这是第一个前提。

倪海厦老师讲的阴虚，实际上就是讲的这个层面的东西。阴虚了他会去吃东西，吃下的东西要靠阳来化，阴通过阳化以后，它才能够成为生命的本钱，才能够被生命所用。所以我们扶起来的这个阳，我们以阳立的宗，如果不能化阴，阳也是扶不起来的。我们说万物生长靠太阳，万物包括人，人是万物之一，他更要靠太阳。我们虽然吃的是食物，但食物所含的一样是太阳能，只不过它是变化了的太阳能。不光是我们洗热水澡靠太阳能，我们吃的也是太阳的能量。为什么这样说呢？因为太阳能到了植物上面，经过光合作用，转化成了能够被动物消化吸收的能量，作为人类，既可以吃植物，又可以吃动物，但植物也好，动物也好，它的来源都是太阳。当然食用动物要增加动物食用植物的这道工序，能耗会更多。为什么要提倡吃素呢？从环保的角度，从节约的角度，素食都是很有意义的。我曾经带过一个美国的女学生，长得很漂亮，到处都有环，耳朵有环，鼻子有环，最诧异的是舌头上还有一个环，这是我第一次看到舌上也可以装环。她跳起肚皮舞来还真是让人很动心，而就是这样一位时髦的女郎却在吃素，这令人感到很吃惊。我就问她，我说你信什么教呀？她说她啥都不信。那为什么吃素呢？她告诉我，她大学毕业之后到农场去生活了一年，这个农场主就告诉她，比如说一块地，可以养活四个吃素的人，只能养活一个吃肉的人。这一席话给了她很大的触动，她说现在地球上的人越来越多了，而能源就那么多，地球就那么大，总有一天地球上生产的东西会不够吃的。那怎么办呢？吃素就是一个很好的途径，一个人吃素就为地球节省了三个人的口粮，从此之后她就吃素了。这就是一个美国姑娘很朴素的想法。

太阳能是无形的，它要靠一种有形的阴去承载，所以没有阴哪有阳呢？没有植物你不可能吸收太阳的能量，所以没有阴就没有办法含纳阳，这是一个互相作用的过程。我们扶阳，如果阳气起来以后它不能够去生阴，不能够去化阴，那我们是没有办法立足的。同时我们还要以阳来消阴，生阴、化阴是指正常生命中阴的部分，而以阳消阴，则是指的阴邪的部分。

阳气的作用我们谈了很多，这里不再展开，而真正阻挠阳气发挥正常作用的也是阴，当然是不正常的阴，是阴邪。如果没办法消掉这些阴，那阳气也就没有办法彰显它的功用。所以扶阳不但要能够生阴，能够化阴，而且还要能够消阴。只有如此，我们扶阳的这一宗才能够立住。说远了从仲景开始，说近了从钦安祖师开始，直到卢门，这个宗已经确立下来了。关于这一点在谈到卢门的时候我会讲，我们看卢氏三代的方子确实很少看到阴药，这个跟倪师是有很大差别的。而卢门数代的临床疗效都非常好，这说明了这一宗的可靠性。我们看《扶阳讲记》里面卢师有一段话，大体意思是：如果阳虚很明显的人，你去扶阳，这个不叫立宗。而看上去是阴虚的病人，你也采取扶阳的方法，他阴虚的情况转变了，这个才叫立宗。

如果反过来，从阴可不可以立宗呢？一样是可以立宗的。我们从历史的观点来看，滋阴的一样可以立宗。如果我们搞扶阳，就认为滋阴不能治病了，就认为熟地不能用了，这是不对的。张仲景是第一个把地黄和附子合用的医家，医圣都这样用，有几个人敢说你的医术高过医圣呢？我想我们扪心自问没有这个高明。所以滋阴也一定是可以治病的。我们可以始终不违背扶阳，不违这个宗，但我们要有广博的胸怀。佛门里有一句话："若要佛法兴，除非僧赞僧。"可是一般我们都不是僧赞僧，而是僧毁僧，这个不行，那个不行，只有我行。中医也有这个情况，我们都容易相互诋毁，搞扶阳的就说搞温病的是乱来，反过来搞温病的就说扶阳是邪门歪道。所以孙主任是顶着很大的压力给我们办这个扶阳论坛的，如果大家都是这般相互诋毁，中医就没法发展了。我们应该互相理解，我们应该知道这是个性的区别，这是分宗立宗的需要。但是我们要有法，要有依据，从阴来立宗可不可以呢？阴阳是互根的，当然是可以的，是站得住脚的。但是必须跟扶阳一样，必须能够从养阴来助阳，而不是害阳。如果你通过养阴害了阳，那你就没办法站住脚。如果你通过滋阴确实能够助阳，阳生阴长，反过来阴生阳长。如果能够这样，为什么不能立宗呢？如果你能够通过养阴来蓄积阳气，实际上大自然就是以阴来蓄阳的，这是符合天道的。没有阴，阳到哪儿去呢？如果通过养阴能够助阳，能够蓄积阳，也能够消阳，消壮火食气之阳，我想必须符合这三条标准才能够以阴来立宗，这个宗才能够走下去，才能够走得久。历史上因善于养阴而成就大家的也不在少数，细细审思，历史上的养阴派，尤其多在江浙一带，他们用药都偏于轻灵。为什么以阴来立宗的这个门派用药都要偏于轻灵呢？大家可以思考，这是符合阴阳互根的。因为阴一重就很难做到助阳、蓄阳，结果反而是害阳了。所以各有各的道，各有各的规矩。

所以从这个角度讲，扶阳即是扶阴，当然，这个阴不是阴邪，是生命需要的这个阴。而反过来，扶阴即是扶阳，它们是融通的。如果我们不能做到这点，那就必生弊端。你扶阳，你用姜、桂、附，你用辛燥药，就必然会导致宋朝的那个结果。为什么金元时期会流行朱丹溪呢？就是因为宋朝的时候温燥用得太过了嘛。温燥太过以后，不能够去生阴，不能够去化阴，也就不能够去消阴，当然就成为流弊，不是流派而是成为流弊。今天我们为什么倡导扶阳？因为我们看到的滋阴养阴已经不是流派了，已经不再像丹溪老人这些大师了。这些大师们是真正有立宗立派的资格，对他们的批评是有失公允的。现在有些人为了扶阳的需要，把朱丹溪说得一塌糊涂，可能我过去也有过这个思想，如果我过去有这种思想，我今天要检讨，要向丹溪老人忏悔。因为这些大师们都能把握好，在养阴的时候，能够助阳，能够蓄阳，能够消阳，阴生阳长。而为什么我们今天要倡导扶阳？因为滋阴这个流派到现在已经衍生成流弊了。动不动就养阴，动不动就滋阴，动不动就清热，最后搞得脾胃一塌糊涂。没有助阳，没有蓄阳，只是害阳、伐阳、伤阳。所以我们今天才会大力倡导扶阳。

我们要认清以阳立宗跟以阴立宗从理性上实际上是统一的，当然还有时代的趋势和需要。同时我们也要很谨慎，我们这个流派不要将来也成为流弊。为了使它不衍生成流弊，我们就必须谨慎，要战战兢兢，要如临深渊，要如履薄冰。最重要的是要在理性上、在实际工作上，都守好上面这三个原则。

从阳来立宗，还是从阴来立宗？实际上只是在于这个法的确当或不确当。如果能从这个角度去思考，我们以扶阳来立的宗派才能真正久远。这是我汇报的第三个问题。

我汇报的第四个问题，就是对阳不同层面的认识，更具体地说就是认识阳的三个层面。阳有三个不同的层面，而这一方面实际上就会引申出下午的内容。我们过去一直在强调扶阳，包括前两届论坛都在强调阳气，阳气有这样或那样的重要性。但是我们都还没有提出来阳气它是有不同层面作用的，或者说阳气它有不同能量级别的作用。这个我们的确还没有提到，在这一届的扶阳论坛我感觉到这个时机成熟了，所以就把这个思考报告给大家。

阳有不同层面，我们以往所讨论的很多阳，可能仅仅局限在一个层面，也就是主要是在身的层面探讨阳气。对于肾阳也好，对于元阳也好，对于坎中阳也好，都仅仅是在身这个层面谈阳气。我们知道人不仅仅是这个身体，《素问·阴阳应象大论》说："阴阳者，天地之道也，万物之纲纪，变化之父母，生杀之本始，神明之府也。"阴阳仅仅是构成神明的府，它需要神明来入主。这个是中国文化的生命科学观，是对生命的认识，这个层面是很高的。《黄帝内经》对生命结构认识的层面是很高的。神明是什么东西呢？《素问·灵兰秘典论》《素问·六节藏象论》里面都讲到它是跟心有关系的，心主神明。心又是什么？心跟我们的这个心脏有没有关系？有关系，但它一定不局限于这个心。这一点我在《思考中医》里面反复强调过，从文字的构造我们也可以看出来，心是缺少月肉旁的，它是没有形的，它是形而上的心。因为这个形而上它要跟形而下来沟通，所以构造了一个心包。五脏里面没有肝包、没有肾包、没有脾包、没有肺包，只有心包，为什么？就是形而上跟形而下要有一个沟通，这就是心包在起作用。如果我们认为心就是心脏，这是不对的。心是君主之官，神明出焉，神明跟心有关系。这个是《内经》给我们透露的消息，这就是生命的构造。

我们从更深层面的传统文化去认识生命的构造是什么呢？它实际上是三个元素，由这三个元素才能够构造出我们这些能说话、有生命的人类。这三个元素是什么呢？我们都熟悉我们这个身体，在身体之上的一个层面就是心，再在心上面的这个层面是性。所以我们这个生命的构造是由身、心、性这三组元素构成的。倒过来就是生命由性、心、身这三块组成一个活体。拿掉一块就不是生命，更不是人，这是作为中医一定要认识的。不认识这一点，我们光从身的层面去认识中医，我们永远会走在西医的后面。为什么？因为我们是以己之短较人之长。从身这个层面，现代医学已经快研究到极致了。可是对心的认识呢？还谈不上。科学的视角决定了他们没有往这上面思考。对性这个层面更是一头雾水，根本连概念都还不知道，而这些正是我们的长项，可是现在我们却要把这些都丢掉了。所以，作为中医人必须要把丢掉的这些拾回来。我们要认识到人与生命是由这三个元素构成的，这也符合中国人的天地人三才的思想。昨天唐农院长讲了，天有阴阳，地有阴阳，人也有阴阳，这也是《黄帝内经》里面讲的。同样，这个三元素的性、心、身依然有阴阳，身有阴阳，心有阴阳，性也有阴阳。我们只看到坎中的阳，身体里面的阳，我们没有关注到心这个层面的阴阳和性这个层面的阴阳。我们讲扶阳，仅仅是在身这个层面的扶阳，这是不全面的。

所以，从这一届扶阳论坛开始，也是孙主任有这样高远的认识，我们恭请到刘老师，让大家在这方面有个意识。我觉得这是一个高屋建瓴的决断。未来中医要想引领医学的潮流，要想走在前面，要想打翻身仗，这个是我们不可或缺的筹码。从这三个层面而言，它对生命的作用不是等量的，不是三三制，是有区别的。实际上在这方面，《黄帝内经》已经给我们透露了消息。心是君主之官，神明出焉。心是负责主宰、决断的，对十二官有直接的领导作用。如果我们从能量的角度来讲，身的能量级别对于生命能量的影响比较低，心对生命的能量作用高一个层面，从影响度方面，身对生命的影响度低一个层面，心对生命的影响度要高一个级别。而性是最高的，作用最大，影响度最大。这就是为什么说要从这三个层面才能够真正认识阳。身这个层面的阳对人身起了一个很好的作用，生命要流转就靠这个阳。但是我们要认识心这个层面的阳，它比身这个层面的阳的作用力更大。如果我们扶阳，仅仅扶了身的阳，那这个漏洞就太大了。这也告诉我们，为什么很多人附子吃了一担，阳气还是回不来？因为我们只是认识到身这个层面，而这个层面的作用力即使作用到圆满，它也只有这个度。比如说以 100 斤为满，它作用满了也只有 10 斤、15 斤。那么心的层面就不同，是它的一倍，作用圆满了就有 30 斤、40 斤。它只用一半的力就已经相当你的全部了。你想想看，那性这个层面比心的层面又高了一个级别。我们扶阳，如果这两块一直都还没有认识，那我们扶什么阳呢？

所以，只有把握了这三块，我们才能够理解，才能够认识全面。因为身这个层面的阳气，我们已经认识得很清楚了，钦安卢氏医学已经把这个层面的阳气作用发挥到极致了，很多疾病可以做到信手拈来，手到病除了。但如果我们还能认识到有心这个层面的阳气、有性这个层面的阳气，它们的能量会更大的话，那就可以理解，你可能要吃三百多剂药才好的病，他一吐或许就吐好了。为什么？因为心和性这两个层面的阳气释放出来了。这两个层面的作用如果能够释放出来，它们的力量是很难想象的。我们要搬这个桌子需要用多大的力气呀？恐怕要用吃奶的力气，而换一个大力士，可能用一个小指头就扔到那边去了。很多我们中医、西医都束手无策的疾病，一旦病人知道了这个疾病是怎么来的，真心地去认错，好好地去做人，往往病就好了。为什么？根本原因就在于心和性这个层面的阳能起作用了。

今天我们就要来认识这个问题，身这个层面的阳气为什么不发挥作用？是因为我们种种不良的生活习惯，是由于误治或者是因为其他的因素，比如阴实之气、阴寒之气阻碍了阳气的释放，阻碍了阳气的流通，阻碍了阳气的作用，坎中之阳发挥不了作用，所以我们要用姜、桂、附来驱散阴霾，使坎中之阳，使身层面的阳能够充分发挥作用。阳气一流通，阳气一振，五脏元真就能通畅，最后疾病就能治愈。我们前两届的扶阳论坛已经讨论了这个问题，而且一千多年来，尤其是从钦安开始这一百多年来，这方面我们关注的很多。

但是，我们对心、性这个层面的阳能的关注还是欠缺的。如何让心界这一更高层面的阳能发挥作用？这个恐怕就不一定是姜桂附能够解决的，姜桂附没有办法解决到形而上的层面。这也是我们要谨记的。不少人吃了很多的附子，几十公斤都不止了，可阳气还是回不来，这是怎么回事呢？就是因为心阳被阻隔了。心的阳能被阴所障碍，而这个阴是没有办法用姜桂附破掉的，必须用另外的方法。解铃还须系铃人，哪一个层面的障碍就必须用哪一个层面的方法。怎么能让心这个层面的阳能释放出来呢？昨天李里先生实际上已经把这个消息透露给大家了，李里先生讲到了《尚书》的心法就是十六个字："人心唯危，道心唯微，唯精唯一，允执其中。"

实际上，在心这个层面的阴阳就可以用人心与道心来划分。人心为阴，道心为阳，如果你用人心当家的话，道心的阳、道心的力量就没有办法施展出来。道心的力量虽然很大，却无可奈何，帮不了你的忙，作用不到形而下的身上。所以很多人为什么老是阳气不振呢？就是因为人心太重，道心太微了。那什么叫人心呢？人心很简单，就是为己之心。什么事如果都是从自己出发，都是为自己谋虑，为自己打算，这个就叫作人心。昨天李里先生举了例，你到这个论坛来是为什么？这就能体现人心和道心，这就体现了阴和阳。如果人心占据了这个空间，道心肯定就进不来，这个阳就没有办法发挥作用。虽然它的能耐很大，它比身层面的阳能大，但是它没有办法释放出来。为什么？因为它施展不了。

所以在心这个层面的扶阳，我们不是靠姜桂附，那靠什么呢？在这个特殊层面的扶阳，只能靠你怎么去掉人心。这就是老子讲的："为学日益，为道日损，损之又损，以至于无为。"损什么？损人心！我们怎么样把为自己打算的心给它剥离开来，让它一天一天地减少，转而成为为大众的心。比如说我来参加这个论坛，主要是因为我的医术太低微，我不能很好地去解决大家的问题，所以我要来参加这个论坛，以便更好地为大众服务。这个就是道心。道心一起，人心自退。所以毛主席讲的"全心全意为人民服务"，这句话不是口号，这是他老人家已经深谙了整个传统文化，从中提炼出来的一句话。我认为这句话是真理。如果说整个毛泽东思想要用一句话来表达，我认为就是这句话！对这个认识我可以负责，百年以后可以去找他老人家对证。如果我们能够全心全意为人民服务，那人心也就没有了。

人心没有了之后，道心自然当家，这个阳能自然当家，我们的生命力就一定会旺盛。一旦生命力旺盛，大家想想，生命的意义不就自然彰显出来了吗？这是得还是失呢？可惜很多人都没有参透这一点，认为如果我们不为己了，那生命还有意义吗？那我们失去的不是太多了吗？其实不是这样，一定不是这样的。你要想真正地为己，那你一定要去为人。我活了五十多岁，要说对前半生有感悟的话，我觉得也就这么一点。当你真正地去为人了之后，你自己的生命、你自己的能力、你自己的方方面面，一定跟你为己是截然不同的。

大家想想，为什么说人心唯危？人一旦为自己考虑的时候，就会充满得失之心、恐惧之心、忧患之心、是非之心。人心如果当家，那你会惶惶不可终日，你会成天像孔子讲的一样"小人长戚戚"，长戚戚是一种什么滋味呢？那不就是一种阴霾吗？阴霾弥漫的状态，那就是"小人长戚戚"。反过来，"君子坦荡荡"，"海阔凭鱼跃，天高任鸟飞"，就是一种坦荡，这个就是道心，这不就是阳吗？这样一个阳作用在我们身上，我们的命运会不好吗？我们的子孙会不好吗？我们都想让自己的子孙好，怎么好？没有这个阳光照射万物能够生长吗？我们探究扶阳学派，对这一点是必须要认识的。如果大家都有信心，那我们这个论坛就一定会办得越来越好，将来大家都会以能参加这个论坛为荣，一旦迈进这个论坛，我们的人心就少一分，我们的道心就增一分。等参加完十个八个论坛之后，我们完全没有人心了，都是道心，那就是阳光一片呀！这才叫真正的扶阳论坛！

还有一个更高的能量级别，就是"性"的层面。对性这个层面，我们的认识可能更少，更欠缺。这个层面虽然在《黄帝内经》里边也透露了消息，但它很隐秘。性这个层面也有阴阳，性这个层面的阳能不能够彰显出来，能不能够释放出来，能不能流动出来为生命所用，就看我们能不能把这个阴霾破掉。性这个层面的阴霾是什么东西呢？就是我们大家很难改变的禀性。大家知道，江山易改，禀性难移。性这一层面的阳能，它没有办法释放出来，它被禁锢的原因是什么呢？就是禀性。禀性是禁锢我们性阳的根本原因。性的阳气就像天空的太阳，你只有认识到这样一个层面的阳，才有可能全面理解扶阳。

上面我们谈到的障蔽性阳的禀性是纯阴的，就是它禁锢了这样一个巨大的能量。那这个禀性是什么呢？禀性可以细分成五种禀性，哪五种禀性呢？一种是怨，可能很多人已经熟悉了，埋怨；一种是恨，恨大家肯定都经历过，我恨死你了，我再也不想见你了，就是恨嘛；恼，恼火，恼羞成怒；怒，这个跟中医七情里面讲的一样；最后是烦。禀性就可以细分成这五种，这个怨、恨、恼、怒、烦就会禁锢我们性界的真阳，使这个巨大的阳能没有办法照耀我们的心身，没有办法作用到我们的心身。我们吃了半天姜桂附，为什么阳气还是起不来？不是我们姜桂附用得不好，而是病人的禀性太重了，重到一点缝隙都没有，阳光根本透不进来，所以没有办法作用到我们的心身，姜桂附也发挥不了应有的作用。

通过这些年来的学习、研究和考察，看到太多的疾病来自禀性，来自禀性对心身的作用。尤其是肿瘤患者，尤其是难治性的疾病。这些疾病为什么难治呢？就是因为心、性的问题没有解决，心、性的阴质太重，使心、性两界的阳气没有办法作用到我们的身体，那么身体的阴就会慢慢聚集，就会产生倪海厦老师所说的阴实证。这类的疾病要想解决它，不从心、性下手，是很困难的。生命的结构告诉我们，即便我们将这个癌症解决了，将来肯定还会有另外一种疾病出现，会有一种从身这个途径没有办法解决的疾病。至于这个疾病叫什么没有关系，但它一定是会有的，为什么呢？因为你根本的机制没有解决，它会换个形式出现的。道高一尺，魔高一丈！所以只有我们认识了生命的全体，把握了生命的全体，我们才有可能说我们可以应对这些疾病。所以我们要从医，一定要做一个全医，要做上工。上工要涵盖中工、下工。什么叫上工？什么叫中工？什么叫下工？下工就是在身上下功夫的。如果你只在身界用功，就算用到极致了，你仍然是下工，是下工里面的上工。如果你用功到心这个层面，你就是中工。如果你研究到性这个层面，这个才能叫名副其实的上工。所以我们做医应该是个全医，下中上这三界我们都能够涉及，这个才是真正的医。这是我们这些从医的人应该有的认识。

怎样在心的层面扶阳？怎么样在性的层面扶阳？那么这就牵涉到如何化除禀性，如何革除人心私欲了。这是一个大学问，是系统工程。总之，我们作为医者必须认识到人身的这三个构造、这三个层面。我们的事业、我们的触觉、我们的着眼点必须延伸到这三个层面，而不仅仅是在身的层面。这样我们才无愧于医者，才无愧于大医。大医一定是涵盖了这三个层面。这是我向大家汇报的第四个问题。

我想汇报的第五个问题就是简单谈一谈火的学问。因为我们谈扶阳，而且在谈钦安卢氏的时候经常会提到火，那么我想就火的问题谈一点简单的思考。我在《思考中医》里面也谈到，火的功用和特征有四个方面。我们扶阳，阳是什么呢？阳就是火，火就是阳。《素问》说：水火者，阴阳之征兆。所以火是阳的征兆。我们要通过什么东西去研究阳呢？就要通过它的征兆，通过火去研究阳。

火的第一个功用特征，就是它的温热性。火一来了很自然地就会产生温暖，这个谁都不用说，谁都会知道太阳是温暖的。所以我们从这个温暖的特征，也可以去看这个由性、心、身所组成的身体，有些人会感到肢体很冷，这个时候我们可以用四逆汤；可有的人不一定是肢体冷，而是心冷，心冷用四逆汤就不一定管用了。比如，有一段时间我夫人对我就心很冷，为什么呢？我太令她失望了，所以她心冷了。如果进一步在性这个层面也冷了，那人就绝望了，不想活了。之所以冷，就是没有温热了，没有火了，没有阳了。所以，火的第一个特征就是它的温暖性、温热性，而生命的特征正彰显了这一点。我们的生命如果没有温暖，不就完蛋了嘛。昨天吴老谈到，当年他祖父去看手术，去看尸体解剖。同样是这个皮囊，为什么这个活着，那个就变成尸体了呢？因为没有温暖之性，没有火性了，没有火这个征兆，人也就死掉了。所以，生命的第一个征兆一定是有温热，一定是有火的。而火的第一个征兆、第一个特征、第一个功用就是温热。

第二个是火的动性。我们现在所有的动力都来自哪儿？都来自火。汽车为什么能够开动？就因为火，点火了以后就燃烧，发动机的动力就出来了。我们的生命之所以叫作生命，那是因为生命在于运动，不运动就不叫作生命，这个动力从哪儿来？从火这儿来。这是它的第二特征。

火的第三个特征是变化性，火具有促进变化的特征。生命处在不停的变化之中，就是火的功用所致。卢门有一句很著名的话，叫作"非火不生，非火不化"，火的变化特性是很显著的。我们在化学反应里面，如果要想使这个反应能够更快速一些，只要加热就行了。

火还有另外一个，也就是第四个很重要的特征，就是光明。过去我们没有电灯，其实电也是火，所以我们说电光石火。过去都靠火来照明，所以火有光明性。人类很重要的一个特征是有精神、有意识、有思维，这个精神这个意识这个思维是什么？就是我们生命的明德、明性，这个明德就属于火。以上这四个特征就是我们生命的重要基础。

对火的功用有了上述这四个基本认识之后，我们再来看《黄帝内经》，《黄帝内经》中谈到，人身有两个火，一个是君火，一个是相火。相火是少阳所主，君火是少阴所主。《内经》在给这两个火定位的时候说："君火以明，相火以位"，这就很清楚地告诉我们，相火所表征的是火的功用，是它的温热性，是它的动性，是它的变化性。火的温热性、动性和变化性跟火所处的位置有很大的关系。过去煮饭都要烧火，如果把锅子移开了，锅子

对扶阳法学术流派研究的若干思考

移位了，那火再大米也会是生的。有一次我岳母到南宁看我们，顺便帮忙做家务，一天要吃午饭了，菜都炒好了，结果饭却是生的。为什么呢？原来她老人家忘记把电饭煲的开关打开了，这等于没有把相火放在煮饭的位上，就相当于虽然火烧燃了，炉上有火，但是你把锅子放在旁边，没有放在炉灶中央，温热的功用当然不能够发挥作用。

昨天晚上大家听高圣洁老师讲座，高老师有很多疗效非常好的病例，原因是什么呢？我认为她的正脊疗法就是正位疗法，就是调整这个位，就是调整相火的作用。因为相火的作用是以位来定的，位不准了，火烧得再旺也发挥不了作用。相火为什么要以位呢？就是火的温热作用不光是取决于火的温热特征，还需由火的位置来决定。摆错位之后，再大的火都是没用的，有时甚至会起反作用。所以，我们认为现在的很多火，实际上不是火。但你说他不是火，为什么又有温热的特征，这里长疮那儿长包了呢？其原因不是火太过，而是火摆错位置了，也就是大家认识到的相火失位。医生的作用就是把它摆回它原来该在的位置。而相火的位是在流转的、在变化的，这是相火的重要特征。人的温热来自相火，人的动力也来自相火，而这两个性是否能作用好，与"位"的关系至大。好比我是俄国的大力士，如果我是这样来拿这个杯子（没有实际触摸到），要没练到隔山打牛的功夫，这个杯子是拿不起来的。动力的作用跟"位"的关系太重要，否则纵使你有千斤之力，仍然作用不到一粒芝麻上。所以，相火的动性也是跟"位"有关系的。我们经常会因为相火的这个位失掉了，不在正常的位上，所以对生命的动性没有办法发挥出来。如果我们能从这些方面去认识相火，临床上的很多问题可能就会解决。像很多肌无力的患者，他可以是膀大腰圆，可以是红光满面，但他为什么会无力呢？我治疗的一个重症肌无力患者，看起来比我壮实多了，相比起来，我反而更像个肌无力的病人，他像个正常人，但实际上他是病人。你看他不是没有火，他的火很旺，可是为什么没有动力呢？这个就跟"位"有关系，一定是"位"错了，致使相火的动力作用不到相应的肌群上。

君火以明，为什么君火讲"明"而不讲"位"呢？这一点很奇妙。大家看我们的这个讲堂，因为有这几个灯光，我在这里也能看见，你们在那里也能看见，整个宽阔的讲堂因为这几个灯的光明使大家都可以见所能见。跟上述相火的功用相比，它对位的要求是很次要的。为什么圣人的思想、圣人的光辉可以流芳百世？可以千秋万代？如果也跟相火一样局限在位上，那就只能作用在他周边的这几个人，或者只能作用在当代的人。君火的"明"不是这样，它不讲"位"。千年幽室，一灯即明！这是君火的特征。我们只有把这些问题认识清楚之后，对人身的火才可能有下手之处。这是我要汇报的第五个问题，就是对火的一些认识。

第六个问题想谈谈钦安卢氏。上一次扶阳论坛，我谈到了跟师学习钦安卢氏医学的一些感悟，到今天，实际上又有了一些不同的感悟，在这里也想汇报给大家。

这个感悟是从哪里发起的呢？是从钦安祖师的两本书，也是我经常反复研读，经常带在身边的书，虽然带在身边不一定看，但是总觉得放心一些。钦安祖师的三本书实际用功的也就是两本，《伤寒恒论》我很少看。钦安祖师的第一本书叫《医理真传》，我就时常在想，这个《医理真传》要真传一个什么东西呢？大家也一起来想想，看看钦安祖师到底要真传个什么东西？因为古人有言："真传一句话，假传万言书。"我在这里讲那么多，实际上都是在搞假传。为什么呢？因为你总不可能讲完一句话就下去，讲完一句就下去怎么办呢？另外，大家也习惯听假话了，觉得听假话过瘾，但实际上真传就是一句话，道破天机的也就是这一句话，其他的都是去演绎它。那么，这就提出一个问题，钦安祖师要真传的这一句话是什么话呢？我的看法，这一句话在《医理真传》的序言里面已经说破了。古人写书，序往往是最重要的，我曾经听一位老师说，具体是哪一位老师我记不清了。他说，你要读古人的书首先得读他的序，序很重要，往往这个序就把他想要说的东西，想要说的那句话告诉你了，或者他很隐秘地告诉你了，剩下的整部书实际上就是去彰显、去研究这句话。钦安祖师的《医理真传》想要表达的是哪一句话呢？实际上就是他在序言里面讲的："余沉潜于斯二十余载，始知人身阴阳合一之道，仲景立方垂法之美。"二十多年的用功，他才知道人身的阴阳是合一的，阴阳不是二是一。那么问题就在于人身的阴阳如何合一？阴是阴，阳是阳，怎么合一呢？男是男，女是女，怎么合一呀？就算结了婚，也还是男是男，女是女，在体上它还是这样。所以这个合一指的是用上的合一，用上怎么合一呢？这就是卢师反复强调的阳主阴从。阳要能主，阴要能从，阳主阴从了，这就能合一，否则这个用是分开的。阴阳也就是夫妻，夫妻要同心同德，这个家庭才会显出气象。各位女同道，不好意思了，我虽然是男的，但还是要不避嫌疑地说这句话，它不是阴主阳从，是阳主阴从。实际上这个阳主阴从，就是钦安祖师真正要传的一句话。因为阳主阴从了，阴阳才能合一，在用上才能合一，否则是不可能合一的。

为什么是阳主阴从呢？阳主阴从是哪个层面的问题呢？我们看看大自然，它就是阳主阴从。看这个自然界，看太阳系，我们就知道太阳系是由太阳决定的，不是由月亮决定的。因为我们一切的能量是来自太阳，不是来自月亮，所以是由它来决定。我们这个地球的寿命是由它来决定的，我们这个宇宙的寿命，也是由它来决定的。科学证明太阳的能量主要来自它内部的核反应，反应到哪一天结束，地球的生命就到哪一天终结。所以它为主，其他的都为从。因此，阳主阴从是天之道，是自然之道。中医为什么强调要效法天地，要效法自然呢？就是要效法这个阳主阴从。而人道实际上是反过来的，就是阴主阳从。我们开一句玩笑，尤其是现在，有几个家庭不是女的说了算呀？对不对。我们家管钱的就是我太太，经济基础决定上层建筑，这是开玩笑，可又非开玩笑，大家要好好参！阴主阳从是人道的特征，正因为阴主阳从了，所以人生很短暂，所以人生会有诸多的烦恼、痛苦，就会有疾病。正因为人是这样，所以要效法天道，这才提倡阳主阴从，应该从这个角度去认识。

我们再回到刚才第四个问题，从心来讲，在心这个层面，有几个能做到阳主阴从？大家想想，包括我在内，多数都是阴主阳从的，多数都是用人心来当家的。对不对？而在性这个层面就更加不用讲了，有几个不是用禀性来当家的？有几个不是以禀性为主的？纯阳的天性呢？找不到了，十万八千里都找不到了。脾气上来的时候，祖宗十八代都不认了，天王老子都不认了。脾气上来的时候，就是阴主阳从，这就是人的特征。正因为我们认识到人的这个特征是不长远的、是不长久的，是一切烦恼痛苦的根源，所以我们要强调阳主阴从，要拨阴取阳，否则我们就不能够很好地去认识阳主阴从。这是我们要学习的。人类要想长久，就必须遵循人法地，地法天，天法道，道法自然的规则。这个是从阳的角度，从真传的角度来谈阴阳的问题。

所以，阳如果能够做主，就可以实现《素问·阴阳离合论》讲的一句话——"阳予之正，阴为之主"。这句话大家会觉得很有意思，"阳予之正"，给予你这个正；"阴为之主"，不是阴做主，阴为之所主。如果阳能够予之正的话，阴就能够为之所主，这实际上就是阳主阴从。很多人对这句话可能不这样来理解，我认为关键在于对"予之"和"为之"的认识上可能有不同，因为这个不同就会产生对这句话的误解。这是我思考到的钦安祖师所要真传的内容，所以整个《医理真传》都是围绕这个去展开的，他讲的所有问题，包括他的实际运用，都是这样。

钦祖的第二本书是《医法圆通》，他要圆的是什么？要通的是什么？圆通怎么合一呢？钦祖的《医法圆通》要给我们谈一个什么事情呢？同样的，他要谈的事也在他的序里面透露给大家了："思之日久，偶悟得天地一阴阳耳，分之为亿万阴阳，合之为一阴阳……知此，始明仲景之六经还是一经，人身之五气还是一气，三焦还是一焦。"那这个"一"是什么呢？将一合起来就是圆，圆周而复始、如环无端就是通，圆通什么呢？就是这阴阳一气流行上下左右，周而复始，这就构成了生命。生命的特征是什么呢？生命实际上就是一个圆。生命是周而复始的，升已而降，降已而升。有生有死，有死有生，死死生生没有穷尽。这就是生命！这就是圆！如果圆的特征失去了，那生命也就得打折扣了。我们考察生命的轨迹，早上起来，晚上睡觉，第二天早上又起来，晚上又睡觉，这不是一个圆吗？气血的运行更加是这样，五十而大会，周而复始。生命的轨迹必圆，生命的运动必圆，而圆要周而复始，必定是形成圆的道路要通畅，所以就叫圆通！如果它一直能够通畅，按照生命的轨迹，按照天地运行的轨迹，那它必定是交汇成一个圆。所以圆跟通虽然是二，其实是一，圆者通也，通者圆也，两者不可分。要想形成圆，必须能通，而一旦能通，它的结果必定是圆。这个才叫生命，否则不叫生命。

我们医法所针对的是什么呢？针对的就是这个圆通。因为生命产生病变了，一定是在圆通上出了问题，不能圆，不能通，或者通得不好，或者圆得不好。所以我们一切的法，就是怎么样使这个失圆失通的病态重新恢复圆通。我们说生命的根本、生命的特征就是圆通，由此我们就可以推导出：导致生命根本障碍的就是圆通的障碍。如果我们把这个障碍拿掉了，这就是所谓的医法，所以叫"医法圆通"。在这个问题上，从卢铸之以后，经过祖孙三代的努力，已将钦安祖师的这个学问和思想发挥到了极致。我们看钦安的三书，然后再去看卢氏的医法，发现这里面有一个内线在联系，这个内线就是阳主阴从。虽然阳主阴从是钦安卢氏医学的主干，但是他们之间又存在差别。我们看到钦安祖师虽然在讲六经还是一经，三焦还是一焦，五气还是一气，可是落到具体的问题上，六经却还是六经，这才有了六经诸方的圆通应用，如桂枝汤圆通应用法、白虎汤圆通应用法、理中汤圆通应用法等，他还是每一经用每一经的药物，还是在分经别用。既尊阳主阴从，又尊医圣仲景，可谓不留痕迹，这是祖师的风范。但如果从宗派的角度来讲，实际上在钦安祖师这里，宗派的特征还不是太明显，他依然还是阳虚门、阴虚门这样来设立，真正宗派的个性并不是太彰显。到了卢铸之太老师这里，宗派的个性就真正凸显出来了。所以我跟师的所见所闻都在向我展示这一点，这就是在个性上真正达到了极致。

这个极致来自哪个方面呢？他们区别在哪里？就在于他真正体现了六经还是一经，五气还是一气，三焦还是一焦，在他的临床运用上真正贯穿了这个思想。如果要用一句话来形容，卢门的东西跟钦安祖师的东西有什么区别呢？就是他的这个圆越缩越小了。卢门的东西就体现了这个"越缩越小"。所以大家看到的是好像他用得越来越偏了，什么都是姜桂附，可实际上是越缩越小，缩到什么地方来了？缩到这个极上面去了。因为世上的万物都是以这个极为基础、为原始的，由这个极点推延，才构造出万象森罗。所以他就把整个的力量都缩回到这个极点，这是他的区别。从个性的角度来看，卢门的学问是真正彰显到极致了。所以从真正开宗立派的角度说，应该非卢门莫属。

当然这是我个人的观点，说得更贴切一些，是我此刻的一念，而这一念的来处还没来得及考究。如果以后的学术更兴盛了，大家各抒己见，我们可以来讨论这个问题，宗派个性更加显著的是不是从卢门开始的？是不是从我们卢铸之太老师这里开始的？在回缩到极点以后，又是如何去立这个极呢？卢门有一句话，叫作"以火立极"。刚刚为什么要谈火呀？就是要为这个"以火立极"做准备。因为生命本来就是以火立极。从科学的角度、从哲学的角度、从人类学的角度，我们的生命、我们的地球乃至这个宇宙，都是以火立极的。1950年，德国著名的物理学家克劳修斯提出了熵的原理，昨天唐农院长大刀阔斧地从物理学来展开，我今天向他学习，也谈一点点现代科学，就谈熵的概念。克劳修斯提出了熵原理以后，比利时物理学家普里戈金因为热力学第二定律的发现，荣获了诺贝尔物理学奖。普里戈金提出了耗散结构理论，这个理论提出来之后，就把它运用到了各个领域，生物、宇宙、历史、人类学等，几乎所有的领域都在运用。比较而言，熵定律或耗散结构是能够揭示我们个体生命和宇宙生命真实状况的理论。

熵是什么呢？熵意味着对有效热能状况的描述。熵值越大，有效可耗的热能就越小，也就是可变化的空间越小，有序的空间越小。也许我的理

扶阳论坛③（第二版）

对扶阳法学术流派研究的若干思考

解不全面，只是一知半解，拿来用用。但我觉得这个概念很好，如果熵到了最大值以后，也就是说可用的热能一点没有了，那整个系统就进入热寂的状态，生命也就终结了。人要是进入这个状态，人也就死了；宇宙要是进入这个状态，那宇宙也死了。人生以火立极，熵就是火的状态，可以用来描述火。如果个体生命系统的火完全不能够为生命立极了，这个时候熵就达到最大值，你生命的系统也就完蛋了。这是现代科学对宇宙、对整个生命一个很好的揭示，这个对我们应该很有启迪，对我们解读卢门强调的"以火立极"是非常有意义的。

"以火立极"的观念确立以后，如何维系这个立极的火呢？实际上要维系这个火有两点需要做到，第一点是减少热能的消耗，从人生出来那天开始，直到生命结束，熵一定是不断增加的，最后达到最大值，人就死掉了。所以我们首先要去减少熵值，减少热能的消耗。第二点就是能不能有限度地去增益这个热能。从这个角度去解读卢门的医和法，实际上它是很科学的。从这个角度也可以很好地去理解钦祖的圆通。系统的热能消耗会因什么因素而增加呢？系统处在不通的状态就会增加热耗。走在一个很光滑的路面和走在一个粗糙的路面，汽车轮胎的发热程度是不一样的，所以要想解决好热能的消耗，使它的能耗既保证生命这个圆的正常运行，同时又是最低的能耗，为了接近这一目标，可能唯一的对策就是保持系统的通畅。保持系统的通畅正是卢门用桂枝法的一个根本。

桂枝法所做的事就是通，桂枝法是真正体现圆通的，或者说它是在阳（表）这个层面体现圆通。我们看仲景的《伤寒论》，他有一个很重要的原则："救表宜桂枝汤，救里宜四逆汤。"说明仲景心目中所注重的是这两大法，一个桂枝法，一个四逆法。而钦祖，尤其是卢门所真正彰显的就是这两法。对表的彰显，对表是通过桂枝法来圆通。大家从桂枝汤的构造可以玩味出这个圆通，桂枝的作用是什么？辛甘发散主升；芍药的作用呢？酸苦涌泄主降。桂枝具有圆通之性可能没有异议，那么芍药呢？芍药也具有圆通性。芍药的功用在《神农本草经》里面这样记载：除血痹，破坚积。桂枝加上芍药就能起到一个流通的作用。而桂枝通升道，芍药通降道，一升一降正好构成一个圆，所以桂枝汤能够促进圆通。只是卢门在运用桂枝汤的时候，进行了变化，变化成了以桂枝为主的法系统。卢师常用的桂枝法里面没有用芍药，也没有用大枣，为什么不用大枣？卢门认为大枣有滞中的弊端。大枣滞中我有一些感受，以往我的胃不是太好，吃了枣以后，就能隐隐感受到它滞的作用。所以往往桂枝法中都不用枣，但是法中用了很重要的术（白术或苍术），术能建立中气，运转中轴以助圆通，另外还有二陈。这二陈是干什么的呢？大家想想是不是一个流通的作用呢？二陈能去寒痰水湿诸邪，诸邪一去，不就流通了吗？所以桂枝法主要是在桂枝的携领下起圆通的作用。桂枝法的变化非常广，可千变万化都不离圆通。东方木位的阻滞怎么圆通？把陈皮换成青皮，就变成东方的圆通。南方不用说，桂枝本身就有这个作用。西方呢？半夏就是西方的药，因为有降的作用。当然我们也可以增益白芍，但在卢门的扶阳法里面轻易见不到寒凉药，所以桂枝法里面有一味南山楂，南山楂是味什么药？是微酸的药，可以看成是西方的药，因此桂枝法最后形成的就是这样一个圆通。谈到这里，我有一个感慨，就是大家一定不能轻视理上的功夫，大家不能拿来就用，拿来的东西总归是别人的。必须真正从理性上深入了，然后再回到感性中来，那才是自己的。我们将这些大师们请到这里来，目的是什么呢？目的就是要把大师们的东西变成各位自己的东西，让各位也能够自成一家。光有这几个大师行吗？只有我们都是大师了，中医才能兴盛啊！这个是桂枝法。

四逆法也一样，四逆法是更往里缩一层，是在里这个层面的圆通！为什么叫四逆呢？我们过去讲过，四逆实际上是告诉我们生命的圆不圆了。我们看《素问·四气调神大论》里谈道："逆春气，则少阳不生，肝气内变。逆夏气，则太阳不长，心气内洞。逆秋气，则太阴不收，肺气焦满。逆冬气，则少阴不藏，肾气独沉。"四逆就是讲的这四逆，春夏秋冬是个圆，逆了就不圆了。不圆肯定也就不通，没有圆通生命不就完了嘛。所以四逆法解决的是内核层面上的圆通，解决的是这个根本。这一点上吴门就很有经验，比如吴门常用的吴萸四逆汤，就是为了解决春环节的所逆。任何的圆通，仍然是东南西北，仍然是木火土金水，仍然是春夏秋冬的圆通。春有吴萸四逆，那么夏、秋、冬该有什么四逆呢？这在理上我们必须要破，理破了之后，理事不二，这才能实现真正的圆通。钦安祖师为什么强调要把阴阳识透，阴阳识透了，你才能信手拈来，头头是道。我们最后要达到的实际上是这样一个境界。不是张师说了这样用我就这样用，李师说了那样用我就那样用，这样我们永远达不到张师的水平，达不到李师的水平，我们很难异军突起。我们要想凸显出来，要想自成一家，就必须有理性的思考。我们看钦祖，他的积淀是什么？他有刘止唐这样一位大师、大儒做师。

我们再看卢铸之祖师爷，虽然他发表出来的东西并不多，大家只看看他对医案的剖析，就知道他的道行有多深，理性的功底有多厚。这里面的智慧绝非只是一些经验的积累。

这就是我要谈的圆通，这是在不同的层面使生命归于圆通。因为有不同的因素障碍了生命的圆通，所以要从不同的层面去使生命恢复圆通。卢门的"以火立极"解决的就是圆通问题。天地五行是以太阳立极，没有太阳就没有一切。作为生命个体而言，五行的运转是以火立极。有关这一点，人身的内五行是以火来起运的，内五行运转的这个圆是由火开始的，也就是由火来立极的。由火然后生土，土然后生金，金然后生水，水然后生木，木然后再生火，这样生命就流转了，它的起始点是在火上。圆通的思想实际上也彰显在脉法上，左尺属肾属水，左关属肝属木，左寸属火属心，体现了水生木、木生火的流转；右尺属火属命门，右关属脾属土，右寸属肺属金，体现了火生土，土生金的流转。两手尺寸相连，首尾相接，不就是一幅美丽的太极阴阳图吗？所以切诊号脉仍然是号的这个圆通。脉法是我很惭愧的地方，虽然跟师多年，对于脉仍然是心中也不了了，指下也难明。因为这一点，我一直的思想是不要等我学好了再去传授，我的心愿是让这些大师们亲自来传授，而我只想做一点辅助的工作。医非小道，人命关天，要是传错了，那不但误人子弟，还误人性命。我们能为这些当之无愧的大师做一些小工作，也算是幸运的。我感到在脉法上卢门讲得最多的脉是什么呢？一个紧脉，一个滞脉。紧和滞实际上是相关的，滞就是不通的意思，紧了以后它能通吗？寒凝了就会气滞血瘀，就会影响生命的圆通。通过对紧和滞所在部位的把握，就能判断圆通障碍的地方，然后运用适当的方法使它恢复通、使它恢复圆，这就是医法，这就是医法圆通！

今天能利用这样一个宝贵的机会，向大家汇报我对钦安卢氏、对扶阳法学术流派构建或传承的一些思考，感到由衷的高兴，也非常感恩，感恩论坛的组织者，感恩各位参会的同仁。虽然自己所学有限，但我是尽力了，不知能否也对大家起到一些帮助？如果能够起到一些帮助，我会感到非常喜悦。如果没有帮助，或是有不对的地方，还要请大家多多包涵！我的这一点点认识，实际上是跟我诸位师父的教导分不开的，所以也想利用这个机会表达对他们的感恩之情，谢谢大家！

主持人： 好，今天上午我们听到了刘教授一场精彩的报告。他从六个方面进行了论述。我的感觉，第一就是对我们扶阳论坛的方向问题做了一些阐述。因为大家知道最近网上对我们扶阳论坛有很多不同的意见。我觉得这不奇怪，很正常。不同的群体站在不同的角度有不同的看法，那是没什么奇怪的。如果对扶阳论坛一片都是赞扬的，那不正常。有不同的意见、不同的反应我觉得是非常正常的。刘教授特别强调，我们扶阳论坛并不是排斥补阴滋阴，我们讲扶阳法并不排斥其他的八法。从中医来说就是八法，八法都能治病，都不断出了医家。为什么扶阳法会受到那么多人的关注？我觉得最主要的是来自临床的需要，或者是叫时弊的需要。由于在整个治疗过程中清热解毒滋阴药物的过度使用，物极必反，在临床上会产生很多的负面作用，特别是现在很多的慢性病，一些多脏器的病，更多地彰显出了扶阳法的临床实用性。

所以说扶阳法也是顺应目前国内的中医市场，是应运而生。我觉得这和过去的补土法一样，为什么要以脾土为主，就是因为战争，人们饥饱不宁而出现的补土法。

但是我们讲扶阳法并不排斥其他，这是我每次在扶阳论坛上都特别强调的问题。刚才刘教授从经典的角度、从宗派的角度对扶阳法进行了阐述，我觉得这样的研究是很需要的。如果大家都平平淡淡，那中医怎么发展？争鸣本身就是发展的需要，是发展的现象，最后会带来发展的结果。所以我觉得我们应该坦然、自然，刘教授在这方面专门给我们做了一些思维方法的解释，解释应该怎么看这些问题，我觉得这个非常重要。

第二个问题，我觉得刘教授主要给我们介绍了他多年跟师的一些切身体会，而且很多体会都讲到了要点上。我觉得刘老师有个特点，他在文字上的功夫非常深，往往破解一个文字能悟出很多道理，这也是我要向他学习的地方。读书不嚼字那是读不通的，我觉得这一点对于我们学中医特别重要，能够把每一个词、每一个字都钻透，就能从中悟出一些更深的道理。所以读书要实在。从刘教授的这个讲座也能够看出他的知识的广博性。我第一次认识刘教授的时候，是他到昆明，当时我当院长，我们有一个副院长就是广西中医学院毕业的，也是刘教授的同班同学，是我那个同事给我介绍的，就说他有个同学叫某某某，他有个特点，就是除了搞好本职工作以外，游览全国各地，特别是对名师的拜访非常虔诚。正因为他收集了各方面各家的学术，能够通过自己的消化，成为自己的东西，所以最后他写了一本书，这就是我们熟悉的《思考中医》。

在这些方面，我觉得刘教授给我们呐喊也好，疾呼也好，就是要唤起我们中医的自尊和信心。所以今天大家一定收获不小。我们再一次以热烈的掌声感谢刘教授对我们的赐教！

扶阳临床应用

田医生

刘平（主持人）：在为扶阳论坛邀请专家的过程当中，我们对每一位专家的考察都是要亲自去体验，包括像刘力红教授为了邀请高圣洁老师来讲课，他自己会去体验。我也有幸在刘力红老师的指引下亲自去对她的学说和方法进行考察。我们这次论坛还邀请了一位田大夫。田大夫原来是在医院工作，退休以后被邀请到美国进行了8年的临床研究。他在临床研究的过程当中接触到扶阳论坛，自己有了一些深切的体悟。我在主持人梁冬先生的推荐之下，与田大夫进行了初步的接触。

第二届扶阳论坛我们邀请张存悌教授进行了大会演讲。当时我邀请他的时候他自己给我说：在接触到扶阳学派以前，虽然觉得自己看疑难杂病也是非常自信，但是碰到一个非常复杂的顽症的时候，心里还是没有百分之百的把握，还是没有特别的自信。经过两三年对扶阳学派的研究，他觉得扶阳学派是学习中医登堂入室的捷径。我在与田大夫的接触当中觉得他的感觉跟张存悌教授的感觉完全一样。可能你在临床看一些病非常有把握，你的病人也很多。但是有一些疑难杂病啊，你也有不知道为什么不好的时候。田大夫经过自己一年多或者两年多的扶阳学派的实践和学习，突然觉得豁然开朗，找到了一个登堂入室的捷径，并且在治疗运用方面感觉得心应手，他运用扶阳的思想来治疗抑郁症，甚至一些临床上十年、二十年的抑郁症，在几个疗程之内就可以取得突出的效果。下面我们就请田大夫把他的心得体会跟大家做一个介绍。我想他肯定会无所保留地把他运用扶阳的思想治病的体验、经验全部告诉大家。大家掌声欢迎！

田医生：各位老师下午好，我很有幸来到这个论坛，很感谢学会的领导能够给我这么好的机会。在座的各位都是我的老师，这并不是要哗众取宠，实实在在来讲，扶阳论坛真是藏龙卧虎的地方，短短的时间让我学到太多的东西。我来讲什么呢？我作为一个扶阳派的学生，我想向各位老师汇报我的学习体会，希望在座的各位老师能够给我以指点，让我以后在行

扶阳临床应用

174

医的路上能够救治更多的人。以前我并没有把抑郁症的治疗作为重点，给我启发最大的是我去厦门的时候见到一个朋友。这个朋友的太太34岁，才华横溢，在一家报社工作，是副总编。晚上八点半，大家都在高高兴兴地工作，她就当着大家的面从八楼跳到楼下，当时就死了。坐在我面前的这个男人心里的那种痛苦，把我深深地震撼了。作为一个医生，我能为抑郁症的人做些什么？那时候我就发了一个愿，要用毕生精力去让那些人不再跳楼。这是我们的责任，既然上天让我们做一个大夫，那我们就背负着这个责任，责无旁贷。

现在来具体分析抑郁症形成的社会大环境的原因和身体的原因，就社会大环境来讲，每个人都承受着巨大的社会压力、工作压力和环境压力。现代人的作息习惯已经不像过去一样日出而作日落而息了。天天在熬夜，熬什么呢？熬自己的阴精，把它熬没了，肾阳也没有了。另外一个呢，我在临证的过程中观察了，得抑郁症的病人大多是社会的精英。这个比例比较高，而农民、工人占的比例非常低。这就说明在这样一个工作环境和社会环境下，我们这些社会精英要做的就是怎么样保护好自己。我们大夫要做的就是怎么去帮助他们，怎么能够缓解他们的压力，解除他们实际的痛苦。我发现抑郁症的患者有一个很大的特点，就是很多人过分追求完美，对工作要求完美，对自己生活状态要求完美，都过分要求完美。

另外，昨天我有幸遇到第二届扶阳论坛的主讲专家之一庄严老师，跟他探讨了一个晚上，我深有感触，深受启发。他就讲到抑郁症的人很多是心地特别慈悲善良的。因为他们的慈悲、善良，心太纠葛了，他就不能放开，把这个心封闭起来了。那咱们大家想，一个抢劫犯绝不可能得抑郁症，他们不会抑郁的，就是这些好人才会抑郁，所以我们要去帮这些好人。我们没办法改变这个社会大环境，那我们就要用一个强壮的身体去适应这个环境。我们中医能帮他们什么？我们扶阳学派能帮他们什么？我所接触到的这些病人，一个一个面色灰暗，一副无精打采、有气无力的样子，肾阳亏损得太厉害，肾精也亏损得太厉害。

再一个，由于肾阳的亏损造成心阳的不振，通常十几年的抑郁症伴随着的就是心血瘀阻，表现为心悸、心慌、胸闷气短。这样的人身体怎么能好？

大家知道肝气郁结，肝气对情绪的调节起着重要的作用。昨天晚上庄严老师对我的启发很大，就是说肝气不升发，他的情绪怎么能好？过去传统医学对抑郁症的讲解并不是很多，阐述也不多，这是一种现代病。按照中医的讲法，神魂不安他怎么能睡觉呢？神魂不安的时候他怎么能不抑郁呢？也就说明肝在抑郁症当中起着至关重要的作用。我上个星期去中央电视台给一位女士治疗她15年的抑郁症。她就讲到一个问题，说本来一件很好的事情，我非把它想得很坏，一个很好的人，我也知道他很好啊，可我就会把他想得很坏。她说：我就奇怪了，我不是这种人呢，我怎么就这么多坏想法呢？我认为这就是肝在起着决定性的作用。因为肝的木气不升发了，肝不能很好地条达。我举个不太雅观的例子，我们去市场买那个猪肝炒来吃。大家都知道新鲜的、红红的、软软的是一个正常的状态，人的肝也应该是这样一个状态。当你心情不舒展，被长期的压力包裹着你的情绪时，肝就收紧了。中医提到柔肝对情绪的调解有着至关重要的作用。就像中央电视台的这位女士，在吃完药的第二天她打电话给我，她说："田大夫，真怪了，我九点吃完你的药，下午两点我的情绪就全变了。我把什么事都想得那么美好。怎么会那么快？"我说这说明肝脏已经得到调养了。第二天她跟我讲，说昨晚睡好了，睡得很沉。我说你是不是怀疑我的药里配了西药了，或者配了什么别的药了？就像青岛的王女士吃了药，她在网上发了帖子，那些网友就给她回帖，说坏了，你吃了田大夫的蒙汗药了。说中医西医都没有这样的药，吃上一天就好睡，就天天好睡，这不可能，这不科学。

　　我今天的医案就是我的考试题，交给各位老师评判，就是说有很多的病例在支持着这个方法，这个方法是可以重复的，它不是一个非常个性化的，不是就对一个人好用。临证这么长时间，我感觉它对很大一部分人都好用。我想这就是我们所要追求的，我们所要突破的。如果我们能在这方面有突破的话，我们就可以阻止很多人去跳楼。生命是宝贵的，我们中医如果能突破抑郁症，会给多少家庭带来欢乐啊。我在厦门遇到的那个男人就不会坐在我面前那么痛苦，他那么可爱的太太，风华正茂，就这么一眨眼没了。作为一个大夫，我想在座的各位老师都能体会到我的心情，我还能做什么呢，只有去努力。我也是有幸接触到扶阳理论，过去自己临证也很自信，大家都说疗效挺好。

　　但是我自己知道临证多年会越来越郁闷，病人的病治好过一段时间又犯，病人认为这不是大夫的问题，因为大夫给我治好了。可是我知道这是大夫的问题，因为什么？因为你没有去根。对于抑郁症的治疗，过去我也经常遇到。对于抑郁症的治疗，我大部分用治疗大脑的方法。我们都认为抑郁症是大脑有了毛病，因为大脑有了毛病，所以他不好睡了。但现在我不这样认为了。按照中医理论讲，肾主骨主髓，它主大脑，也就是说它才是大脑的老板。大脑有了问题跟这个肾有绝对的关系，要追根求源，见病思源才能立见成效啊。那我就反思一下，以前那些治大脑的方法，用了很多的远志、牡蛎、酸枣仁、龙骨、茯神啊，忙碌半天有一点效，但不解决根本问题。为什么？因为根本的阳气亏损的问题没解决。十几年的抑郁症，身体整个一个冰天雪地啊。通常一个十几年的抑郁症患者几乎都伴随着冠心病，心血瘀阻是明摆着的，胸闷气短、心悸这些也是跑不掉的，虚阳外越的症状比比皆是，对于这一系列的问题，我们怎么去面对它？那就要有一个很好的方法。

　　我接触到扶阳理论以后，就感觉到可以登堂入室了。我真切的感觉就是像一个人天天在那个小路走，突然看到一个高速公路的入口时那种心理的豁然。后来在临证的时候，我就不断地调整这个药方。每一个药方我都要亲自去尝。为什么？因为你得保证人家的安全，这是人命，用这么大剂量的药，要对病人负责。再一个，现在这些精英阶层，他来看病的时候往往已经在网上看了多少遍了，他知道怎么治，你一开药方他就知道，他们几乎成了精了。为什么？病得太久了，他们已经久病成医了，你蒙不了他们。当我开出药方，他们就说："哎，田大夫，你怎么没有治睡觉的药啊。"我说："对，没错，这里确实没有治睡觉的药，我治它的根本，因为你的根本出了问题，你才不能睡觉，大脑真没问题，你不要再怀疑你的大脑了，大脑好好的，它不睡觉是因为下面的问题，我来调整，你给我点时间。"让我惊讶的就是，我自己都没想到这种方法的疗效会这么快。下面的这几个病例都是当天见效的。这一类抑郁症，病史都是4年以上的，见了我都是要死要活的，那些人真的就是说活着没意义了，他们对生命的那种轻贱情绪让我很惊讶，怎么能对生命这么不珍惜，但是他们的情绪就是这样。

　　还有一个问题，就是胃在睡眠当中所起的作用。中医有一句话叫作："胃不和则卧不安。"通常这一类的人会表现出气胀、打嗝、胃不舒服或者胃寒的种种表现。对于治胃呢，通常我用药比较简单，等会儿会把这个药方跟大家来汇报。我认为胃气一降必然舒服，一两剂药把胃气降下来，胃是空的，他就想吃东西了，他就不会难受了，他也就好睡了。

　　另外一个就是膀胱在睡眠当中的作用。我遇到的这些十几年的抑郁症，几乎每个人都会有夜尿多的情况。比如说咱们自己吧，就算一个睡觉正常的人，你晚上吃多了西瓜，喝多了汽水，晚上去个两三趟厕所，你也睡不好了。膀胱的气化在睡眠当中的作用也不可轻忽，也需要马上去调整。

再有一个就是对于肝脏的调整。我认为柔肝这个方法是至关重要的，它会对情绪起到直接的缓解作用。柔肝，我通常用的就是炒白芍，炒白芍通常用35g到40g，同时配的就是炙甘草。在这里面我要借用炙甘草来柔肝。因为甘草和白芍配起来才会柔肝缓急，所谓柔肝缓急就是把肝的紧张状态放松下来，一放松下来他的情绪就会发生变化了，他就会心里不纠葛了。

降胃气，我用的方法通常是厚朴15g，枳壳15g，同时用陈皮5g和砂仁20g来醒脾，这个时候叫纳气，纳五脏六腑之气归肾。同时用白芍来柔肝，用炙甘草来缓急，让肝气不影响胃。如果肝气犯胃，用这么一个药方就可以把肝气调整好，把胃气降下来。这样肝不会再影响他睡觉了，胃也不会再影响他睡觉了。治膀胱我通常用益智仁、乌药，配合扶阳剂的熟附子、干姜这一类的药，让膀胱的气化功能可以在短时间内产生变化，用3～5天的时间，使他夜尿多的情况缓解下来，夜尿少以后他就可以少起床，当然对他睡觉的影响就小了。

还有一个至关重要的问题，就是心态对于睡觉的影响。我有一点自己的想法就是说可以让患者的心态变化，你劝他、开导他，说你应该好好调整心态，不要这么想，不要想不好的东西，把心放宽一点。可是他放不下来，他真是心宽不了。就像中央电视台这个女士，我跟她讲，你为什么要这么想。她说我自己不由自主就这么想了，由不得我自己。这就说明一个问题，就是说要先用药来调整，让她的肝木变得柔软，变得条达，变得舒展，她的想法就会改变。这个时候再加以心理辅导，效果会更好一点。这是我个人的一点体会。

还有一个问题就是扶阳剂剂量的个体差异。并不是说每个人都需要大剂量的扶阳剂，也不是说每个人大剂量的扶阳剂都会效果很好，不是的。我就有这个体会，对很多脉非常沉缓，脉沉细又涩的，你用大剂量的扶阳剂反倒效果欠佳。我的体会就是，通常这个时候稍微加一点补元气的药，像桂枝、黄芪和人参一类的，用小剂量的扶阳剂的效果反而更理想一点。虽然慢一点，但是比大剂量的疗效好一点，这也是我的一点体会。

另外一个就是清热药在抑郁症中的治疗作用。当一个人一派寒象，又表现出虚阳外越的时候，你为什么还要用清热的药呢？等一会儿我跟大家讲药方的时候，大家会知道，我也用黄连，我也用山栀子，我也用黄柏。有人说你为什么要用这个药呢？就是我在临证的实践中有了这个体会，咱们想，平常要是我这几天没睡好，我很烦很上火。那么这个上火上哪儿了？心火涌。应该把这个心火给他降下来。在药方里有一个交泰丸，要让心、肾交泰，是用黄连这些药把心火降下来去暖热肾水，它的效果会更好一点。所以这就是我临证的时候比较喜欢用这一类的清热药来组方的原因。我组的方通常是一个比较大的复方。咱们在座的很多老师的药方真的很简洁，效果很好，在临证的时候我也摸索过。

那我为什么会想到用大处方？它的道理在哪里？因为这一类的病人让我有一种紧迫感，可以说有一种战战兢兢的感觉。我不知道他明天会不会跳楼，逼着我的疗效必须要快，要好。那么他睡不着了，他胸闷气短，躺下他就难受，他怎么去睡。对于胸闷气短这种常见的病状，一般都认为有两种，一种是中气下陷，另一种就是说元气虚了。我认为大部分还是中气下陷的多，我通常用柴胡10g，升麻10g，把元气左右往上一升，胸闷气短的情况往往就很快缓解。胸闷气短缓解，心阳被扶植起来以后，源源不断的热血濡养着心脏，他心脏不舒服这个症状就很快缓解了，晚上睡觉再也不会做噩梦了。心脏舒服了，肝脏变得柔软条达，胃气降下来了，膀胱的气化开始起作用了，他的睡眠情况通常会调整得比较快。

下面我来讲几个具体的病例、具体的药方。这几个病例都是一天就能睡好了。白天吃了药，晚上傍晚以前睡觉，第二天通常都要睡到十来点。醒来以后就感觉睡得很沉，睡得很香，没有吃安定等药物睡起来浑身乏力难受的感觉。

第一例就是中央电视台的那位女士，她患有15年的抑郁症，当时来诊的时候就是心悸，气短，夜尿多，是心血瘀阻，还有虚阳外越的情况，口干舌燥，情绪特别低沉，眼睛又干又涩，脉沉细而涩，苔薄白。对于她我是这样处方的：熟附子30g，干姜30g，炙甘草也用30g，这是姜附剂常用的一个方法。炒白芍用35g，炒白芍在这里配合炙甘草来柔肝。升麻、柴胡各用10g，用它们来升脾，把元气升提起来，解决胸闷气短的问题。鳖甲、砂仁，这是潜阳丹的方法，用它来潜阳，虚阳外越的问题就可以迎刃而解。用黄连、栀子把心火降下来，降下心火来暖肾，跟肾来交泰。益智仁和乌药来增强膀胱的气化。这就是我这个药方。她用这个药方的缓解情况是当天减轻。当天她收到药，因为我从青岛给她快递，她收到药上午吃了药以后，下午两点就打来电话，她说："田大夫，我现在心情转变了，就是突然转变了，我现在想什么问题就觉得我很舒畅，我就觉得这个世界很美好。"那就说明肝郁得到了缓解，就是放松了。我的理解就是说肝脏的升发和条达的这种放松的状态出现了。她的疗效是确切的，到今天应该是有10天了，仍然每天都睡眠很好。

下面这个病例是青岛一个学校的负责人方女士，她是14年的抑郁症病史。她就诊时的情况是这样的，有胸闷气短，这是中气下陷，也有心血瘀阻，因为她心脏不断地疼。另外还有梅核气，就是多少年了就觉得有一个东西哽在喉咙这里，咽也咽不下去，吐也吐不出来，去化验拍片都没有问题，我认为是胃气不降。每天做噩梦，面色晦暗，脉沉细，夜尿也很多，睡不着觉头也很疼。当时我就用刚才那个降胃气的药方来降胃气。降胃气处方通常我会只开一剂，一剂基本上就能解决问题，最多也就是两剂。因为我认为降胃气的药、破气的药不适合多用。熟附子我用得比较多，用了50g，干姜30g，炙甘草60g，因为她的体质太弱。在这个药方里我配了红花10g，川芎10g，乳香10g，没药10g，来缓解心脏疼痛。因为她感觉心脏每天都在疼痛，这个症状很困扰他，晚上睡觉会被噩梦惊醒，惊醒的时候更疼。这个问题不缓解，她根本没法睡。我在这个药方里另外用了磁石和远志，磁石可以重镇安神；远志可以清心安神。上午吃完药，当天晚上八点半她跟朋友聊天，她跟朋友说："哎呀我不能聊了，我瞌睡了，田大夫说我瞌睡了就是要睡觉，我试试看吧。"她也是一觉睡到第二天上午十一点。

下一个是余先生，他是经过朋友介绍，知道我对治疗这一类的病还有点办法，专程从加拿大回国来找我的。他住的地方离我诊所很近。我说："你别走了，我把药给你煎好了，煎好以后马上就吃，你就在这儿等着。"他有将近一米九的个子，36岁，体格很健壮，但躺在那个沙发上，蜷在那里，这么壮的一个人被4年的抑郁症折腾成这样。他说每天吃很多的药，仍然不能缓解，他的心情每天都很糟，都觉得在这个世界真是活得没有意义。他就在那儿一边躺着一边嘟囔，他说："我真觉得活着没意义，我把全部的希望都寄托在你身上了，你要再治不好，我真不知道我再找谁去看了。"我说："咱们共同努力，你把你的心放平和。中医治病讲随缘，你有缘分遇到我，那我就尽一份力，这是我的责任。能不能治好病，看我的能力，也要看你的福气。"药煎好了，十点半多他吃了第一包药，因为那是185mL的。吃了一包药他就回去了，回去晚上又吃药，我跟他讲，明天早上你一定打个电话给我。第二天早上，我全诊所的人都在等他这个电话，他就不来电话，真是很郁闷，我说这个老余怎么搞的，昨天讲得好好的，都这个时候了他为什么还不来电话呢？十点半他来电话了，我说老余啊，你怎么才想起打电话来？他说对不起啊，我刚睡醒。我们全诊所的人都乐了，蹦起来，高兴呀。因为昨天大家都看到他躺着在那儿说不想活的话，今天就告诉我说睡得太开心了，太好睡了。他的处方是这样：熟附子15g，因为他元气不太亏损，肾阳亏损的也不太厉害；干姜30g，炙甘草30g，炒白芍35g，升麻10g，柴胡10g，磁石30g，紫石英30g，远志15g，黄柏10g，黄连5g，砂仁20g，肉桂50g。他当时的情况，面色很灰暗，舌头很胖，苔白，气短，脉微涩，手脚是凉的。他的情况也是一天就见效。

下面一个是工人，这个女士47岁，姓穆，她当时看病的时候告诉我，她吃抗抑郁的药已经有8年了。她有腰椎间盘突出，每天晚上都疼得不敢翻身；眼睛又干又涩又红；每天晚上腿抽筋，疼得她能蹦起来；脉沉缓，手脚比较凉，脚心很热。她的处方是：紫石英30g，磁石30g，熟附子15g，干姜40g，炙甘草45g，黄连5g，栀子6g，黄柏15g，龙骨30g，炒白芍40g，龟板10g，砂仁20g，肉桂10g，远志15g。在这个药方里面，我把炙甘草和炒白芍加了量，为什么加了量？因为她每天晚上都抽筋。这个病人用了以后效果也挺好，晚上抽筋的问题也很快解决了。

对于炙甘草和白芍的用法，我有一个体会，现在讲一下。我曾经在洛杉矶遇到一个很奇怪的病人，一个50多岁的女士找我，她得了食管紧缩症，就是吃了东西以后咽不下去，要吃五六口以后把嘴里都塞满了，才噗通掉下去。所以她很痛苦。这个食物塞在嘴里，要塞得满满的才能下去。她说她每次吃饭都跟上刑一样，要不是为了活着，根本都不想吃饭。实话说我并没有治过她这种病，我当时实在也拿不出什么办法。我就说："你别着急，我想一想。"我忽然想到了我治腿抽筋的办法。因为我经常会把炒白芍和炙甘草加大用量，用60g这样的剂量来缓急柔肝治疗腿抽筋。我当时就想到这个办法，我给她开了60g炒白芍，60g炙甘草，就这两种药。我说："你回去煮煮吃看看，吃完以后你明天给我打个电话，看看情况怎么样。"她说："就两样药能治病吗？"我说："你试试看，你的病这么久了，你最起码要试一次，你不试怎么知道它好不好用呢。我觉得可能会好用。"但是我确实没治过她这种病，我是把缓急柔肝这个方法移到这里。她食管紧缩了打不开，那也就是说需要缓急才能把它松开。我用炒白芍和炙甘草来试试看能否取效。第二天她打电话来，说："田大夫，真神，我吃饭真没有问题了，你这一剂药还真灵。"所以有的时候治病真是需要靠一点灵感，不能拘泥于很多具体的方法。

现在讲一个 73 岁的老人，因为我认为这个病例比较有代表性。他患抑郁症 20 多年，50 来岁就开始吃抗抑郁的药，他的儿子在青岛可以说是数一数二的房地产大亨。我也看出来了，这个老人的儿女很孝顺，但对这个老人真没办法，全家人看着他阴沉的脸，每天全家也都不开心。是他的女婿带他过来的，他说："我不要求治好，我也知道这个病治不好，但是你能不能帮他调得稍微好一点？"我说放心，我努力。这个老人经过 20 多天的治疗，应该说在临床上已经恢复好了。为什么说好了？因为现在老人进我的诊所，老人很开心，他会跟我开玩笑，说笑话，乐呵呵的。你知道抑郁症是笑不出来的，我号他的脉，他的肾阳也恢复起来，肝脏的脉也都好转了。刚开始时他的情况，眼睛是干涩的，他说眼睛难受极了，每天恨不得把这个眼皮提起来才能睁开眼。心脏也不好，表现出来天池穴部位有明显的疼痛。脉弦沉，情绪极度低沉。你怎么跟他讲话他理都不理你，你怎么哄都不理。我就跟他讲："老爷子，现在你是享福的时候，你要知道你这个福不享就可惜了，你不知道享福，大家都没福享了。我相信你很爱你的儿女，你不能看着他们也没福享了，对吧？你得想想你有责任的，做儿女一定要孝顺你，同时你对这个家，对这些儿女，也有不可推卸的责任啊。"他看着我也不出声。我说："老爷子，信我一句话，吃了我的药会好的。我敢跟你这样讲，你这个问题在我经手的病例里不算难。"因为这一类的情况你必须得给他信心，我历来的观点就是大夫得做病人的靠山。他有病了，无助了，就得找个靠山，得找个相信的人。谁能做他的靠山？是用我们的那颗心去爱他们，他们跟我们有缘，我们对他有个责任，这个责任要让他感觉到。我要求我们诊所的人对每一个进来的人都要笑脸相迎，我说："如果你是职业的笑，那么对不起，请走人，我这里不需要，我需要的是一个真诚的笑。"因为什么，因为他们进来了就是你的亲人，只有你能帮他。你对人有爱心会体现在你的工作上，别人会感觉得到。我的要求就是说每一个人可以揪着脸进来，绝不可以让病人再揪着脸走出去，每一个人必须是笑着走出去。曾经有一个女士临出门的时候跟我讲："田大夫你真可爱。"我说谢谢你，我一个 60 岁的老人能变得可爱我也很自豪。为什么？也就是说你要用你的心去对待你的病人。

当时我给他配的药方是这样：熟附子 18g，干姜 30g，炙甘草 30g，龟板 10g，黄柏 10g，我还用了 12g 的法半夏，因为他痰比较多，一般来说附子、乌头和法半夏是相反的。但我在临证的时候经常用 15g 的法半夏配合附子，用于寒痰、湿痰效果很好，并没有发现什么毒副反应。远志 15g，磁石 30g，龙骨 30g，牡蛎 30g，石决明 30g，炒白术 30g，密蒙花 30g，炒白芍 30g。

在扶阳方面我真的还是一个学生。临证的时候，我很赞成庄严老师的观点，就是把战胜抑郁症比喻成一场战役。我当过 7 年的海军，看了庄严老师的书我很感慨，我就感觉这像是一位军人写的书。其实庄严老师没当过兵，但是他那种排兵布阵不拘泥于那些很具体的辨证，我要做什么，我要解决什么，我这个方法对他到底好不好用，心里都有数。临证多年，我感觉一个大处方的组成对于辨证来讲是很明白的一个问题。重症抑郁症的肾阳虚损是一定的，每一个人都是这样，这是一个普遍的现象。因为十几年的抑郁症耗损肾阳的力度那是不可低估的，也就是说往往这时患者已经到三阴证了，当三阴证具备的时候，扶阳是不可缺少的。等肾阳一振奋，病人的心阳也就会振奋起来，心阳一振奋，心血瘀阻的问题、胸闷气短的问题都会得到及时缓解。中医讲肾主脑，当肾阳振奋以后大脑就能得到源源不断的热量补充和能量补充。对于六经辨证这个问题，我还不能讲得很明白。为什么？因为我也还是在继续学习当中，在各位老师的面前，我实在还是一个小学生，我原来没有在这样的场合讲过话，说心里话真是很忐忑很紧张。今天能讲成这样，我已经尽到自己最大努力了。谢谢大家！

闭幕式节选

　　刘平（主持人）：我们的扶阳论坛承蒙各位在座专家的厚爱，也承蒙各协办单位、支持单位的大力支持，已经顺利召开了第三届。在这次扶阳论坛召开之前，我接到了湖北中医学院（编者注：2010年更名为湖北中医药大学）一位老专家的电话，电话打了半个多小时，他的观点对我是一个非常大的鼓励。他说你们学会举办这样一个发扬中医经典的论坛，它的意义已经超出了扶阳本身的作用，它是引导回归中医的一个中医界的国学论坛。他的话对我也是莫大的肯定。扶阳论坛是一个开放的论坛，是一个包容的论坛。正如我们刘教授提到的，扶阳论坛是一个引领你进入中医殿堂的论坛。他多次在讲话中提到学派的作用，中医是一个大的学府，那么我们要踏进中医这个门，就需要找到一个学派来作为入门的门径。我想这三届扶阳论坛的举办，就是给大家搭建了这样一个进入中医殿堂的很好的门径。大家可能也是在这样一个环境当中受到更深的熏陶。就像今天上午李里教授提到的，我觉得我们这个扶阳论坛有四个层面：一个层面是自然的层面，就是你听到别人讲这个会议搞得不错，是一个自然的境界。第二个层面就是说到我们扶阳论坛可以得到治疗上的一些技巧和技术，可以提高我们的临床疗效，可以获得更多的知识，这是一个利的层面。我想我们这个扶阳论坛第三个层面是对素质的提升的促进作用。还有一个，我想通过扶阳论坛的不断举办，在座的各位代表，经过这样的论坛，在这样的环境当中受到国学的熏陶，中医的熏陶、你进入了一个追求道的境界。找到自己的定位，你在事业当中就会得到很好的发展。

　　在此，我要特别感谢一直支持扶阳论坛的一个重要的单位，就是世界华人协会。从第一届扶阳论坛召开到现在，一直得到世界华人协会的大力支持，我们的张雨轩秘书长是幕后的最大的功臣，他本人也一直在关心扶阳论坛的发展。今天中午在餐桌上还在探讨扶阳论坛怎么样发展，往哪个方向走，他也提出了很好的建议，下面就有请张雨轩秘书长给大家讲几句，大家欢迎！

张雨轩：各位领导、各位老师、各位朋友，大家下午好！本来我跟孙主任说我就不讲了，各位老师专家讲得这么好，我说我上来说什么啊，他说不行，必须说几句。

这个论坛从第一届开始到今天已经是第三届了，我还记得在第一届之前的几个月，我们在组织撰写《扶阳论坛发起书》《扶阳论坛宣言》的情景，今天很高兴看到已经走到第三届来了。在这个时节，我想讲两个层面的想法。

第一，我们为什么要支持扶阳论坛？

这两天有很多人问我，问我们世界华人协会，其中有我们的霍震寰主席、曾宪梓主席、马万祺主席，等等，这些人为什么要支持这个论坛？中医包括很多流派，其他流派都没有专门的年度论坛，为什么唯独要组织一年一届的扶阳论坛呢？我觉得有两个原因。一个是我和刘力红的关系太好了。为什么会关系太好了呢？我以前是个商人，因为刘力红所著的《思考中医》，我开始弃商学医。我认定他做的事情是对的，就跟着他走了，在人生的道路上，力红既是吾兄，又是吾友，更是吾师。这是第一个原因。

第二个原因是我的经历，确切说是我的病把我推到今天这个舞台上来了。我吃了10年的中药，这10年里我每天都在吃中药，每天看的就是中医书，可以说很多有名的大医家的药我都吃过了，我还时常开一个玩笑，我说神农尝百草，但不知道神农有没有连续吃10年的药。所以说滋阴派也好，温病派也好，扶阳派也好，柴胡派也好，我都在吃他们的药。为什么呢？因为我是在1999年7月1日患乙肝住院，住在深圳的肝病医院，这个日子我记得很清楚。

我每天打5瓶点滴，从早上8点到下午4、5点。到了9月1号，我得了急性心衰。因为每天打点滴，我就很急，就把那个点滴放得很快。两个月之后出问题了，得了急性心衰。急性心衰就是我们说的脱阳证。得这个病是什么感觉呢？人快死的时候是什么感觉？就是眼睛突然看不到了，一下子黑掉了，很恐怖。可能在四川经历过大地震的人都知道，就是那种感觉。然后心肌受损，心脏跳动一强一弱，就像一个跛脚的人走路，深一脚浅一脚的。这时候，血压就不稳了，血脂也高了，血糖也高了，胆固醇也高了，紧接着冠心病、脑栓塞也来了，慢性肾衰又来了……你说这怎么活？所以到处去治病，301医院、上海长征医院、北大医院，等等，都去治。

那么我为什么认准扶阳学派呢？从1999年到2001年，这两年当中，

扶阳论坛③（第二版）

闭幕式节选

185

我出现了一种严重的症状，好像中医叫四逆证，就是手脚冰凉，头晕倒下了。到医院不是去治病而是去抢救。那个时候我不知道得的是什么病，以为是心脏病。到了西医的心脏病科室之后，一检查心电图是好的。但几乎每天发生一次，接近昏迷，嘴巴干掉。我就是这样过来，可以说生不如死。那时候最怕看到的就是床，一看到就要晕倒。为什么？就是觉得可能躺下去就活不过来了。大家可能开过车，当开车没有汽油、车扑通扑通就要熄火时的情景大家都应该有感受，那两年我就是这种感觉。到了2001年，这个病好转了一段时间。可能是上天垂怜，那时碰到一位道长，把我带到山里修炼并让我吃中药，连续吃了8个月之后病好转了。那个时候我还没有开始学医，但是药方我都保留下来了，后来我才知道那些药都是扶阳药，因为道长把我辨证为阳虚，治病的大方向是对的。

我还忘了讲一个重大的身体疾病。就是在2000年我还被查出了肿瘤。吃了道长的扶阳药8个月以后也好了，一检查肿瘤消了，癌症没有了。然后我这个道长师父去了日本，我没有办法请他治疗了。他说我的病已经好了，没有问题了，确实那段时间精神状态也很好。

从那时开始我就迷上中医了，因为中医救活了我的命。那我就继续吃药，三黄丸，黄连、黄芩、黄柏，清上焦、清中焦、清下焦，知柏地黄丸是一箱一箱地吃……一吃可又坏了，病又回来了，最起码每周也有五六次晕倒下去。一直到了2007年结识刘力红后，又重新服用扶阳药，身体才重新好转，基本治愈了我所有的疾病。现在你看我两夜没睡了，一个人开车从长沙跑过来，什么问题都没有。所以说，因为这两个原因，我个人和世界华人协会与扶阳论坛结了缘。以上是我今天要讲的第一层意思，就是为什么要支持扶阳论坛。

第二，扶阳论坛的定位问题。

我要讲的第二层的意思，是扶阳论坛今后的定位问题，也就是它的走向问题。目前这个阶段扶阳论坛首先要解决定位问题。因为什么呢？因为没有定位就没有地位。定位定的是战略，我们要把它当成一个大事来抓，要把战略问题定好。就像穿衣服要系扣子，定位就是系衣服的第一个扣子，如果这个扣子没有系好，或者系错了，那么下面的扣子即使系对了也是错的。

对于定位，我有几点建议：

第一是组织定位，组织特点的定位。今天我和孙主任聊到，组织特点怎么来定位？首先我们能不能设一个扶阳论坛的常设组织委员会？这样的话，我们海外的华侨华人就可以用更多的资金来支持这个论坛。现在海外资金进不来，要国家批，我们支持这个会要给人民币是很难的。境外的资金怎么进来？是不是可以设一个常设组织委员会？当然这个要到国家相关主管部门去批，就像我们的扶阳论坛一样。其次，是不是在组织特点上设一个中国扶阳学派俱乐部？投资设一个俱乐部，大家可以经常来开展一些活动。

第二，论坛是不是还可以在功能上再扩展一下？能不能不光是老师讲课，不光是论坛，还有其他活动？我们经常看那些选秀的节目，可以从这里得到一些启示。我们能不能就诊断、辨证、立法、处方、遣药这个过程，选几个病人，让我们参加会议的人，分为红黄蓝三派，每派出一个代表来切脉，切脉完以后再辨证，再处方，开出药方来。我们吴教授、刘教授等，可以坐在台上进行评判，根据处方的特点来打分。我们参会的人来切脉之后，这些老先生是不是也可以来切脉，进行一个评判。当然还可以有很多其他方式，就是论坛在功能的特点上我们能不能增加些形式？

第三就是在学术特点上，我们可以进行一些学术上的归纳、整理和总结。现在该到归纳学术的时候了，要出一些理论完整的东西出来了，而且是实战性比较强的。所以我建议论坛从组织特点、功能特点和学术特点上要进一步地完善。还有一个建议，今天中午我和我们的程万琦主席通电话，他问我在干什么，我说在参加第三届扶阳论坛。电话中他跟我说，他正在向国家呼吁在中医院校建立经典中医系，我说可以建议在经典中医系里面试点搞一个扶阳专业。他说好，如果国家没有这一部分的投资，我们境外可以投资啊。这说明什么问题呢，就是海外华人也非常关心、支持我们国家的传统文化。我自己就是一个活生生的例子。我现在什么病都好了，肾衰没有了，冠心病没有了，乙肝已经转阴。所以我今天也十分感谢我的师父，也就是彭中善先生，感谢他两年来给我开药方，把我的病都治愈了，我很感恩，因此也坚定了我走扶阳这条路的决心。

今天受孙主任的盛情邀请，讲了这么几件事。最后一点，我觉得我们世界华人协会，从这一届论坛后，会用更多的时间、更多的财力、更多的精力，来组织下一届的论坛，我们要把论坛办得一届比一届好，让大家一届比一届更有收获。谢谢大家！

刘平： 尊敬的各位师长、各位同仁，各位朋友，在各方面的关心支持

187

和大家的共同努力下，第三届扶阳论坛暨扶阳学派理论与临床应用培训班就要结束了。这次论坛短短的 3 天过得很快。下面我受组委会的委托，把这几天论坛的一些感受做一个简单的归纳，向大家做一个汇报，也不一定叫总结，这个归纳我想分四个方面来谈一下。

第一点就是我们这次论坛的基本情况。我们这次论坛，大家也都看到了，吸引了来自包括中国大陆、香港、澳门、台湾（省），以及新加坡等国家和地区的 300 余名代表。我们这次会议代表包括的范围还是比较广的，有中医、西医，这是医药界人士，除此之外，还有工商界、佛教界人士，还有媒体界人士，等等，所以我们这次参会的代表范围之广确实是值得称道的。再一个我们这一次论坛的主讲嘉宾也有明显的特点，既有国内的，也有国外的。刚才孙主任也讲到了，我们特地邀请到了美国的倪海厦教授讲课。还有刚才给大家做讲座的田医生也是长期在国外工作。所以这次主讲教授、主讲专家里头既有来自国内的，又有来自国外的，这也是我们这次论坛的一个特点。还有一个特点就是我们这次论坛，当然也与以往的两届论坛类似，就是我们的会场座无虚席、鸦雀无声，主讲老师毫无保留、倾囊相授。这个我们也是感同身受。这也充分说明我们扶阳学派受到广泛关注和高度的重视。这是基本的情况。

第二点是我们这次论坛内容安排上的特点。我们第三届扶阳论坛，从内容安排上是有意识地考虑到了道术并重、有道有术、道术结合，这一点上我们刘力红博士也专门做了解释，这样也是为了保证我们的论坛能走得更远。从具体的内容上，有中医药方面的内容，有国学与中医的关系，既有理论思考又有临床经验的介绍，而且这个讲课的内容贯穿了性、心、身三个层面，不是单一的一方一药。这是我们内容上面的特点。

第三点我要向大家汇报的，就是我们这次论坛的收获。我想也总结这么几点。第一个就是形成了我们论坛的会风、学风。这是我觉得首先应该指出来的。从第一届论坛开始，到我们今天第三届论坛，我们大家都可以看到，就是我们的授课老师是毫无保留，我们的参会代表听课可以说是全神贯注、目不转睛。这形成了我们可贵的会风。我们这个论坛遵循开放、包容、严谨、求实这个原则。所有这些都是我们这个论坛形成的宝贵的会风、学风，也是我们论坛宝贵的精神财富。我们坚信这一点也会在以后的论坛中继续发扬和保持，这是第一个收获。第二个收获，就是来参加这个论坛的同仁同道，可以从品格、人格方面得到进一步的提升。上午刘力红博士也谈到这一点，我就不再做进一步的展开。第三个收获，就是我们通过这个论坛可以对扶阳理论的认识进一步深化，眼界进一步开阔，思路得到进一步拓展。第四个收获，是论坛能丰富我们的诊疗经验，促进我们辨证的技巧、方药的运用。第五个就是我们参加论坛的各位同仁和各位同道，进一步增进了友谊，促进了交流。虽然由于时间的限制，我们没有专门设置大会交流的环节。但是在听课之余，我们的同仁同道相互聚在一起，也在做相关的切磋交流，可以说增进了友谊、促进了交流。所以我就粗略总结这么五点收获，不一定全面，我们大家都是论坛的主人，都可以对我们这个论坛有自己的总结和感悟。也希望大家把参加这个论坛的体会和我们组委会及时地进行一个反馈，我们也会在以后的论坛的组织工作中吸纳。从这个论坛建立到今天的第三届论坛，在各方面的关心支持下，我们这个扶阳论坛已经成为在国内有较大影响的学术论坛。我们相信在大家的共同努力下，论坛一定会走得更远，走得更好。

　　最后一点就是感恩与致谢。这一点孙主任也谈到，我们中国有一句古话叫饮水思源。我们今天能坐在这里，能够分享这些大师、这些名师他们的经验、他们的心路、他们的心法，非常不容易。刚才张主席也谈到，从第一届扶阳论坛的筹备开始，他们就给予我们大力的支持。另外要感谢广西中医学院经典中医临床研究所的唐农院长、刘力红博士等参与发起扶阳论坛的这些专家。另外向给予我们这个论坛支持的，像中国药材集团、四川江油中药科技发展公司、广西林源堂养生制品有限公司、上海中医药大学龙华医院、广西同有药物有限公司、上海颜德馨中医药基金会等几家支持单位表示感谢。除了这些提到的以外，还有很多没有提到的为论坛做出贡献的有关的单位和各位朋友。另外，尤其要提到的就是龙华医院为我们这次论坛提供了优良的会议条件，才使我们可以坐在这么一个宽敞明亮的学术殿堂举行我们这样的会议。所以对以上提到的，还有很多没有提到的关心支持我们这个论坛的有关的单位、部门的领导和各位同仁、同志、朋友，再次表示衷心的感谢和诚挚的敬意。

　　好，我这个简单的、粗略的对我们这次论坛几天议程的归纳就到此结束，再次感谢大家！

孙永章： 各位代表，我们的会议马上就要结束，大家都有这个同感，感觉到时间相当短暂，同时也还有说不尽的话。我想我们这次论坛又建立了一个新的交流的渠道和平台，就是我们建立了这个中国扶阳网。我们会

189

后会把三届扶阳论坛的相关资料都发到这个中国扶阳网上。同时也想发送到广西中西医学院经典中医临床研究所的网站上。我们除了每年一届的学术交流呢，还有一个网站平台的交流。相信这个平台的建立将会为团聚大家、凝聚大家对中医事业的发展起到很好的作用。那么也希望各位有什么新的体会，有什么心得都可以发到这两个网站上，可以通过这样的平台得到很好的交流。世界华人协会的张秘书长对我们以后的扶阳论坛的发展也提出了很好的战略性建议。我想我们回去以后将积极地为扶阳论坛的组织建设、学术平台建设，以及网站建设做出新的研究和部署，为中医药事业的发展提供一个良好的平台。

下面我宣布第三届扶阳论坛胜利闭幕。祝大家身体健康、万事如意！谢谢！

闭幕式节选